GOLDMANN
Lesen erleben

Buch

Auf dem Weg zum Alpha-Mann – toller Körper, mehr Erfolg und fantastischer Sex! Die Fitnessprofis John Romaniello und Adam Bornstein präsentieren ihr bahnbrechendes Programm, das dein Aussehen, ja dein gesamtes Ich komplett umkrempeln wird. Aus zehn Jahren wissenschaftlicher Arbeit über natürliche Hormonoptimierung holen sie die besten Tipps, wie du stark, fit und schlank wirst – mit ihrer einmaligen Vier-Phasen-Diät und dem passenden Trainingsplan. Egal, wie alt du bist, wie fit du bist, dein Wunschkörper rückt in Reichweite. Stell dich darauf ein, dass du:

- in zwei Wochen 2,5 bis 4,5 Kilo Fett abbaust,
- in einem Monat bis zu 2,5 Kilo solide Muskelmasse aufbaust,
- wesentlich mehr guten Sex genießen wirst und
- schön definierte Bauchmuskeln bekommst, ohne stundenlang im Fitnessstudio zu schwitzen.

Autoren

John »Roman« Romaniello gilt unter Leistungssportlern, Prominenten und CEOs als *der* Diät- und Ernährungsguru. Er schreibt regelmäßig für verschiedene Zeitschriften und Blogs zum Thema Männergesundheit und Fitness, unter anderem für *Men's Health*.

Adam Bornstein ist mehrfach ausgezeichneter Fitness- und Ernährungsautor. Er war Fitnessredakteur bei *Men's Health* und hat bereits fünf Fitnessbücher geschrieben.

Adam Bornstein,
John Romaniello

Der Alpha Code

Fitness für echte Männer.
Mehr Muskeln, mehr Erfolg, mehr Sex

Mit einem Vorwort
von Arnold Schwarzenegger

Aus dem Amerikanischen
von Stefanie Hutter

GOLDMANN

Alle Ratschläge in diesem Buch wurden von den Autoren und vom Verlag sorgfältig erwogen und geprüft. Eine Garantie kann dennoch nicht übernommen werden. Eine Haftung der Autoren beziehungsweise des Verlags und seiner Beauftragten für Personen-, Sach- und Vermögensschäden ist daher ausgeschlossen.
Dieses Buch ersetzt keinesfalls eine qualifizierte ärztliche Beratung. Bevor Sie Ihre Ernährung umstellen oder mit dem beschriebenen Fitnessprogramm beginnen, sollten Sie einen entsprechenden Fachmann konsultieren.

Der Verlag weist ausdrücklich darauf hin, dass im Text enthaltene externe Links vom Verlag nur bis zum Zeitpunkt der Buchveröffentlichung eingesehen werden konnten. Auf spätere Veränderungen hat der Verlag keinerlei Einfluss. Eine Haftung des Verlags für externe Links ist stets ausgeschlossen.

Dieses Buch ist auch als E-Book erhältlich.

FSC www.fsc.org
MIX
Papier aus verantwortungsvollen Quellen
FSC® C014496

Verlagsgruppe Random House FSC® N001967
Das für dieses Buch verwendete FSC®-zertifizierte Papier
Classic 95 liefert Stora Enso, Finnland.

1. Auflage
Deutsche Erstausgabe März 2015
Wilhelm Goldmann Verlag, München,
in der Verlagsgruppe Random House GmbH

Originaltitel: *Man 2.0. Engineering the Alpha*
Originalverlag: HarperOne, an imprint of HarperCollins Publishers
Umschlaggestaltung: Uno Werbeagentur, München
Umschlagmotiv: FinePic®, München
Satz: Uhl + Massopust, Aalen
Druck und Bindung: GGP Media GmbH, Pößneck
KW · Herstellung: IH
Printed in Germany
ISBN 978-3-442-17486-7
www.goldmann-verlag.de

Besuchen Sie den Goldmann Verlag im Netz

Für meine Mutter, Linda Romaniello,
die mich zunächst lehrte, stark zu sein,
und dann, meine Stärke richtig einzusetzen,
und für
Alvin Batista, meinen Obi-Wan,
der mir vor langer Zeit ein Buch in die Hand drückte,
das diesem hier ähnelte.

JR

Für meine Eltern – Ira und Sandy –,
die immer schon wussten, dass Alpha-Sein bedeutet,
ein besserer Mensch zu werden und anderen zu helfen,
und die mich so erzogen, dass ich diese Botschaft
an andere weitergeben kann.

AB

INHALT

TEIL 2

Neu geboren

TEIL 3
Auf dem Weg zum Alpha

VORWORT

Alles begann viel einfacher, als du es dir vorstellen kannst.

Lange vor den Wettkämpfen, lange bevor ich nach Amerika auswanderte, lange bevor die große Zeit des Bodybuildings ausgerufen wurde, stellten sich ein paar Jungs in einem österreichischen Wald vor, sie wären Gladiatoren.

Den ganzen Sommer lang rannten meine Freunde und ich Trampelpfade hinauf und hinunter, hielten kurz an, um Liegestütz und Kniebeugen zu machen, und plagten uns mit Klimmzügen an Ästen, die viel zu dick für unsere Hände waren, sodass wir nach wenigen Versuchen abstürzten. Und dann, wenn wir erschöpft waren, machten wir ein Lagerfeuer und grillten Fleisch unter dem nächtlichen Sternenhimmel.

Was könnte man in solche Träume alles hineininterpretieren! Ich schätze, es ging einfach darum, den bedrückenden Lebensumständen zu entfliehen. Es war der Traum von einem Mann, der sein Leben in die Hand nimmt, indem er seinen Körper in Form bringt, seine Begabungen nützt und so zum Alpha – ja, zum Alpha – wird.

Im darauffolgenden Sommer entdeckte ich das Gewichttraining, und es sollte nur noch wenige Jahre dauern, bis ich tatsächlich nach Amerika entfloh. Den Rest kennt ihr.

Die Arbeit an meinem Körper, die ich als junger »Gladiator« begann, begleitete mich mein Leben lang. Auch als ich meine

Titel errungen hatte, wollte ich die Trophäen nicht bloß verstauben lassen. Ich wollte andere inspirieren, auch etwas für ihre Fitness zu tun.

Als ich am Anfang meiner Karriere stand, wäre jeder, der sich nach dem Weg zum nächsten Fitnessstudio erkundigt hätte, angesehen worden wie ein Serienmörder. Er hätte von Glück sagen können, wenn ihn irgendjemand zu einer entfernten Absteige mit ein paar Hanteln und Gewichten geschickt hätte.

Heute findet man kaum noch ein Einkaufszentrum ohne Fitnessstudio, die meisten davon würde niemand mehr für eine Folterkammer halten. Es hat sich viel getan, doch mir ist klar, dass dieser Weg niemals zu Ende sein wird. Wir werden immer weiterarbeiten und dafür kämpfen müssen, den Menschen die Vorteile der gesundheitlichen Fitness vor Augen zu halten.

Adam und Roman kenne ich, weil uns unser Einsatz für Gesundheit und Fitness verbindet. Als ich beschloss, wieder in die Branche zurückzukehren, suchte ich mir die besten und klügsten Köpfe auf diesem Gebiet. Dabei hörte ich sowohl auf die Empfehlungen meiner Fans als auch auf die meiner Berater. Und die Namen Romaniello und Bornstein tauchten stets ganz oben auf der Liste auf. Sie haben ihr Berufsleben der Aufgabe gewidmet, Menschen zu einem besseren Leben zu inspirieren. Wir lernten uns kennen, als die beiden an meiner Website mitarbeiteten, auf der die neuesten Informationen für möglichst viele Menschen verfügbar gemacht werden sollen. Ich habe einen unglaublichen Weg zurückgelegt – angefangen bei den Werbeschriften, die ich händisch zusammenheftete und zur Post brachte, bis zum blitzschnellen Teilen von Neuigkeiten über Twitter und Facebook. Wir können heute sehr viel mehr Menschen erreichen.

Ich stand kaum ein paar Monate mit Roman und Adam in Kontakt, da hatte ich bereits einige ihrer Ideen auf einem der ältesten und verlässlichsten Gebiete geprüft, die ich kenne: meinem Körper. Für mich war das fast wie damals, nur dass ich nicht Klimmzüge an Bäumen machte und auf Resultate hoffte, sondern fortschrittliche, wissenschaftlich untermauerte Konzepte, Methoden zur Erhöhung des Testosteron- oder zur Kontrolle des Insulinspiegels einsetzte. Einige dieser Konzepte werdet ihr in diesem Buch finden.

Adam und Roman gehen klug vor, sie arbeiten hart an der Erweiterung ihres eigenen Wissens, damit sie allen anderen weiterhelfen können. Und sie wissen, wovon sie reden. Ich hätte sie nicht eingeladen, auf meiner Website an vorderster Front Fitnessberatung anzubieten, wenn dem nicht so wäre. Wenn du dich nach diesem Buch richtest, setzt du fortschrittliche, wissenschaftlich fundierte Ideen um; Methoden zur Erhöhung des Testosteron- oder zur Kontrolle des Insulinspiegels.

Dieses Buch, *Der Alpha Code,* ist ihr neuestes Geschütz. Sie fahren hier mit Informationen auf, die dir helfen, wirksamer zu trainieren, Fett ab- und Muskeln aufzubauen und mithilfe deiner Hormone den Alpha-Mann in deinem Inneren freizulegen. Die beiden sind Pioniere der neuen Fitnesswelle. Sie sind innovativ und suchen unermüdlich nach neuen Wegen, andere zu motivieren und die Kampagne fortzusetzen, die ich begonnen hatte, bevor sie geboren wurden.

Die hier vorgestellten Forschungen und Methoden sind brandneu, die Grundlagen zeitlos. Jeder Mann, egal, wie primitiv das klingen mag, träumt ab und zu davon, die Alpha-Version seiner selbst freizulegen. Dieses Konzept geht über die menschliche Evolution hinaus, es erklärt die sozialen Hierarchien im Tierreich. Was nicht heißen soll, dass du hier zum Silberrückenmischling mutierst und demnächst wild auf deine Gorillabrust trommeln wirst, um Artgenossen einzuschüchtern.

Es geht hier darum, glücklich, fit und zu allem bereit zu sein. Darum, Selbstvertrauen zu erlangen und sich jeden Tag neu zu fordern. Darum, nach dem Ich in Topform zu streben.

Der Weg zum Alpha verläuft für jeden Mann anders. Manche überqueren den Atlantik, um zum besten Bodybuilder der Welt, zum Schauspieler und Politiker, vielleicht sogar zum einst erträumten Gladiator zu werden. Das ist deine Möglichkeit, über dich hinauszuwachsen.

Dieses Buch hat dich angelacht, weil du dasselbe suchst wie ich, als ich damals nach einem langen Tag voller großer Ziele im österreichischen Wald zu den Sternen aufsah. Also blättere um und finde es.

Arnold Schwarzenegger

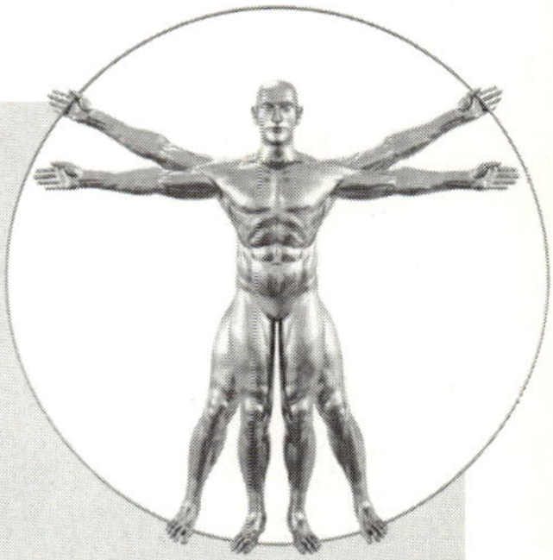

TEIL 1

Initiation

»Mach den ersten Schritt, und dein Kopf
wird alles zu deiner Unterstützung mobilisieren.
Aber dein erster Schritt ist entscheidend.
Sobald die Schlacht begonnen hat, wird dir alles in dir
und alles um dich herum zu Hilfe kommen.«

Robert Collier

EINLEITUNG

Der gefallene Mann

»Die Masse der Männer lebt in stiller Verzweiflung.«

Henry David Thoreau

Du bist nicht deine Scheißcargohosen.*

Du bist dazu geboren, kräftig, furchtlos, zuversichtlich und stark zu sein. Du bist dafür geschaffen, die Wildnis zu zähmen und Kanäle durch Berge zu bauen, Nationen zu erobern und Reiche zu errichten, Ozeane zu überqueren und den Mond zu betreten.

Solche großen Taten können und konnten von großen Männern vollbracht werden: Leistungen, die Kraft erfordern – und die Weisheit, sie klug einzusetzen. Diese Beispiele sind historische Großtaten, die dir vielleicht weniger relevant erscheinen, doch alle Männer verfügen über das Potenzial für große Taten und das Potenzial, selbst groß zu sein.

Aber wenn man sich einen Durchschnittsmann so ansieht, möchte man das nicht vermuten. Die meisten Männer ahnen nicht, wozu sie fähig wären – weniger, weil sie nichts versucht hätten, sondern einfach, weil sie ihre selbst gesteckten Grenzen nicht wahrnehmen.

Der Grund ist einfach, wenn auch schwer zu verdauen: Die

* Für die armseligen Typen, die es nicht erkannt haben: Dieses Zitat stammt von Tyler Durden aus *Fight Club*, einem prototypischen, wenn auch übertriebenen Alpha, auf den in diesem Buch an anderer Stelle näher eingegangen wird.

meisten Typen leben, ohne es zu wissen, in einer gewöhnlichen Welt und denken nicht daran, sie zu verlassen.

Wetten, dass du auch zu ihnen gehörst?

Das soll kein Urteil sein. Wir bezweifeln nicht, dass du dir den Arsch aufreißt und möglichst gut sein willst. Gar keine Frage; Männer streben von Natur aus nach Erfolg und Größe, mit ihrem gesamten Wesen. Einem Mann wohnt ein gewisser Stolz inne, er sitzt offenbar in der Physiologie und DNA – und dieser Stolz wird vom Ehrgeiz erzeugt und treibt diesen gleichzeitig an.

Aber wenn du dir einen gewöhnlichen Mann ansiehst, wirst du nichts davon erkennen können. Keine Spur von Kraft und Geschicklichkeit, nur eine schlechte Haltung und zu viel Körperfett. Wie oft hörst du im Gespräch mit einem durchschnittlichen Mann intelligente Ideen, die er in zuversichtlichen Worten vorträgt? Du hörst Satzfragmente, nur halb entwickelte Gedanken, häufig so ängstlich vorgebracht, dass die Männlichkeit des Sprechers untergraben wird.

Der gewöhnliche Mann wirkt nicht mehr länger eindrucksvoll. Wir erwarten vom Durchschnittsmann nicht, dass er besonders kräftig, besonders klug oder besonders fit ist – oder erfolgreich, ehrgeizig, witzig und zuversichtlich. Wir *erwarten* nicht, dass er irgendetwas im besonderen Maße ist.

Diese Eigenschaften werden von einem gewöhnlichen Mann nicht erwartet, denn sie gehören in das Reich des Alpha-Mannes. Diese Dinge erhoffen wir uns von einem Alpha – er verfügt über Stärke und Witz, Charme und ein gewisses Auftreten, über Ehrgeiz und Führungsqualitäten.

Vielleicht erkennst du nun einige Alpha-Qualitäten in dir

selbst; vielleicht möchtest du dich gerade vom Gewöhnlichen lösen, kämpfst gegen Typisches an und gegen das Mittelmaß, möchtest mehr. So manchem Mann ist beim Lesen dieses Buches zweifellos bewusst geworden, dass er sich ändern, sich bessern, dass er wachsen kann. So manchem. Aber nicht allen. Es gibt auch solche, die keine Möglichkeit, keine *Notwendigkeit* für Veränderung sehen. Sie erkennen nicht, dass sie sich ändern müssen. Manche Männer sind mit ihrer Welt vollauf zufrieden.

Unsere Warnung hat nichts mit Glück und Bequemlichkeit zu tun. Wir wissen – und hoffen –, dass viele Leser ein gutes Leben führen. In diesem Buch geht es um die fundamentale Erkenntnis, dass du eingeschränkt bist, solange du in der gewöhnlichen Welt lebst. Und dass du durch einige sehr kleine strategische Veränderungen dramatische Verbesserungen in jedem Aspekt deines Lebens, deines Befindens, deiner Wirkung auf andere sowie deiner Gesundheit und deiner wirtschaftlichen Lage erzielen kannst.

Es lässt sich nicht leugnen, dass nur sehr wenige Menschen genau so leben, wie sie es möchten, und dass noch weniger es so weit gebracht haben, wie es ihnen körperlich, persönlich und beruflich möglich ist. Und wir wissen, dass dieses Buch jedem helfen kann, in jedem dieser Bereiche die nächste Stufe zu erreichen.

Es geht nicht darum, wo du absolut stehst, sondern darum, wo du relativ zu deinen Möglichkeiten stehst – und die traurige Wahrheit lautet, dass heutzutage kaum ein Mann sein Potenzial ausschöpft.

Das war nicht immer so.

DER AUFSTIEG DES GEWÖHNLICHEN

Warum ist alles anders geworden? Warum hat sich überall das Gewöhnliche durchgesetzt? Warum hat sich der kulturelle Avatar der Männlichkeit von etwas Starkem, Zuversichtlichem und Ehrgeizigem in einen wenig eindrucksvollen, hasenfüßigen Typen mit devotem* Verhalten gewandelt?

Wenn wir uns die Menschheit im Laufe der Geschichte ansehen – den Übergang von tüchtig zu abhängig –, dann sind die üblichen Sündenböcke nicht wirklich die Schuldigen. Werden wir von größeren Portionen dick? Nicht wenn es nach einer 30-jährigen Harvard-Studie geht. (In Wahrheit ist es das Naschen zwischendurch.) Liegt es an der fehlenden Zeit fürs Fitnessstudio, dass Männer über weniger Muskeln verfügen und an Dingen wie Diabetes und Herzerkrankung leiden? Kaum zu glauben, da *mehr* Männer sich Zeit zum Trainieren nehmen als je zuvor. Eine Gallup-Umfrage zeigte, dass mittlerweile beinahe 50 Prozent der Bevölkerung mindestens dreimal pro Woche Sport machen. Und dennoch sind die Adipositasraten so hoch wie nie zuvor.

Warum sind so viele Männer »gewöhnlich« und so wenige Alphas?

Es gibt mehrere Gründe, die üblicherweise nicht erwähnt werden – von zu langem Sitzen über die Wahl der falschen Sexpartner und schlecht sitzender Kleidung bis hin zum »Unterschichtenfernsehen«. (Im Ernst!)

* Sollte es nicht allen aufgefallen sein: Hier wurden *hasenfüßig* und *devot* in einem Satz verwendet. Dieses Buch wird nicht bloß dein Leben umkrempeln, es macht dich auch unschlagbar beim Scrabble.

Du hältst es für Schwachsinn, dass Kleidung und Reality-TV sich auf die Masse der Männer auswirken? Warte nur, bis du weißt, was das bei dir persönlich anrichtet! Es beginnt tatsächlich auf ganz persönlicher Ebene.

Wir können verstehen, dass dir das ein wenig weit hergeholt erscheint, dass etwas so Alltägliches wie zu seltenes Stehen so profunde Auswirkungen auf deine Männlichkeit haben könnte. Aber bitte glaub uns – wir haben wissenschaftliche Beweise.

Alles, was du tust (oder nicht tust), wirkt sich auf deine Seele und deinen Körper aus. Jeder deiner Anzüge, jedes deiner Bücher, jeder Film fördert oder mindert deine Fähigkeit, zu dem zu werden, der du sein möchtest, der du sein könntest – dem Typen, der deinem optimalen Ich entspricht. Gib noch eine meist schlechte Nahrungsmittelauswahl und unregelmäßigen Schlaf dazu, und das gefährliche Rezept ist komplett: Du baust Mist ohne Ende und bleibst in deiner Welt gefangen – gegen deinen Wunsch und dein besseres Wissen –, in einem Käfig des Gewöhnlichen und einem Körper, der nicht für Spitzenleistung gemacht ist.

Was die Männer insgesamt betrachtet angeht, werden diese Dinge, diese scheinbar harmlosen Entscheidungen, zum Wiederaufleben echter Männlichkeit führen … oder deren endgültigem Verschwinden.

Das würden wir natürlich gerne vermeiden. Wir mussten schon bei zu vielen großen Männern mit ansehen, wie sie von Grenzen zurückgehalten wurden, von deren Existenz sie gar nichts ahnten. Das sind reale Probleme, die wir alle einzeln und ausführlich in diesem Buch behandeln werden. Unser Ziel ist es, dass diese Probleme aus deinem Leben verschwinden. Und dass du dir nur den Kopf darüber zerbrichst, warum du diese Schritte nicht früher gemacht hast und warum du die Lügen der Fitnessbranche, die du hier kennenlernen wirst, geglaubt hast. Das sind Alpha-Probleme – Vergangenes bedauern kann nur, wer in einer besseren Gegenwart lebt. Und wenn du erst zum Alpha wirst, wird deine Welt so aussehen: Zufriedenheit, kein Frust und die Zuversicht, dass du bestimmst, wer du bist, wie du aussiehst und was du erreichen kannst.

ZUM ALPHA WERDEN

Keine Sorge, wir wissen, dass das ein wenig nach düsteren Prophezeiungen und überheblichem Kulturpessimismus klingt. Damit wollen wir gleich aufräumen! Dieses Buch beurteilt nicht, wer du bist, was du erreicht hast oder wie glücklich du bist. Das ist eine Prüfung der globalen Realität.

Wir sind seit mehr als zehn Jahren Teil der Gesundheits- und Wellnessindustrie, wir stellen einen beunruhigenden Trend fest, gegen den etwas unternommen werden muss. Wir wollen nicht mit dem Finger auf die ewig gleichen Dinge zeigen, auf Kohlenhydrate, Fett, Bewegungsmangel und zum Scheitern verurteile Modediäten. Wir machen uns hier nicht auf die Suche nach Keyser Söze.* Wir haben die Lösung direkt vor der Nase. Dass sich nichts ändert, liegt daran, dass wir den falschen Feind jagen.

* Wenn du *Die üblichen Verdächtigen* schon länger nicht mehr gesehen hast, tu dir den Gefallen, und schau dir den Film an. In *American Beauty* versucht Kevin Spacey zwar, ein ganzer Alpha zu sein, aber das hier ist vermutlich seine beste Rolle.

Die echten Schuldigen sind Entscheidungen in unserem Verhalten und in unserer Lebensweise, die unsere Hormonfunktion stören. Sie dringen wie Tarnkappenbomber in unsere Gesundheit ein, denn niemand macht uns darauf aufmerksam, dass wir unsere Hormone durch Verhaltensänderung *natürlich* regulieren könnten. Und niemand scheint zu betonen, wie sehr deine Hormone über dein Aussehen, dein Befinden und dein Altern entscheiden. Unsere heutigen Ernährungs- und Trainingsprogramme haben dazu beigetragen, dass eine Gesellschaft voller Männer mit hormonellen Störungen entstanden ist.

Ohne es zu ahnen, hast du einen zu niedrigen Testosteronspiegel, einen abnehmenden Wachstumshormonspiegel und große Mengen an stressbedingtem Cortisol.

Ja … *du.*

Jeder einzelne Mann, der nicht bewusst um eine Verbesserung seiner Hormonfunktion bemüht ist. (Erwähnten wir schon, dass du unter Umständen auch Östrogen produzierst wie eine schwangere Frau?)

Es ist der berühmte rosa Elefant im Raum, den angeblich keiner sieht: Ärzte, Trainer, Ernährungsberater und Massenmedien ignorieren, dass sich die Gesellschaft in einer Weise entwickelt hat, die unsere Hormone abfallen lässt und uns weniger männlich macht.

Anerkannt wird das lediglich von der Pharmaindustrie – dort will man ja schließlich Mittelchen dagegen verkaufen. Damit werden zwar nur die Symptome behandelt (was letztlich kontraproduktiv ist), aber immerhin erkennt die Pharmaindustrie, was kaum einem anderen auffällt: Hormone sind der Schlüssel zu allem.

Hormone machen dich zum Mann. Sie können dich zum

Alpha machen. Durch ihre suboptimale Funktion sind Männer ins Gewöhnliche abgeglitten.

Es ist nicht nur logisch, es ist unbestreitbar, dass die gestörte Hormonfunktion der Grund dafür ist, dass Männer übergewichtig, langsam, schwach, unentschlossen oder übermäßig emotional sind. Vielleicht all das zusammen. Sie ist der Grund, warum Männer an Sex nicht interessiert sind – oder vielleicht auch nicht interessant! Und mehr noch, sie gefährdet die Gesundheit im Allgemeinen und zerstört das Selbstvertrauen und die Libido in Bezug auf Genuss und Zeugungsfähigkeit.

Kurz und gut: Eine gestörte Hormonfunktion ist der heimliche Killer jener Eigenschaften, die dich zum Mann machen. Sie untergräbt dein Alpha-Potenzial.

Wüssten Männer, wie groß die Auswirkungen einer Hormonoptimierung sind und dass sie ihre Hormone auf natürliche Weise beeinflussen können, dann würde jeder von ihnen mehr Zeit in die Regulierung dessen investieren, was ihn zum Mann macht, oder?

Genau das wirst du in diesem Buch herausfinden. Du wirst erfahren, welche Hormone du beeinflussen kannst, etwa Testosteron, Wachstumshormon, Östrogen, Leptin, Ghrelin und Cortisol. Du wirst die Anzeichen und potenziellen Risiken eines gestörten Hormongleichgewichts kennenlernen. Und du wirst lernen, es zu beheben, was wohl am wichtigsten ist.

Wir zeigen dir, wie du all diese Probleme erkennst, behebst und dabei Fett abbaust, Muskeln aufbaust und deinen Sexualtrieb steigerst. Wir werden dir das zeigen, indem wir deine Ernährungs- und Trainingsweise anpassen – doch du wirst auch begreifen, dass all das bei Weitem nicht nur den Körper betrifft.

Wir werden dir beweisen – durch Wissenschaft und praktische Ergebnisse –, wie das Krafttraining auch deinen Charakter stärken kann und wie strategisches Futtern während eines Fußballspiels im Fernsehen deine Leistung im Bett steigern wird. (Nein, machen musst du es dann selber.)

Dies ist nicht bloß ein Fitnessbuch. Es ist eine Wegbeschreibung, die alle wichtigen Elemente vereinigt. Dieses Buch gibt dir einen Begriff davon, wie du dein besseres Ich entwickelst – ein besserer Mensch wirst – innerlich und äußerlich. Wir wählen den Weg über die Fitness, weil wir erkannt haben, dass der Weg zur Selbstbeherrschung für die meisten Männer über die Beherrschung ihres Körpers führt. Hormone sind der Schlüssel dazu.

Okay, wir *werden* uns mit einem größeren Bizeps und *stahlharten Bauchmuskeln* befassen. Und du wirst auf alle Fälle einige umwerfende Workouts, neue Übungen und die wirkungsvollsten Diätstrategien der Welt kennenlernen. Aber wir bombardieren dich hier nicht mit dem üblichen Scheiß, dem du überall sonst ausgesetzt bist und der deine Fortschritte bremst und die Ergebnisse beschränkt. Wir verbinden bei jedem dieser Themen Wissenschaft und praktische Anwendung miteinander – der Körper und die soziale, emotionale und kognitive Entwicklung werden zusammengeführt unter dem Begriff Hormongleichgewicht* und besseres Leben.

* Wenn dich die Wissenschaft nicht interessiert … finden wir das merkwürdig. Aber wir sind Geeks. Vielleicht willst *du* nur Ergebnisse sehen. Ist auch okay. Spring zu Teil 3, dem Teil mit den Workouts und Diätplänen. Ob du nun das ganze Buch von der Einleitung bis zum Nachwort liest oder nur die Abschnitte über Sex und Training: Das Ergebnis wird ein besserer Körper, Geist und ein besseres Liebesleben sein.

AUF DEM WEG ZUM ALPHA

Im Mittelpunkt: *Claudio Espinoza*

DIE GEWÖHNLICHE WELT

Ich war stets im Körper eines pummeligen Kindes gefangen und litt unter den üblichen Komplexen; wagte nicht, im Sommer am Strand mein T-Shirt auszuziehen, trug schlecht sitzende Kleidung und fand es sehr schwierig, Kontakt zum anderen Geschlecht aufzunehmen. Von Zeit zu Zeit hatte ich es satt und griff zu Gewichten, aber mein Interesse am Workout führte nicht zu dauerhaften Veränderungen.

DER WECKRUF

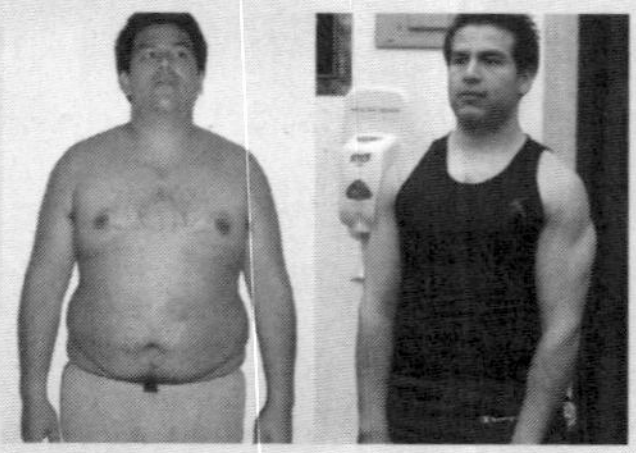

Als ich 30 wurde, sagte ich mir: »Jetzt ist Schluss!« Aus dem pummeligen Kind war ein beinahe fettleibiger Erwachsener geworden; ich wusste, dass einiges vor mir lag. In Roman fand ich eine verwandte Seele, er wusste, wie es war, beim Blick in den Spiegel zu denken: »Ich bin besser als das!«

Roman versorgte mich mit allem, was ich an Hilfsmitteln und Zuspruch brauchte, um mich innerlich und äußerlich zu verändern. Mithilfe seiner Empfehlungen verlor ich in den ersten sechs Wochen fast 9 Kilo Fett. Das war mein ursprüngliches Ziel gewesen, und ich hatte noch fünf Monate Zeit!

ALPHA-STATUS

Woche für Woche sah ich Fett verschwinden und feste Muskelmasse an seine Stelle treten. Beim Heben verdoppelte oder verdreifachte sich meine Kraft. Gegen Ende des Programms konnte ich meine Bauchmuskeln erkennen! Ich reduzierte mein Gewicht von 98 auf 78 Kilo, verlor dabei etwa 23 Kilo Fett und legte 3 Kilo Muskelmasse zu. Ich wusste, dass Roman für mich da sein würde, dass er mir Mentor sein und Anleitung bieten würde, solange ich an meinem Körper arbeitete.

Ich inspirierte damit mehrere Freunde zu positiven Schritten, dazu, dass sie Verantwortung für ihr Leben und ihren Körper übernahmen. Ich kann mit Bestimmtheit sagen, dass das für mich der wichtigste Aspekt meiner körperlichen Veränderung war. Viele Freunde begannen sich zu fragen, ob sie nicht in meine Fußstapfen treten und die Verantwortung für ihren Körper übernehmen konnten, einige begannen sogar mit ihrer eigenen Verwandlung. Nun habe ich das Gefühl, ich verfüge über die meisten Mittel, um weiterhin auf den Körper hinzuarbeiten, den ich immer haben wollte, und um anderen bei ihrer eigenen körperlichen Veränderung behilflich zu sein.

Wir wollen nicht den Inhalt unseres Buches verkaufen. Wir feuern einen Warnschuss aus einer Kanone ab. An diesem Punkt hast du zwei Möglichkeiten.

Du kannst gleich wieder vergessen, was du eben gelesen hast. Du kannst darüber hinwegsehen, wie *offensichtlich die Wahrheit ist**. Du kannst so tun, als ob du nicht wüsstest, wie sehr dein Körper und dein Geist, dein Ehrgeiz und dein Geschlechtstrieb, deine Taille und deine Brieftasche von der gestörten Hormonfunktion beeinträchtigt werden. Du kannst unser Versprechen ignorieren, dich mit einem neuen Programm auszustatten, das vor allem eines leisten soll: dich Schritt für Schritt zum bestmöglichen Ich hinzuführen. Und du kannst dieses Buch weglegen und dich von dem Weg entfernen, der ausschließlich dafür beschrieben wurde, den Mann zum Alpha zu machen.

Oder du kannst weiterlesen in dem Bewusstsein, dass das, was du in Händen hältst, nicht bloß ein Handbuch dafür ist, dich in die Bestform deines Lebens zu bringen – es ist eine wirklichkeitsnahe Anleitung für ein unwirkliches Leben.

Überleg es dir gut.

* Diesen Satz haben wir direkt aus *Die Matrix* geklaut, aus einer Szene, die ziemlich gut passt: Morpheus versucht, Neo die Matrix zu erklären. Zu diesem Zeitpunkt erkennt Neo noch nicht, wie ernst die Situation und wie groß sein Potenzial ist. Bei manchen Lesern könnte das den Nagel auf den Kopf treffen.

DAS BUCH, DAS NOCH KEINER GESCHRIEBEN HAT

»Wenn du ein Buch schreibst …
schreib ein geiles Buch.«

Tim Ferriss

Auftritt Roman

Wenn du es wirklich wissen willst:* Als ich beschloss, ein Buch zu schreiben, fand ich, es sollte genau das sein, was ich immer hatte lesen wollen. Im Idealfall das Buch, das alles hätte anders werden lassen. Es wäre das Buch gewesen, das – wenn ich es bloß in die Finger bekommen hätte – mir eine Menge Zeit, viel Geld und vermutlich viele Kopfschmerzen erspart hätte. Und genau das möchte ich für dich tun.

Mit diesem Buch hätte ich viel rascher Erfolg gehabt. Ich hätte damit schneller einen besseren Körper erhalten. Es hätte mich gelehrt, dass es zwar nicht die einzig richtige, wohl aber viele falsche Trainingsarten gibt und dass ich es rascher weiterbringen würde, wenn ich diese vermeiden könnte. Dieses Buch hätte mein Wissen über Ernährung ausgebaut und mir damit mehr Freiheit und Leichtigkeit ver-

* Nebenbei bemerkt: Das sind die Anfangsworte von *Der Fänger im Roggen,* in Hochachtung vor diesem Buch, das Roman sehr am Herzen liegt.

schafft. Es hätte mich zuversichtlicher gemacht, mir gezeigt, wie ich mit dieser Zuversicht meine Freundschaften verbessere, Misserfolge mit Frauen vermeide und zu mehr Zielstrebigkeit gelange.

Aber ich hatte dieses Buch nicht. Ich musste es auf die harte Tour lernen. Ich musste forschen und testen. Ich musste Fehler machen. Und davon gab es in den vergangenen zwölf Jahren eine Menge – aber auch viele Erfolge.

Als Coach half ich vielen Menschen, ein besseres Aussehen und eine bessere körperliche Leistungsfähigkeit zu erzielen, als sie für möglich gehalten hatten – Menschen wie Leistungssportlern, Schauspielern und Schauspielerinnen bis hin zu normalen Angestellten und Hausfrauen. Als Autor veröffentlichte ich Hunderte Artikel in Dutzenden Publikationen, war beratend für einige der größten Fitnessunternehmen der Welt tätig und schreibe nun dieses Buch hier.

Die Erfolge machten Freude, die Fehler waren aber wohl wertvoller. Denn durch Fehlschläge war ich gezwungen, von konventionellen Methoden Abstand zu nehmen und mir die in diesem Buch enthaltenen Informationen zu erarbeiten.

Veränderte Wahrnehmung

Mein größter Fehler war keine einzelne Handlung oder Entscheidung, sondern eher eine falsche Sicht der Dinge, die mich durch meine jungen Jahre begleitete: eine Weltsicht, die aus einer seltsamen Mischung aus Unsicherheit und Narzissmus bestand. Ich war in einer Einstellung und Perspektive gefangen, innerhalb derer ich Bestätigung nur durch äußere Faktoren finden konnte. Dadurch war ich in vielerlei Hinsicht eingeschränkt, am schlimmsten in meinem Selbstwert: Er hing von anderen Menschen ab, von ihrer Meinung und von einem Vergleich mit ihnen.

Das äußerte sich darin, dass es für mich weniger wichtig war, wie ich mich in der Schule, im Sport oder letztlich in der Arbeit schlug; wesentlicher war, wo ich in der Hierarchie stand – wie gut ich im Vergleich zu anderen dastand.

Natürlich war mir das nicht bewusst. Ich wusste nur, dass ich nie wirklich zufrieden war, auch wenn ich noch so gut abschnitt. Erst als ich Ende zwanzig war und in Unterhosen auf einer Bühne stand, hatte ich die Erleuchtung.

Das geschah so: Ich hatte bereits einige Jahren an Wettbewerben im Bodybuilding teilgenommen, hatte einmal gewonnen und in den anderen Wettkämpfen gute Platzierungen erreicht, war jedoch unzufrieden. Mir war dabei nicht klar, warum – bis zum letzten Wettkampf. Ich stand mit drei anderen Jungs auf der Bühne, alle braungebrannt und ölig glänzend, schön in Positur, in guter alter Arnold-Manier. Und plötzlich, ohne zu wissen, weshalb, wurde der Schalter umgelegt – es machte mir keinen Spaß mehr.

Bodybuilding an sich mochte ich gerne, aber die Wettbewerbe gaben mir nichts. Allmählich begriff ich, dass ich Probleme mit der Grundidee hinter den Wettkämpfen hatte.

Dieses Bedürfnis, sich zu messen und zu vergleichen, was im Grunde höchst individuell war. Die Diät und die punktgenaue Arbeit sprachen mich an. Der Zuwachs an Muskelmasse erschien mir verlockend und motivierend. Die schlankere Figur ebenso. Der Vergleich mit anderen Muskelprotzen oder schlanken Typen bedeutete mir jedoch gar nichts. Das war nur die erste in einer Reihe von Erkenntnissen, die mich umdenken und die Dinge anders sehen ließen.

Bis dahin hatte ich, wie viele Männer, Fortschritt ausschließlich mit Vorwärtskommen gleichgesetzt – beim Sport, im Beruf und sogar im privaten Bereich. Bis ich begriff, dass ich zum Opfer der Vorstellung geworden war, ich müsste alle anderen schlagen.

Besser sein zu müssen als andere ist ein zerstörerisches Konzept; du wirst nur zu bald merken, dass du nicht in allen Dingen besser sein kannst als jeder andere auf der Welt – wenn dich nichts anderes glücklich macht, ist echtes Glück *nicht* möglich. Das erscheint mir nun offensichtlich, doch die Erkenntnis blieb mir viele Jahre lang verborgen. Und ich glaube, vielen Männern auf der Welt geht es genauso.

Ich war viel zu sehr mit der Idee des Alpha-Mannes an sich beschäftigt, obwohl ich mich eigentlich darum hätte kümmern sollen, mein eigenes Alpha-Ich zu werden.

Alpha neu definiert

Bevor wir nun weitergehen, musst du unbedingt begreifen, was wir dir hier mit der Umwandlung zum Alpha anbieten. Wie in jeder Partnerschaft – und das ist eine Partnerschaft – sollte vollkommen klar sein, was auf dem Spiel steht.

Uns ist bewusst, dass im Wort *Alpha* Verschiedenes mitschwingt. Damit du unsere Absicht und Definition wirklich begreifst, müssen wir den Ausdruck zunächst von überkommenen Vorstellungen befreien.

Die allgemeine Auffassung vom Alpha-Mann entspricht einem, nun, sagen wir es in aller Deutlichkeit, einem Arschloch. Ein starker, selbstsicherer, aber auch dominanter und eingebildeter Kerl. Nach der gängigen Auffassung macht der Alpha-Mann andere klein, um sich selbst zu erhöhen. Wir verbinden diesen Archetyp mit dem Stereotyp vom attraktiven Eishockeyspieler, der sich die Streber vorknöpft. Mit dem dominanten Vorgesetzten aus dem mittleren Management, der seine Mitarbeiter öffentlich niedermacht, um seinen Machtanspruch zu festigen. Solche Stereotypen müssen natürlich nicht der Wirklichkeit entsprechen. Viele Eishockeyspieler sind nette Menschen. Und auch viele Vorgesetzte.

Der Alpha-Mann ist – nach der gängigen Meinung – eine problematische Mischung aus eigentlich positiven Charakterzügen, die negativ umgesetzt werden. Das zeigt sich im Alltag in unzähligen Facetten. Das größte und stärkste

Kind in der Schule schikaniert die anderen, anstatt mit gutem Beispiel voranzugehen. Männer, die sehr klein angefangen und es mit harter Arbeit bis ganz nach oben geschafft haben, vergessen völlig, wo sie herkommen.

Gut zu sein muss nicht bedeuten, dass du gut *bist.* Das Ziel ist also nicht, gute (fleißig sein) oder wünschenswerte (stark sein) Charakterzüge zu erkennen, sondern zu begreifen, wo die Grenze zwischen Alpha und Ignoranz verläuft.

Zum Teil liegt die negative Wahrnehmung des Alpha-Mannes daran, welche Bedeutung ihm beim Verführen oder Aufreißen zukommt. In der Aufreißer-Szene will man ein Alpha sein, weil die damit verbundenen Eigenschaften die Chancen erhöhen könnten, jemanden flachzulegen. Auch wenn nichts dagegenspricht, jemanden flachzulegen oder die eigenen Chancen darauf zu verbessern, ist es nicht das, worauf es uns ankommt.

Beim Aufreißen bezieht jeder seinen Selbstwert aus dem Vergleich mit anderen. Alpha zu sein bedeutet in diesem Umfeld nicht, selbst Fortschritte zu machen; es bedeutet nur, andere zu übertreffen. Und das ist eine Motivation ohne echten Wert.

Wir möchten den Begriff des Alphas auf seinen Ursprung zurückführen. Wir verpassen dem Alpha gewissermaßen ein neues Image, das zurück zu den Wurzeln führt. Jeder Mann sollte nach dem Alpha streben. Diese neue Wahrnehmung hilft dir, die positiven Züge, die du dir aneignen möchtest, klarer zu definieren, und führt dich zu dem Typ Mann, der du gerne sein möchtest.

Für uns besteht das Problem bei der Wahrnehmung des Alpha-Mannes nicht darin, dass er ein Rüpel und ein Tyrann ist; problematisch ist, dass dieses Etikett seine Power nur durch die Meinung anderer bekommt. Damit kann man keinen Erfolg haben.

Wer ist also ein Alpha? Ein Alpha ist jemand, der sich nicht nur behauptet, sondern auch Fortschritte macht.

Wir meinen, »Alpha« steht für die am höchsten entwickelte Version *deiner selbst*. Es geht nicht darum, in der Gruppe das Alpha-Männchen zu sein. Das erfüllt dich nicht wirklich. Denk mal nach! Dann sagst du dir nicht »Ich möchte gut sein« oder »Ich möchte besser werden«. Dann heißt es: »Ich will besser sein als die anderen Jungs hier.« Mit diesem Zugang wird es schwer, jemals wirklich zufrieden zu sein oder das positive Gefühl nach einer besonderen Leistung oder einem Erfolg zu genießen. Deine Ziele sollten auf deinen eigenen Erwartungen basieren, nicht auf einem abstrakten und unberechenbaren Faktor wie der zufälligen Anwesenheit anderer.

Richte dein Augenmerk auf Dinge, die du beeinflussen kannst.

Konkurrenz ist toll. Aber das beste Maß für den Erfolg ist immer die innere Motivation. Denk an die erfolgreichsten Menschen der Welt. Ihre Geschäftigkeit und Entschlossenheit zielt niemals darauf ab, die Erwartungen anderer zu erfüllen oder in die Fußstapfen anderer zu treten. Sie wollen ihren eigenen Weg gehen, einzigartig und die Ersten auf ihrem Gebiet sein. Kareem war Kareem. Magic war Magic. Jordan war Jordan. Und LeBron ist LeBron. Vergleiche sind unvermeidbar, aber keine dieser Personen hat seine eigene Entwicklung nach dem Plan eines anderen ausgerichtet.

Du sollst dich *nur* mit dir selbst vergleichen und anhand deiner selbst beurteilen. Du sollst Erfolge erzielen, die *du* anstrebst, die *du* wünschst, beständig versuchen, dich innerlich und äußerlich zu verbessern, weil du besser sein möchtest, als du bist – nicht besser als jemand anderer. Das bedeutet es, ein Alpha zu sein.

Wenn du nicht begreifst, dass sich deine Ziele nicht danach richten sollten, wie du im Vergleich zu anderen dastehst, wird es dir schwerfallen, deine Wunschziele zu erreichen und ein erfülltes Leben zu führen.

DIE ALPHA-REGELN

»Der junge Mann kennt die Regeln,
der alte Mann die Ausnahmen.«
Oliver Wendell Holmes

Das Merkwürdigste am Älterwerden ist die Einsicht, dass du einige der Dinge, die du am meisten hasst, am dringendsten brauchst. Nimm als Beispiel Regeln. Kein Mann mag Regeln. Wir verbringen den Großteil unseres Lebens damit, sie zu umgehen, sie zu brechen und sie nicht zu beachten … das heißt, bis wir merken, dass unser vorwitziges Benehmen uns um jene grundlegende Einstellung bringt, die für unser Sein und Werden maßgeblich ist.

Viele Männer fühlen sich durch Regeln eingeengt. In Wahrheit verschaffen uns die richtigen Regeln aber Freiheit. Sie geben uns Zeit für das, was wir wirklich tun müssen, um zum Alpha zu werden. Also haben wir die Alpha-Regeln geschaffen. Sie sind gerade so weit von gesellschaftlichen Regeln entfernt, dass du leben kannst, wie du möchtest, bieten aber dennoch Richtlinien, die allgemein anerkannt sind.

Diese Liste ist jedoch erst der Anfang. Wir würden dir empfehlen, deine eigenen Regeln aufzustellen. Das eigene Maß zu finden, eigene Prinzipien zu erarbeiten und einzuhalten ist ein Teil des Alpha-Daseins. Schreibe deine eigenen Regeln auf, und füge sie der Liste hinzu. Aber so viel ist klar: Du musst diese Regeln einhalten. Wenn du entscheidest, was für dich maßgeblich ist, musst du auch danach leben. Das hilft dir zu verhindern, dass dein Leben nicht bergab ins Gewöhnliche führt.

Regel Nummer 1 Schaffe Zeit für Wichtiges. *Jeder* hat viel zu tun, aber zwischen »beschäftigt sein« und »produktiv sein« besteht ein großer Unterschied. Alphas sind bereit, Kleinigkeiten für Großes zu opfern, auch wenn sie dabei auf ein wenig Spaß verzichten müssen.

Regel Nummer 2 Betrachte ein Problem von allen Seiten, um eine Lösung zu finden. Alphas wissen, dass man manchmal einen Hammer, ein anderes Mal einen Schlüssel benötigt. Wer lernt, wie er an ein Problem herangehen muss, verfügt über eine Fähigkeit von unschätzbarem Wert.

Regel Nummer 3 Akzeptiere dein Ego als Mechanismus für mehr Zuversicht. Aber dein Ego sollte dich niemals davon abhalten, anderen zuzuhören oder dich lernbereit zu zeigen. Alphas sind immer offen für die Idee, dass sie dazulernen können.

Regel Nummer 4 Mach dir die Bedeutung von Sex klar. Alphas wünschen sich Sex, der in vielerlei Hinsicht bedeutungsvoll ist. Ob du nun deiner Leistung im Bett oder der Verbundenheit mit dem Partner größere Bedeutung zumisst, toller Sex ist ein Alpha-Ding. Etwas weniger vornehm ausgedrückt: Alphas ficken *fantastisch*.

Regel Nummer 5 Sag Nein, wenn du etwas nicht magst.

Regel Nummer 6 Frag nicht um Erlaubnis – bitte um Verzeihung (das ist einfacher).

Regel Nummer 7 Kritisiere keinen Vorschlag, für den du keine Alternative anbieten kannst.
Regel Nummer 8 Kauf dir maßgeschneiderte Klamotten. Ein 200-Euro-Anzug, der sitzt, sieht besser aus als ein schlecht sitzender 500-Euro-Anzug.
Regel Nummer 9 Drücke deine Zuneigung aus. Verkneife dir nie-niemals ein Kompliment, wenn es ehrlich gemeint ist. Es gibt keinen schlechten Zeitpunkt, etwas Nettes zu sagen; gewöhne es dir an. Man wird dich dafür mögen.
Regel Nummer 10 Greife immer als Erster nach der Brieftasche. Auch wenn man eigentlich dich einladen wollte. Wenn dein Gegenüber heftig protestiert, dann gib nach. Alphas möchten sich um andere kümmern und wollen in niemandes Schuld stehen, aber sie zwingen auch keinem etwas auf, schon gar nicht in Geldfragen.
Regel Nummer 11 Reagiere auf alle Beleidigungen mit einem Lächeln. Alphas wissen, dass nicht jeder sie mag und dass manche das auch zum Ausdruck bringen. Gib ihnen nicht die Genugtuung, dass sie dich aus der Fassung bringen können.
Regel Nummer 12 Gib deine Fehler ehrlich und humorvoll zu. Verantwortung für das eigene Handeln, besonders für die eigenen Fehler, zu übernehmen, ist von entscheidender Bedeutung. Ein Alpha tut das einfach und macht sich immer die Mühe, die Dinge in Ordnung zu bringen.
Regel Nummer 13 Übernimm die Führung. Schlag immer Tag und Uhrzeit für ein Treffen vor, anstatt alles offen zu lassen. Alphas warten nicht auf die Vorschläge anderer – sie bewegen etwas.

Regel Nummer 14 Mach dir Folgendes klar: »Wer nicht kämpft, hat schon verloren.« Oder, wie eine andere Redensart lautet: »Das Glück gehört dem Tüchtigen.« Alphas nehmen Risiken auf sich, sie kosten ihre Siege aus, nehmen aber auch die Lehren aus den Niederlagen an.

Regel Nummer 15 Lerne kochen. Wenn du fast 30 bist und nicht zumindest ein paar Gerichte zubereiten kannst, bring es dir innerhalb eines Monats bei. Es ist ernsthaft an der Zeit, erwachsen zu werden. Alphas können sich selbst ernähren. Das gehört zu den menschlichen Grundfunktionen.

KAPITEL 1
Die Fitnessindustrie ist total daneben

AUFTRITT ADAM: HINTER DEN FASSADEN TRENDIGER PUBLIKATIONEN

»Sie wollen Antworten?
Sie können die Wahrheit doch gar nicht vertragen!«

Eine Frage der Ehre

Du willst wissen, welches Problem man als Redakteur der meistgelesenen Fitnesspublikationen der Welt hat?

Die schlechte Bezahlung, die 90-Stunden-Woche, die völlige Anonymität, weil dein Name unter 95 Prozent des Geschriebenen nicht druntersteht? Nicht schlecht geraten, aber all das ist nicht so schlimm, wenn du mit einigen der klügsten Menschen der Welt zusammenarbeiten darfst, lernst, wie du dein Leben verbessern kannst, und mit Leistungssportlern trainieren kannst, die noch cooler und härter sind, als sie im TV erscheinen.

Mein Problem besteht in Wahrheit darin, den Job so zu machen, wie ich sollte. Ich habe all den Schwachsinn satt. Ich bin nun endlich an dem Punkt, an dem ich es wage, die Industrie herauszufordern, weil es verdammt noch mal Zeit für Veränderung ist.

Bin ich ausfällig geworden? Keine Spur. Es ist höchste Zeit, dass jemand Position bezieht und erklärt, warum die meisten Männer die versprochenen Fitnessziele nie erreichen werden und warum du eigentlich so viel mehr erreichen könntest, als du glaubst.

Die Fitnessbranche funktioniert im Grunde genau wie die Nahrungsmittelindustrie – oder wie jede andere Industrie. Die Wahrheit verbirgt sich immer irgendwo zwischen deiner Wahrnehmung und deiner Überzeugung.

Woher ich das weiß? Ich war an dem Prozess, der das Problem entstehen ließ, beteiligt, und ich arbeite seither gewissenhaft an seiner Lösung. Und ich stellte fest, dass wir für die Reparatur eines kaputten Systems ein wenig Chaos benötigen.

Dieses Chaos besteht aus *Hormonen.*

Keine Steroide, keine Anti-Aging-Institute, die jeden nur an José Canseco und die Doping-Kontroversen erinnern würden. Was wir hier anbieten, ist ganz und gar unumstritten – doch im Endeffekt wäre es auch ein gefundenes Fressen für die Medien. Wenn wir den Namen Canseco im Gedächtnis behalten sollten, dann deswegen, weil er etwas ins Scheinwerferlicht rückte, was von allen anderen übersehen wird: Menschen, die auf die Hormone achten, altern langsamer, sehen besser aus und sind so leistungsfähig, wie sie es gerne sein möchten.

Aber du musst dich nicht mithilfe deines Chemiekastens in einen Supermenschen verwandeln. Das lässt sich *auf natürliche Weise* erreichen. Keine Pillen, keine Spritzen. Wie bereits erwähnt gehen die Vorteile weit über das gute Aussehen hinaus. Deine Hormone sind der Schlüssel für deine optimale körperliche, soziale und kognitive Leistungsfähigkeit. Das sind die Grundbegriffe der Endokrinologie (Lehre von den Hormonen), die man seit 60 Jahren kennt – doch keiner hat den Mumm, darüber zu sprechen.

Bis jetzt.

Es hat keiner darüber gesprochen, weil die Fitnessbranche kein offenes Diskussionsforum ist. Sie ist engstirnig, dogmatisch und ziemlich verwirrend. Kein Wunder, dass die meisten Männer verunsichert sind, was sie wann essen sollen und wie sie am besten trainieren. Wäre deine Gesundheit nicht entscheidend für dein ganzes Leben, wäre das auch gar nicht so wichtig.

Aber deine Gesundheit hat unmittelbare Auswirkungen auf alles in deinem Leben. Wir meinen wirklich *alles* – deine wirtschaftliche Lage, dein Glück, deine Intelligenz, dein Liebesleben und deine Lebenserwartung. Und das ist nur eine kurze Aufzählung. Jeder Aspekt deines Lebens und deines Befindens hängt davon ab, wie du trainierst und was du isst. Aber darüber hörst du in den Medien nichts. Du siehst nur immer die gleichen Überschriften: »Größerer Bizeps«, »Besser in Form« und »Tricks für das Sixpack«.

Ich habe nur eine Frage: Was bringen dir diese Überschriften?

HINTER DER FURCHT

Die Informationen, die du aus den gängigen Medien erhältst, sind gewissermaßen auf solche Ziele wie einen größeren Bizeps oder ein Sixpack ausgerichtet. Aber keiner denkt an das große Ganze. Beim größeren Bizeps geht es nicht um Armbeugen. Wer besser in Form sein will, muss nicht bloß ein Ausdauertraining einbauen. Und ein Sixpack bekommt man nicht dadurch, dass man nach 19 Uhr nichts mehr isst. Diesen Shit serviert man uns mit so vielen Einschränkungen, dass die Leute spätabends noch zur Eisdiele fahren und ihre besten Vorsätze über Bord werfen.

Es tut mir leid, aber die bescheißen dich.

Du erhältst nicht die in den Medien angekündigten Resultate – aber dafür jede Menge Frust. Das liegt daran, dass die Türsteher der Fitnesswelt lieber konsequent als progressiv sein möchten. Sie glauben zu wissen, was ihre Leser wollen, und so wird die Information, die du erhältst, immer durch einen selektiven Filter geschickt.

Die frustrierende Wirklichkeit sieht so aus: Die von den großen Medien verbreiteten Informationen zielen oftmals darauf ab, den Status quo zu erhalten, weniger auf vollständige Transparenz.

Niemand gibt gerne zu, dass er unrecht hatte – oder zumindest nicht ganz recht hatte. Persönliches Wachstum wird oft durch Engstirnigkeit behindert, weniger durch echte Sturheit. Was auch immer der Grund sein mag, niemand möchte sein eigenes Wertesystem verändern.

Was das alles bedeutet? Du wirst mit Halbwahrheiten zugepflastert. Ich möchte sie nicht als Lügen bezeichnen, aber es *sind* Täuschungen. Vieles, was wir für Eckpfeiler der Fitness halten, stimmt so nicht ganz. Das heißt nicht, dass gar nichts funktioniert – aber es handelt sich nicht immer um Informationen, die dir weiterhelfen werden. Und deswegen kommst du über deine frustrierenden Gedanken zu deinem Körper, deinem Leben und deine fehlende Zuversicht nicht hinweg.

Zum Teil liegt das in der menschlichen Natur, zum Teil in der Kultur: Auch wenn es keiner gerne zugibt: Seine Meinung zu ändern wird als Schwäche angesehen, auch wenn wir wissen, dass wir für die richtigen Entscheidungen alte Überzeugungen loslassen und neue, bessere annehmen müssen. Doch unsere Weigerung, etwas zu ändern, rührt auch von der heftigen Reaktion her, die man erfährt, wenn man seinen Standpunkt ändert.

Wenn ein Politiker seine Meinung ändert, wird er als Wendehals bezeichnet; bei einem Musiker gilt es als Ausverkauf. In der Fitnessbranche ist das ein wenig anders. Es gibt dafür keine gemäßigte Bezeichnung, man nennt solche Leute einfach Idioten. Man wirft ihnen Inkonsequenz und unlautere Motive vor und mutmaßt, jemand hätte geheime Pläne, wollte Produkte vermarkten.

Obwohl grundsätzlich davon ausgegangen wird, dass diese Industrie auf Wissenschaft und Forschung basiert – deren Ergebnisse in ein stets im Wandel begriffenes Verständnis des menschlichen Körpers einfließen –, ist das in Wahrheit nicht der Fall. Leider machen es sich die Menschen lieber mit altvertrauten Ideen bequem, die sie für wahr halten, anstatt sich mit neuen Ideen auseinanderzusetzen, die sie zum Denken zwingen könnten. Die Bequemlichkeit dieser Überzeugungen lässt dogmatische Ansichten entstehen, die den Fortschritt lähmen.

Als Männer laufen wir gegen eine Wand, weil die Informationen, die Ratschläge, die Fitness- und Diätprogramme, welche wir uns aneigneten, einschränken, was wir erreichen und werden können.

Wir haben all das satt. Du verdienst Besseres.

Darum arbeite ich nun seit Jahren an einem Plan – eine Kombination aus Wissenschaft und echten Resultaten –, der beweist, dass uns die Wahrheit vorenthalten wurde.

Eine Kampfansage an die Fitnessbranche? Nö. Aber es ist höchste Eisenbahn, dass jemand Stellung bezieht. Das ist das erste Mal, dass jemand in den großen Medien eine offene, ehrliche Linie wählt, Themen in Angriff nimmt, die alle meiden, Irrtümer aufzeigt, die deinen Körper ruinieren, und dir eine Welt vor Augen hält, in der sensationelle Schlagzeilen das eigentliche Ziel, nicht bloße Verkaufsmasche sind.

Wir wollen das ändern, aber nicht mit derselben alten Leier; das Einzige, was ich über diese neue Welt mit Gewissheit sagen kann, ist, dass sie nicht voller Halbwahrheiten und leerer Versprechen sein wird.

AUSSEHEN (UND FÜHLEN ... UND FICKEN) WIE EIN RICHTIGER MANN

Wir sehen ein, dass dich an diesem Buch in erster Linie die Workouts und Diätpläne interessieren, du solltest aber unbedingt verstehen, warum wir es schreiben und was auf dem Spiel steht. Ein schlechter Hormonhaushalt ist wie ein Molotow-Cocktail in deinem Körper. Wenn dein Körper nicht optimal funktioniert, nimmst du nur die Symptome wahr, die Ursache aber erkennst du selten. Wir wollen daraus ein vollständiges Bild entstehen lassen, damit du verstehst, wie dein Verhalten im Alltag einen Dominoeffekt auslöst, der leicht vermeidbar wäre und den du dir sicher unbedingt ersparen willst.

Wir benennen hier neun Probleme, die sich leicht vermeiden lassen, wenn du deine Hormone in Ordnung bringst. Einige

Probleme wirken sich vielleicht schon bei dir aus, ob du dir dessen bewusst bist oder nicht. Andere werden sich später bemerkbar machen. Aber sie alle können aus deinem Leben verschwinden. Wir würden dir jetzt raten, die Augen zu schließen, aber du brauchst sie ja zum Lesen. Das Zeug kann einem nämlich eine Scheißangst einjagen!

1. Herabgesetzte Intelligenz

Man könnte annehmen, dass eine Hormonoptimierung vor allem Vorteile für Aussehen und Wohlbefinden mit sich bringt. Da ist was dran – bring deine Hormone in Ordnung, und du wirst umwerfend aussehen. Aber ein gestörtes Hormongleichgewicht wirkt sich auch auf das Gehirn aus. Genauer gesagt: Wenn du deine Hormone nicht über Ernährung und Training optimal unterstützt, riskierst du verminderte Intelligenz und Leistungsfähigkeit.

Entscheidend ist hier ein Hormon mit der Bezeichnung BDNF – eine der größten wissenschaftlichen Entdeckungen, über die niemand spricht. Wofür die Abkürzung steht (von engl. *brain-derived neurotrophic factor*, Wachstumsfaktor BDNF), ist weniger wichtig als seine Bedeutung, denn wenn du nicht bald schon mehr BDNF produzierst, könnte sie bald für *Brain does not function* (Gehirn funktioniert nicht mehr) stehen.

Erklären könnte man das folgendermaßen: Kennst du den Film *Ohne Limit* mit Bradley Cooper? Darin nimmt der von Cooper gespielte Typ eine Pille, die die Hirnfunktion maximiert. Er wird geradezu brillant – nicht weil er plötzlich mehr wüsste, sondern weil sein Hirn effizienter arbeitet. Das ist BDNF.

Wenn du nicht genug BDNF produzierst, arbeitet dein Gehirn durchschnittlich wie bei allen anderen; deine Möglichkeit, schlauer zu werden, wird von der Anzahl der angelegten Synapsen beschränkt. Weniger Synapsen bedeuten weniger Hirnaktivität. Und wann wird BDNF aktiviert? Es ist wie »Dünger fürs Gehirn«, sagt Dr. John Ratey, Extraordinarius für klinische Psychiatrie an der Harvard Medical School. Besser aussehen *und* schlauer werden? So ist es, und doch kratzen wir damit gerade mal an der Oberfläche.

2. Verminderter Geschlechtstrieb

Einmal pro Woche Sex zu haben ist nicht normal.

Die traurige Wahrheit: Da draußen gibt es eine Nation voller Männer mit wunderschönen Freundinnen (oder Freunden) oder Ehefrauen. Freundinnen und Ehefrauen, die jede Nacht Sex möchten. Das ist offensichtlich nicht der traurige Aspekt an der Sache. Traurig ist, dass diese Kerle, die sich glücklich schätzen sollten – und öfter Sex haben sollten, als ratsam oder unbedenklich ist –, vor dem Fernseher einschlafen. Oder im Bett liegen, an die Decke starren und warten, bis die Partnerin einschläft.

Diese Männer lieben ihre Freundin, lieben ihre Frau, lieben Sex. Aber sie wollen nicht. Ihr Geschlechtstrieb, der einst stolzer Motor hinter jeder ihrer Entscheidungen war, hat nun nur noch die Kraft eines Spielzeugautos mit halb leerer Batterie.

Ein nachlassender Geschlechtstrieb ist die direkte Folge eines niedrigeren Testosteronspiegels, und er ist nicht normal. Er ist nicht okay. Er sollte dir eigentlich sehr deutlich sagen, dass du etwas ändern musst. Um es mal so klar wie möglich auszudrücken: Mann, du bist ein *Mann*. Wenn du keine Lust hast zu ficken, dann stimmt etwas nicht.

Manche mögen das als natürliches Anzeichen des Alterns abtun. Das stimmt bis zu einem gewissen Grad. Aber der sinkende Testosteronspiegel beschränkt sich längst nicht mehr auf Männer mittleren Alters. Von einem Mann über 50 könnte man Anzeichen für »niedriges T.«, wie es die Pharmafirmen nennen, erwarten. Aber es betrifft auch 25-Jährige! Ja, es gibt eine ganze Menge junger Männer, die keinen Sex wollen.

Obendrein zeigen neue Forschungen aus Australien, dass der sinkende Testosteronspiegel nicht so sehr auf das Altern zurückzuführen ist, wie wir dachten. Ein Abfall in der Hormonproduktion ist in Wahrheit eine Folge deines Gesundheitszustandes und deines Körperfettanteils. »Entscheidend ist, dass die Ärzte den sinkenden Testosteronspiegel nicht als natürlichen Teil des Älterwerdens begreifen, sondern als etwas, das sehr wahrscheinlich auf gesundheitlich relevante Verhaltensweisen oder den Gesundheitszustand selbst zurückgeht«, sagt Dr. Gary Wittert, Koautor der Studie.

Die gute Nachricht: So etwas kann bei jungen und alten Männern leicht behoben werden. Wir können dir zwar nicht garantieren, dass du mit 48 noch so viel sexuellen Antrieb haben wirst wie mit 18, doch du kannst deinen Testosteronspiegel – und damit deinen Geschlechtstrieb – ohne Pillen, Cremes und Ärzte auf natürliche Weise anheben. Wir werden das mit der richtigen Trainingsmethode erreichen. Gewichte heben allein reicht nicht – du musst sie richtig und zur rechten Zeit heben. Dazu kommen einige Ernährungsgeheimnisse, die du nicht auf dem

Titelblatt deiner Lieblingszeitschrift finden wirst, und beides zusammen ergibt einen wirksamen Cocktail, der dich auf weniger Fett und mehr Zuversicht einstellt, was zu mehr Testosteron und, noch besser, zu mehr überwältigendem Sex führen wird.

3. Beschleunigtes Altern

Nein, wir bezeichnen dich nicht als alt und tattrig. Aber es ist nicht unwahrscheinlich, dass dein Körper viel älter aussieht und sich deutlich langsamer bewegt, als er sollte. Und dabei spielt es keine Rolle, ob du ein Junge von 20 Jahren oder eine Führungspersönlichkeit von 60 Jahren bist; die Ernährungsratschläge, die man dir gibt, führen in deinem Körper zwangsläufig zur Apokalypse.

Du hast wahrscheinlich schon mal von Entschlackung gehört – von deiner Frau oder Freundin oder wenn du zum Drogentest musstest. (Ja, wir wissen schon, welche Art von Ergänzungspräparaten du bevorzugst.) Von all dem Saftfasten, den Entgiftungskuren für Leber und Nieren, die deinen Körper von Toxinen befreien, die Funktion der inneren Organe verbessern und den Alterungsprozess bremsen sollen. Oder du wirst zumindest häufig Obst und Gemüse essen, um ein wenig gesünder zu werden. Aber in erster Linie ist das ein Marketingtrick, damit du ein bestimmtes Produkt kaufst.

Die einzige *echte* Entgiftung findet auf der Zellebene statt. Sie wird als Autophagozytose bezeichnet, das ist die Fähigkeit unseres Körpers zur Regeneration. Die Autophagozytose hilft bei der Reparatur von Verletzungen, lässt das Gehirn etwas besser funktionieren, fördert das Muskelwachstum und den Fettabbau und unterstützt sogar deine Fähigkeit zu gehen und zu atmen.

In deinem Körper laufen nämlich jeden Tag Millionen Zellreaktionen ab. Einige dieser Aktivitäten richten Schaden in deinem Körper an. Wie bei allen Geräten, die häufig im Einsatz sind, verursacht die tägliche Belastung ebenfalls Ausfälle. Zum Glück ist der Körper darauf vorbereitet, er kann auf natürlichem Wege alles heilen, was nicht optimal funktioniert. Das ist Autophagozytose.

Und was passiert, wenn diese innere Reparatur nur langsam und träge abläuft und nicht rechtzeitig abgeschlossen ist? Dann ist das innere Milieu schadhaft. Wenn die Mannschaft deine Mitochondrien - die Kraftwerke in den Körperzellen - nicht repariert, ist dein Körper sozusagen hinüber.

Du alterst rascher. Du leidest an chronischen Krankheiten. Dir gehen die Haare aus. Und du wirst fett.

Womit wir wieder bei den Hormonen wären. Ein Mangel an Wachstumshormon oder GH (von engl. *growth hormone*) begrenzt den natürlichen Vorgang der Autophagozytose. Bleibt der GH-Spiegel weiterhin niedrig, kommt es zu einer Degeneration des Gewebes. Dann treten mehr Wehwehchen auf. Du nimmst scheinbar noch schneller zu. Und die Muskeln werden einfach nicht größer, egal wie viele Wiederholungen und Durchläufe du schaffst.

Wie erhöht man nun den Spiegel des GH am besten und bringt die Autophagozytose wieder auf Vordermann? Durch strategisches Essen.

Damit meine ich nicht bestimmte Nahrungsmittel oder soundso viele Gramm Protein, Kohlenhydrate und Fette. Es ist viel einfacher. Es kommt darauf an, wann du isst. Oder besser, wann du nicht isst. Je mehr Zeit du mit Essen zubringst – gemeint sind die Stunden, in denen tagsüber gegessen wird –, desto weniger Zeit bleibt für die Autophagozytose.

Deswegen werden wir dir sagen, wann du essen sollst und wann nicht. Das lässt dir die Freiheit, immer noch genießen zu können, was du gerne magst – ob du dich nun kohlenhydratarm, vegan oder vorwiegend »fleischlich« (unsere persönliche Vorliebe) ernährst.

Wenn du die Autophagozytose zur richtigen Zeit aktivierst, wirst du so viel Fett abbauen, wie du nie für möglich hieltest, und den Muskelaufbau beschleunigen. Ebenso wichtig ist, dass dein Gehirn effizienter arbeiten wird; Forschungen zeigen, dass du auf diese Weise sogar Krankheiten wie Parkinson und Alzheimer vorbeugen kannst. Die Autophagozytose wird dein Leben, deinen Geist und deinen Körper so verändern, dass deine inneren Organe wie ein Uhrwerk arbeiten und du im Spiegel wie ein Mann aussiehst.

4. Schlafmangel

Wir wollen dich nicht langweilen, aber du brauchst mehr Schlaf. Warum? Ganz einfach: Schlafmangel geht einher mit:

- mehr Körperfett
- stärkerem Hungergefühl
- weniger Muskelmasse
- erhöhter Reizbarkeit
- mehr Stress
- früherem Tod

Ich weiß nicht, wie es dir geht, aber für uns klingt das alles gar nicht gut, vor allem die Sache mit dem früheren Tod.

Wir haben unsere Kontakte spielen lassen und wollten eine Verlängerung des Tages um einige Stunden erreichen, aber der Versuch war leider nicht von Erfolg gekrönt. Daher ist uns klar, dass du nicht immer auf sieben oder acht Stunden Schlaf pro Nacht kommst. Du hast viel zu tun. Das wissen wir. Aber es überzeugt uns nicht.

Sieh dir deine Aktivitäten am Ende des Tages einmal genau an. Was kannst du streichen, damit du eine Stunde früher ins Bett kommst? Musst du wirklich noch einmal auf Facebook? Die Sportberichte müssen *unbedingt jetzt* geschaut werden? Lass alles ein wenig früher sein, und geh ins Bett.

Wenn du immer noch nicht überzeugt bist, sind hier noch einige wichtige Fakten über dein nächtliches Ritual: Forscher des Institute of Medicine meinen, es sei nicht so sehr die Schlafdauer, sondern die Schlafqualität, die direkt mit einem besseren Leben und besserer Gesundheit im Alltag korreliert. Es gibt zahlreiche Studien, die einen Zusammenhang zwischen schlechtem Schlaf und Erkrankungen wie Bluthochdruck und Diabetes sowie einer geringeren Lebenserwartung aufzeigen, doch diese Studie befasste sich mit den Problemen, die das Schlafverhalten im Alltag hervorruft. Und nach Durchsicht der auf den Fragebögen angegebenen Verhaltensweisen und Neigungen von mehr als 10 000 Menschen lässt sich ein Zusammenhang sehr klar herausstellen: Schlafmangel ruiniert deine Funktionsfähigkeit. Es fällt dir schwer, dich zu konzentrieren, Informationen zu behalten, Auto zu fahren, dich um deine Finanzen zu kümmern und deinen Job gut zu machen. Und das sind nur die fünf häufigsten Probleme, die mit Schlafmangel verbunden sind.

Vielleicht erscheint dir das alles halb so wild, besonders interessant ist aber, wie leicht sich dein Befinden verändern lässt. Die Umfrage zeigte, dass mehr als 30 Prozent der Erwachsenen weniger als sechs Stunden pro Nacht schlafen. Und das waren die Leute mit dem höchsten Anteil an damit verbundenen Problemen. Und was war mit jenen, die mehr als acht Stunden pro Nacht schlafen? Nun, deren Probleme erreichten nicht einmal statistische Signifikanz.

Wir empfehlen dir selbstverständlich, mehr zu schlafen. Aber wir wissen, dass das nicht immer möglich ist. Daher musst du Wege finden, deine Schlaf*qualität* zu verbessern, wenn du die empfohlenen Stunden nicht unterbringst.

Und hier sind wir wieder beim Wachstumshormon (GH) und bei der unglaublichen Wirkung des Insulins.

Mehr GH kann deinen Schlaf erholsamer machen, auch wenn du weniger schläfst, sagen Forscher der Oregon Health and Science University. Noch wichtiger ist, dass mehr GH und ein besserer Schlaf den Cortisolspiegel senken, was den Schaden, der durch zu wenig Schlaf entsteht, wieder ausgleicht.

WAS IST CORTISOL?

Cortisol ist einer der ganz Großen in der Hormonszene. Kurz gesagt: Ein von Cortisol Getriebener kann es nicht treiben. Cortisol ist aber nicht nur schlecht. Es ist Teil der Kampf-oder-Flucht-Reaktion. Hin und wieder ist ein Cortisolanstieg bei vielem hilfreich, vom Gewichtheben bis zur besseren Immunabwehr, er unterstützt sogar Hirnfunktion und Gedächtnis.

Aber wie bei vielen Dingen im Leben macht die Dosis das Gift. Der Cortisolspiegel ist häufig aufgrund von Stress erhöht. Und hier geht es nicht bloß um den zehn Sekunden vor dem Schlusspfiff vergebenen Sieg deines Teams oder um eine Konfrontation mit deinem nervigen Chef. Wir sprechen hier von *jeder* Art von Stress, von Schlafmangel über einen überhöhten Körperfettanteil bis zu Beziehungskonflikten. Sogar eine falsche Ernährung kann deinen Körper stressen und den Cortisolspiegel erhöhen.

Und wenn der Cortisolspiegel dauerhaft erhöht ist oder ständig Spitzenwerte erreicht, geht dein Körper letzten Endes völlig kaputt. Du alterst rascher. Du nimmst leichter zu. Und du leidest an Krankheiten.

Damit du glücklich bleibst und weiterhin gut aussiehst, musst du also dein Cortisol im Griff haben.

Ein hoher Cortisolspiegel stört nämlich den Schlafrhythmus. Er lässt dich grottenschlecht schlafen, du wachst müder auf, als du eingeschlafen bist. Das ist natürlich ein Teufelskreis, denn ein schlechter Schlaf lässt den Cortisolspiegel noch weiter ansteigen und sorgt so für einen noch schlechteren Schlaf. Wenig Schlaf raubt dir außerdem Testosteron, wie eine Studie im *Journal of the American Medical Association* zeigt. Und dabei handelt es sich keineswegs nur um einen winzigen Tropfen; die Forscher gaben an, eine schlechte Schlafqualität könnte den Testosteronspiegel um bis zu 15 Prozent sinken lassen – ein Grund mehr, auf deine Nachtruhe zu achten.

Am verblüffendsten – und beängstigend – ist, dass während der Studie die Veränderungen beinahe sofort eintraten. Nach nur einer Woche beobachteten die Forscher einen niedrigeren Testosteronspiegel, und die Männer kämpften mit Stimmungsschwankungen, einer geringeren Vitalität und Konzentrationsschwierigkeiten. Noch schlimmer ist, dass der stärkste Abfall in den Nachmittagsstunden und bis in den späten Abend hinein (etwa 22 Uhr) beobachtet wurde – das heißt, der Spiegel ist dann am niedrigsten, wenn du das Testosteron am meisten brauchst, um gut im Bett zu sein.

Natürlich hätten wir gerne, dass du acht Stunden schläfst, aber wir geben uns auch damit zufrieden, die Qualität deiner Nachtruhe zu erhöhen, und lassen dir reichlich Zeit für die wichtigeren Dinge in deinem Leben, also zum Fußballschauen, Bücherlesen und für Sex.

5. Insulinspitzen

Hattest du nach einem Bagel je das Bedürfnis, ein Schläfchen zu machen? Natürlich. Wir alle kennen das. Und es kommt gar nicht darauf an, welche Art von Gebäck, Pizza hat denselben Effekt. Leckere Kohlenhydrate schlagen dich schneller k. o. als Mike Tyson.

Viele Ernährungs-»Experten« werden dir sagen, du sollst Gebäck, Pizza & Co einfach meiden. Wollen wir aber nicht, denn es schmeckt uns. Und alle wissenschaftlichen Erkenntnisse dieser Erde werden daran nichts ändern. Wir raten dir zum Gegenteil – wenn du Kohlenhydrate magst, solltest du sie essen können. Nur wenn du dabei nicht richtig vorgehst, können solche Genüsse in deinem Inneren ein Milieu schaffen, das deine Gesundheit langfristig gefährdet.

Wer jemals eine kohlenhydratarme Diät gemacht hat, weiß sehr genau, dass Kohlenhydrate deinen Insulinspiegel entgleisen lassen und dich müde machen. Geschieht das ab und zu, spielt das keine Rolle, aber wenn es häufig passiert, kann es gefährlich werden. Wenn dein Insulinspiegel jeden Tag verrücktspielt, hast du ein Problem. Das wird eine sogenannte Insulinresistenz hervorrufen, also das Gegenteil von dem, was wir brauchen – der Insulinwirkung.

Bei Insulinresistenz ist der Insulinspiegel chronisch erhöht, was bedeutet, dass dein Körper auf Fettspeicherung eingestellt ist. Vielleicht meinst du, das ginge dich nichts an, aber der Durchschnittsmann isst in Deutschland etwa 270 Gramm Kohlenhydrate pro Tag. Wenn du ein Stück Gebäck zum Frühstück, ein Sandwich zum Mittagessen, Nudeln zum Abendessen und einige

Cracker und etwas Obst zwischendurch isst, näherst du dich bereits der Gefahrenzone. Und dabei sind süße Getränke (Fruchtsäfte inbegriffen), Desserts und »gesunde Zwischenmahlzeiten« noch gar nicht berücksichtigt.

Sogar das zuständige US-Ministerium liegt mit seinen Empfehlungen völlig daneben. Dort ist die Rede von 200 bis 300 Gramm Kohlenhydraten pro Tag. Wir haben nichts gegen eine Ladung Kohlenhydrate ab und zu, aber auf regelmäßiger Basis ist das nicht gesund. Grund dafür ist, dass die Insulinspitzen dann immer ausgeprägter werden und schon bei geringeren Nahrungsmengen auftreten. Bei einem Alkoholiker ist es genau umgekehrt. Der braucht immer mehr Alkohol, um sich betrunken zu fühlen, du brauchst dagegen immer weniger Kohlenhydrate, um einen gleich hohen Blutzuckerwert zu erzielen. Das macht so vielen Menschen Angst vor Kohlenhydraten. Wenn du konstant zu viele Kohlenhydrate zu dir nimmst, wird jedes einzelne davon immer schlimmer für deinen Körper. Genau das möchten wir vermeiden.

Insulinresistenz ist nicht bloß unangenehm, sie ist ausgesprochen gefährlich. Natürlich machen wir uns Gedanken über Fettabbau und Muskeln. Aber es gibt auch einen direkten Zusammenhang zwischen Insulin und einem schlechteren Gesundheitszustand – Adipositas und Diabetes inbegriffen. Möchtest du fettleibig, hässlich und Diabetiker werden? Natürlich nicht. Niemand möchte das. Du möchtest fit und schlank sein und gut aussehen.

Das beginnt mit einem klügeren Kohlenhydratverzehr, und einem einigermaßen konstanten. Nicht nur ein fortwährend hoher Kohlenhydratanteil ist ungesund, auch ein ständiges Schwanken zwischen einem hohen und niedrigen Anteil ist sehr schädlich – und genau hier liegen viele Diätbücher falsch. Es gibt kein Alles oder Nichts. Es gilt, ein angenehmes Maß zu finden, bei dem du noch Kohlenhydrate genießen kannst, ohne dass dein Insulin verrücktspielt. Gleichzeitig möchtest du dein Insulin so einstellen, dass du Verbotenes genießen und die darauffolgende Insulinspitze für die Verbesserung deines Körpers und deiner Gesundheit einsetzen kannst. Hier können wir helfen.

Du wirst sehen: Wählst du für Brötchen … oder Pizzastücke … oder Süßspeisen den richtigen Zeitpunkt, kannst du deine Insulinwirkung erhöhen, mehr Muskeln aufbauen und sogar Fett abbauen.

6. Mangelndes Selbstvertrauen

Ein hoher Testosteronspiegel bedeutet nicht, dass du dich wie ein Arschloch benimmst. Es bedeutet, dass du kein Opfer bist. (Schreib das auf, und verbreite es über Twitter, wenn du schon dabei bist.)*

Was wir damit meinen? Testosteron ist die Lebenskraft deines Körpers. Es wirkt direkt auf deine Energie, deine Stimmung und deinen Antrieb. Mit einem niedrigen Testosteronspiegel bist du weniger durchsetzungsfähig. Und das macht sich immer zur falschen Zeit bemerkbar – bei deinen Entscheidungen, in Gesprächen, in der Arbeit. Sogar wenn du weißt, dass du recht hast oder

* Im Ernst: Stell den Mist auf Twitter. Und wenn du schon dabei bist, nimm das offizielle Twitter-Stichwort für das Buch: #alphastatus.

der Experte bist, rechtfertigst du dein mangelndes Durchsetzungsvermögen vor dir selbst damit, dass es günstiger ist, sich zu fügen und keine Wellen zu schlagen. Das ist lächerlich.

Der Erfolg gehört im Leben den Selbstbewussten, Mutigen und Aggressiven. Niemand steht hinter einem Opfer. Niemand steht gerne neben einem Opfer. Eine Meinung zu haben ist die Grundlage für Größe. Aus Mitläufern werden keine Führungspersönlichkeiten. Nur wer bereit ist, seine Meinung vorzubringen – auch wenn sie ungewöhnlich oder radikal ist –, wird gehört.

Selbstvertrauen lässt dich aus deiner »Kuschelecke« kommen und Risiken eingehen, ob du nun in der Arbeit den Mund aufmachst, dich beruflich selbstständig machst oder Kontakte zu einer attraktiven Frau knüpfst. Selbstvertrauen hilft dir, mutig zu sein. Wenn du niemals ein Risiko eingehst, hast du fast keine Chance, etwas Bemerkenswertes zu leisten. Wer dem Mittelmaß verhaftet bleibt, erhält kein Denkmal, und auf dem Grabstein eines Helden steht nie: »Er ging auf Nummer sicher.«

Dir mangelt es an Selbstvertrauen? Was du brauchst, ist eine Steigerung deiner natürlichen Testosteronproduktion. Mehr Testosteron verändert deine geistige »Einstellung« vom physiologischen Standpunkt aus, und zwar im wahrsten Sinne des Wortes. Du wirst an dich selbst glauben. Du wirst zuversichtlich sein. Und du wirst merken, dass es dir schwerer fällt, deine Meinung für dich zu behalten und im Hintergrund zu bleiben. Aus diesem Grund werden wir dir jede Möglichkeit vorstellen, deinen Testosteronspiegel auf natürliche Weise zu erhöhen, damit du so unverschämt durchs Leben gehst, wie ein Alpha eben sollte.

7. Titten statt Brustmuskeln

Du produzierst auch Östrogen. Das muss so sein. Es gehört zum Leben. Östrogen ist das Yin, Testosteron das Yang.

Das Problem liegt darin, dass du vermutlich viel mehr Östrogen produzierst, als du solltest. Und dass zu viel Östrogen ziemlich ungute Nebenwirkungen haben kann. Ungute? Na ja, männliche Titten.

Männer mögen Titten – bloß nicht am eigenen Körper.

Wir würden uns zwar wünschen, dass Liegestütz und Bankdrücken das Problem lösen könnten, sie tun es aber nicht. Glaub uns. Das versuchen so ziemlich alle, die »Biertitten« haben, aber es funktioniert nicht.

Auch wenn du dir einen Bart oder einen richtig männlichen Schnurrbart wachsen lässt, fällt es dir schwer, dich als echter Mann zu fühlen, solange du aussiehst wie ein Püppchen.

Im harmlosesten Fall sind Männertitten bloß lokale, vom Östrogen beeinflusste Fettspeicher. In den schlimmsten Fällen kommt es zu einer sogenannten Gynäkomastie. Dann geht das Problem weit über Fettspeicher, die man abbauen könnte, hinaus. Bei Gynäkomastie liegt eine Veränderung im Gewebe vor. Das Gewebe der Brustdrüse vermehrt sich dabei, es kann nur operativ entfernt werden. Das würdest du dir wohl gerne ersparen.

Wir wollen dich nicht deprimieren. Solche Einblicke sind hilfreich, denn so kannst du das Problem beseitigen, bevor es schlimmer wird. Die Lösung lautet Training und Diät, wie du sie in Teil 3 findest. Diese Programme halten deine Östrogenproduktion möglichst gering und steigern das Testosteron, um unerwünschten Nebenwirkungen vorzubeugen. Wenn du auch deine

Ernährung umstellst und Östrogen auslösende Nahrungsmittel meidest, wirst du dich wieder mehr wie ein Mann fühlen und auch so aussehen.

8. Jungs statt Männer

Die negativen Auswirkungen eines hohen Östrogenspiegels beschränken sich nicht auf das Selbstvertrauen und das Aussehen. Gehen wir einen Schritt weiter. Ein Mangel an Testosteron oder ein Überschuss an Östrogen kann deinen psychischen und emotionalen Allgemeinzustand stark beeinflussen.

Die Vorstellung, ein weinerliches Weichei zu sein, ist vermutlich nicht allzu ansprechend. Wir reden aber nicht davon, wie du dich fühlst, wenn du *Freunde bis in den Tod* schaust. (Wenn dir dabei nicht die Tränen kommen, hast du kein Herz.) Doch wenn du, wie die meisten Männern, deinen Östrogenspiegel nicht unter Kontrolle hast, steht dir ein Leben voller Tränen bevor.

Ein hoher Östrogenspiegel macht dir emotional zu schaffen, und zwar auf allen Ebenen. Ganz im Ernst, hier geht es nicht nur um deine Tränendrüsen – ein gestörtes Hormongleichgewicht kann alles Mögliche beeinflussen, von der Entscheidungsfähigkeit bis zu Depressionen und Selbstmordgedanken. Forschungen in Australien zeigten, dass Männer mit niedrigem Testosteron- und hohem Östrogenspiegel *dreimal* häufiger an Depressionen leiden.

9. Fruchtbarkeit

Etwas weitervererben.

Fortpflanzung ist einer der stärksten Triebe des Menschen. Hier geht es um Stolz: Du bist nicht nur dein Lebenswerk – auch deine Kinder spiegeln dich wider. Und du beeinflusst das Leben der von dir gezeugten Menschen ganz unmittelbar.

Was, wenn du nun keine Kinder haben könntest, aus Gründen, die leicht vermeidbar wären? Für viele Männer mit niedrigem Testosteronspiegel ist das die Realität.

Vielleicht sind Kinder im Moment kein wirkliches Thema für dich. Vielleicht hast du gar kein Interesse daran. Doch die Entscheidung für oder gegen Kinder sollte bewusst erfolgen und nicht durch eine leicht vermeidbare Störung im Hormonhaushalt erzwungen werden.

Forschungen zeigen, dass Männer mit niedrigem Testosteronspiegel häufiger an Varikozelen leiden – eine Erkrankung, bei der sich die Venen in deinen Hoden erweitern. Und das ist kein erstrebenswerter Größengewinn, denn die Erkrankung geht mit Unfruchtbarkeit einher.

Ein Grund für einen niedrigen Testosteronspiegel kann ein Mangel an luteinisierendem Hormon sein. Dieses Hormon wirkt auf die Produktion von Testosteron und auf die Spermienreifung. Ein solcher Mangel lässt sich beheben, aber auch vorübergehende Unfruchtbarkeit ist ausgesprochen beunruhigend. Sind die Hormone wieder im Gleichgewicht, ist bald wieder alles in Ordnung.

WERDE ZUM HELDEN … JETZT!

Nehmen wir den unwahrscheinlichen Fall, dass nichts von dem, was bisher erwähnt wurde, dich anspricht. Nun ja, das ist erst der Anfang der Täuschungen durch die Fitnessbranche und der irreführenden Empfehlungen, die direkt zu einigen der erwähnten Probleme führen. Im nächsten Kapitel wirst du lesen, wie du all diese Fehlinformationen geraderücken und die Irrtümer, die Körper und Hormonen schaden, erkennen kannst.

DIE SIEBEN MERKMALE DES ALPHAS

»Führungsqualität besteht nicht in unterschiedlichen Methoden, sondern in Charakterzügen ... und sie erlegt sowohl dem Führenden als auch dem Geführten gleichermaßen die Last der Zurückhaltung auf.«

Lewis H. Lapham

Bevor du weiterliest, muss dir klar sein, worum es hier geht. Wie bereits erwähnt ist unser Ziel, die Bedeutung des Alpha-Daseins völlig neu zu definieren. Wir möchten alle negativen Konnotationen, wie Großmaul, Dumpfbacke oder Aufreißer, wegbekommen.

Unter einem Alpha stellen sich die Menschen meist jemanden wie Tyler Durden aus *Fight Club* vor, der den traditionellen Begriff ideal verkörpert. Als Alter Ego des Erzählers verkörpert Tyler all jene seiner guten Eigenschaften, dessen Existenz er eigentlich bezweifelt. Durden zeigt seine besten Seiten, bringt aber das absolut Schlechteste mit sich: Er ist attraktiv, stark, intelligent und schlau;* aber er ist auch destruktiv, anarchistisch, narzisstisch und dis-

* Um Tyler etwas lebendiger zu schildern, so beschreibt er sich selbst: »All das, von dem du wünschtest, du könntest es sein, das bin ich. Ich sehe aus, wie du aussehen möchtest, ich ficke, wie du ficken möchtest, ich bin schlau, fähig und vor allem frei in all den Dingen, in denen du es nicht bist.«

tanziert. Durden ist natürlich überzeichnet, bleibt aber der Inbegriff des Alphas in unserer Gesellschaft. Er ist selbstbewusst, aber arrogant. Selbstsicher, aber ichbezogen. Charismatisch, aber gefährlich.

Ob Chuck Palahniuk (Autor des Romans *Fight Club*) Tyler absichtlich zu einem Abbild des Alphas machte, steht nicht zur Debatte; Tatsache ist, er kam der korrumpierten Idee von einem Alpha ziemlich nahe. Für den Zeitgeist ist ein Alpha nicht ideal. Ein Alpha steckt voller Fehler.

In unserer Gesellschaft herrscht ein völlig falsches Bild vor; nicht das eines besonders starken Mannes, eines Spitzenverdieners oder eines besonders selbstbewussten Kerls. Laut Lexikon ist ein Alpha der Anführer einer Gruppe. Er ist der Teamchef, der Quarterback, der CEO einer Firma aus Fortune 500. Alpha bedeutet Erfolg. Noch wichtiger: Es ist eine Rolle, die von individuellem Vorwärtskommen und Erfolg abhängig ist. Hier geht es um das höchste Maß an Selbstbeherrschung und fortwährende Verbesserung.

Das Wissen um die Ernährung, die Trainingstipps und die Hormonoptimierung in diesem Buch – all das ist enorm wichtig. Aber solche Informationen hätten wir auch in einem Fitnessbuch unterbringen können. Wir haben höhere Ambitionen: Wir möchten Körper und Geist verändern. Wir möchten Leben verändern. Dazu gehört, dass wir das Wort *Alpha* für uns beanspruchen – wir krempeln es komplett um, definieren es neu, versehen es mit neuen Konnotationen.

Der erste Schritt auf dem Weg zur Entfaltung deines inneren Alphas ist die Steigerung deiner körperlichen Fähigkeiten. Es ist die Grundlage für das, was du hier lernen wirst. Doch diese körperliche Verwandlung wird andere positive Merkmale nach sich ziehen, wie Führungsqualität, Freundlichkeit, Intelligenz und Erfolg. Im Verlauf dieses Buches wirst du die wesentlichen Informationen erhalten, mit deren Hilfe du ein Alpha werden kannst, der diese Merkmale verkörpert und beherrscht. Diese Anleitung zeigt dir nicht bloß, wie du ein effizienterer und stärkerer Mensch wirst, sondern auch, wie du ein erfüllendes und erfolgreicheres Leben führen kannst.

Uns ist klar, dass manche Konnotationen des Begriffs Alpha schwer loszuwerden sind. Deswegen möchten wir die Merkmale des Alphas nun definieren, damit du begreifst, was es wirklich bedeutet, ein Alpha-Mann zu sein. Deine Entwicklung wird davon abhängen, ob du dir merkst, dass die Dosis das Gift macht. Wir nennen die Merkmale, doch letztlich muss ein Alpha wissen, wann diese aktiviert werden sollen und wann Übertreibungen zu Nachteilen für dich und andere führen könnten. Wir werden diese Grenzen aufzeigen, aber es ist an dir, innezuhalten und standhaft zu bleiben.

Alpha-Merkmal 1
Hilfsbereit – aber nicht herablassend

Das Streben nach Erfolg dient nicht einfach nur narzisstischen und individualistischen Zwecken. Ein Alpha weiß, dass die Arbeit für seine primären Ziele nur Teil des erwünschten Lebens ist; die andere Hälfte besteht darin, die Welt, in der er lebt, zu beeinflussen und mitzugestalten. Es bedeutet anzunehmen, was du gelernt hast – das Gute und das Schlechte –, und es an andere weiterzugeben, um die Welt ein wenig besser zu machen. Dieser Gedanke liegt dem gesamten Buch zugrunde: Nimm an, was wir über die Entstehung eines unwirklichen Lebens herausgefunden haben, verbinde es mit den Lehren, die du selbst aus dem Leben gezogen hast, und gib diese persönliche Fassung weiter.

Aber Hilfsbereitschaft hat ihre Grenzen. Ein Alpha erteilt Ratschläge und ermutigt andere, aber er versucht nicht, alles für sie zu regeln. Er weiß, dass sie die Dinge selbst regeln müssen. Zwar erkennt er, dass andere manchmal Unterstützung brauchen – in Form von Rat oder Anleitung –, aber nichts lernen würden, wenn er seine Grenzen überschreitet und die Probleme für sie löst. Ein Alpha strebt nicht die Kontrolle über die Menschen in seinem Leben an. Das wäre keine Hilfsbereitschaft, es wäre Herablassung. Denn dann würde er davon ausgehen, dass seine Fähigkeiten zur Problemlösung besser sind als die aller anderen.

Die Annahme, dass nur du die Dinge in Ordnung bringen

kannst, ist der Gipfel des Egoismus, ganz nach dem Motto: »Wenn man nicht alles selber macht ...« Diese Einstellung gehört zu den schädlichsten überhaupt. Wenn du etwas für andere erledigst, nimmst du ihnen die Möglichkeit zu eigenen Fortschritten, schränkst ihr Wachstumspotenzial ein und zwingst ihnen deinen Willen in einer Weise auf, die nicht hilfreich, sondern schädlich ist.

Hilfsbereitschaft ist wichtig, aber man kann es damit auch übertreiben. Wenn du allen alles abnimmst, signalisierst du ihnen nicht: »Ich möchte, dass du es schaffst.« Du sagst in Wirklichkeit: »Ich glaube nicht, dass du es kannst.« Hinter der freundlichen Fassade verbirgt sich eine Beleidigung. Ein Alpha ist Anführer und Motivator, aber immer in dem Sinn, dass er die Menschen, denen er hilft, die Dinge selbst bewältigen lässt.

Das gilt auch für uns und für dieses Buch. Wir glauben nicht, alles zu wissen, aber wir sind sicher, dass wir einiges zu bieten haben. Wir kennen einige Merkmale, Eigenschaften und Auslöser, die dir als Richtlinien dienen können, um deine eigenen Lebensumstände zu meistern. Zweck dieses Buches ist also nicht, all deine Probleme für dich zu lösen – es soll dir die Werkzeuge an die Hand geben, sie selbst zu lösen.

Wir zeigen dir, welche Elemente dich stärker, klüger und selbstsicherer machen. Diese Attribute werden dein Aussehen verbessern, dich im Beruf vorwärtsbringen und dein

Liebesleben bereichern – aber nur, wenn du die Lehren annimmst und auf deine Weise anwendest. Bedenke das bei allem, was du lernst; du musst es so anwenden, dass es dir selbst etwas bringt.

Alpha-Merkmal 2
Selbstsicher – aber nicht großspurig

Früher war »Alpha-Mann« der Inbegriff für Großspurigkeit. Wie schon gesagt, du kennst den Alpha-Mann als den Typen, der andere kleinmacht, um sich selbst zu erhöhen. Der neu definierte Alpha zeichnet sich nicht durch zur Schau getragene Überheblichkeit aus, die innere Unsicherheiten vertuschen soll, sondern durch echtes Selbstvertrauen, eine ehrliche Kenntnis seiner Stärken und Schwächen sowie dessen, was sofort erreichbar ist und was längeren Einsatz erfordert. Ein echter Alpha-Mann muss andere nicht kleinmachen, um sich selbst besser zu fühlen. Seine Selbsteinschätzung beruht nicht auf Vergleichen. Motivation und Erfolg werden von einem inneren Antrieb getragen.

Daher *erhöht* ein Alpha andere, um seine Fähigkeit zu zeigen, Gedanken, Ideen und Pläne weiterzugeben, die sein Umfeld positiv beeinflussen können. Wenn du gute Ideen hast, solltest du darüber sprechen. Wenn du meinst, du könntest anderen weiterhelfen, solltest du handeln. Wenn du meinst, für eine Frau der Richtige zu sein, solltest du es ihr beweisen. Dafür ist Selbstsicherheit gut – in jeder erdenklichen Form zu handeln. Aber dieses Handeln sollte niemals dazu dienen, eine andere Person schlechtzumachen. Wenn du annimmst, wer du bist, und weißt, wer du sein könntest, wird deine Selbstsicherheit sofort viel authentischer, deine Unsicherheiten werden weniger wichtig, du erhältst mehr Einfluss und erlebst mehr Erfolge.

Alpha-Merkmal 3
Eitel – aber nicht eingebildet

Eigentlich sollte außer Zweifel stehen, dass es gutaussehende Menschen in dieser Welt weiterbringen. Das ist kein ehernes Gesetz, aber allgemein zu beobachten, und zeigt sich immer, immer wieder. Englische Forscher stellten fest, dass Männer, die als attraktiv angesehen werden, in ihrem Beruf mehr Geld verdienen und höhere Positionen erreichen. Das ist nur eine Korrelation, aber nicht die einzige Studie, die solche Zusammenhänge aufzeigt.

Ein wenig Eitelkeit ist eine gute Sache, denn sie zeigt einfach, dass du auf dich achtest. Wenn du gut aussiehst, fühlst du dich gut. Wenn du dich gut fühlst, strahlst du eine Energie aus, die deine Welt und die Welt der Menschen, mit denen du zu tun hast, besser werden lässt.

So wie Unverschämtheit übertriebenes Selbstvertrauen ist, darf Eitelkeit nicht zu Hochmut werden. Es ist in Ordnung, wenn du umwerfend gut aussehen möchtest. Problematisch wird es erst, wenn du anfängst zu glauben, dass dein gutes Aussehen – oder deine Muskeln, deine tolle Figur, deine Klugheit, dein Vermögen – dich besser machen als alle anderen. Das ist Hochmut.

Ein Alpha kennt den Unterschied. Er arbeitet nicht an seinem Körper, um besser zu werden als andere. Sein Fokus richtet sich auf die Befriedigung, die mit Erfolgen in der Körperarbeit verbunden ist. Dieser Prozess der Selbstverbesserung stärkt sein Selbstvertrauen und schafft die Voraussetzung für weitere Erfolge. Wie du später sehen wirst, sind *körperliche* Erfolge der Beginn von Erfolgen in allen anderen Aspekten deines Lebens.

Ein Alpha weiß das und begreift, dass gutes Aussehen, Intelligenz, Geld oder Muskeln ihm zwar Erfolge verschaffen mögen, ihn aber nicht zu einem besseren Menschen machen. Sein Wert definiert sich über sein Handeln, über das, was er für andere Menschen und für die Welt tut.

Alpha-Merkmal 4
Stolz – aber nicht arrogant

Zwischen Stolz und Arroganz besteht zwar nur ein feiner Unterschied, er entscheidet aber darüber, ob ein Mann andere inspiriert oder von anderen als Arschloch angesehen wird. Alles hängt davon ab, wie du auf deinen Erfolg reagierst. Teilst du deine Erfolge mit anderen, um kreatives und fortschrittliches Denken zu fördern – oder erwartest du, dass etwas vorwärtsgeht, weil du schon so viel erreicht hast?

Arroganz ist die Annahme, dass du ein Anrecht auf gewisse Privilegien und Möglichkeiten hast, weil du etwas Bestimmtes erreicht hast. Menschen, die sich auf ihren Lorbeeren ausruhen, sind arrogant. Stolz dagegen bedeutet, deinen Erfolg zu sehen, sich aber immer die Einstellung eines Praktikanten zu bewahren. Du musst dir jede Chance verdienen, um jeden Erfolg kämpfen und dich immer wieder beweisen – egal, wer du bist und was du schon geleistet hast.

Der Unterschied zwischen diesen beiden Merkmalen ist leicht zu erkennen. Sprichst du über frühere Erfolge, um für dich und andere neue Möglichkeiten zu eröffnen, oder tust du es in der Erwartung, dass die Menschen dir nun automatisch Ehrerbietung entgegenbringen und sich demütig verhalten? Wirst du dich weiterhin anstrengen – für deine Projekte oder Partnerschaften –, oder möchtest du einfach vom System profitieren und erhalten, was dir deiner Meinung nach zusteht?

Ein Alpha weiß, dass Stolz ein wichtiger Teil der Selbstverwirklichung ist. Du kannst dich und die Welt um dich herum nicht verbessern, wenn du deine Erfolge nicht anerkennst. Das ist die Psychologie der Veränderung, die von der Verstärkung lebt. Du musst daran glauben, dass du gut bist, und das geht nur, wenn du dich auf das beziehst, was du gut gemacht hast. Gleichzeitig sollte das Verweisen auf frühere Erfolge aber nichts an deinem grundlegenden Antrieb zur Verbesserung oder an deinen Bemühungen dafür ändern.

Im Endeffekt ist der Unterschied einfach. Stolz gehört in das Reich des Alphas, der Großes geleistet hat und weiterhin leisten wird – Arroganz tragen Schwachköpfe und Blender vor sich her, die sich als Powerplayer aufspielen.

Alpha-Merkmal 5
Bescheiden – ohne Selbsthass

Das Bestreben, nur nicht arrogant zu werden, kann auch dazu führen, dass du deinen eigenen Wert oder den deiner Leistungen nicht mehr erkennst. So wie der richtige Blick auf deine Erfolge Stolz erfordert, ist Bescheidenheit für das Eingeständnis wichtig, wie schwer es war, sich zu verbessern, oder dass du vielleicht nicht der Beste bist und noch eine Menge Arbeit vor dir liegt, bis deine Ziele erreicht sind.

Bescheidenheit ist wichtig. Sie bewahrt uns unseren Verstand. Sie verhindert, dass wir abheben. Und sie lässt uns vor allem *weiterstreben.* Die Erkenntnis, dass du klug bist, ist Voraussetzung für das Selbstvertrauen, das du für deine Leistungen benötigst; das Bewusstsein, dass du nicht Einstein bist, ist ein starker Antrieb, weiterzulernen und noch klüger zu werden. Doch die Annahme, dass du schlichtweg dumm bist, nur weil du kein Einstein bist, geht weit über die Bescheidenheit hinaus und grenzt an Selbsthass.

Diese dunkle Seite kann sich in einer Weise manifestieren, die selbstzerstörerisch wirkt. Wenn du dich selbst hasst, begibst du dich in eine Welt, in der du auf Erfolge nicht mehr stolz sein kannst. Selbsthass ist mit einem solchen Mangel an Selbstwert verbunden, dass alles Erreichte niemals als direktes Ergebnis des eigenen Einsatzes, Zeitaufwandes oder Beitrages gesehen wird. Die Überzeugung, dass das, was jemand tut, niemals gut genug sein kann, wirkt lähmend. Wer sich selbst hasst, spielt die eigenen Leistungen herunter, hat nur für andere lobende Worte und geißelt sich selbst für alle Schwächen und Fehler. Höhepunkte werden also immer noch als Täler angesehen, Tiefpunkte können den Selbstwert in höllische Tiefen abstürzen lassen.

Ein Alpha weiß, dass jemand, dem Selbstironie nicht möglich ist, das Leben – und sich selbst – zu ernst nimmt. Ein Alpha ist bescheiden und strebsam, aber er zollt sich selbst Anerkennung, wo sie ihm gebührt. Und er verliert niemals den Glauben an sich selbst.

Alpha-Merkmal 6
Tolerant – aber nicht schwach

Wir müssen das vermutlich gar nicht erst sagen, aber du wirst in deinem Leben einigen Schwachsinn ertragen müssen. Ob bei Freunden, geliebten Menschen, Kollegen oder Vorgesetzten, der Umgang mit Schwachsinn gehört zum Leben. Das lässt sich nicht vermeiden. Geduld und Toleranz sind Voraussetzung dafür, dass du deinen Platz in der Welt findest, dazu gehört auch das Aushalten anderer Meinungen und Überzeugungen. Deine Meinung ist nicht die einzige, die zählt, und deine Aufgabe lautet nicht, jeden zu deiner Sicht der Dinge zu bekehren.

Ob im Büro oder in der Bar, du kannst nicht ständig Streit beginnen, wenn etwas nicht deiner Weltsicht und deinem Wertesystem entspricht. Du musst die Fehler, Schwächen und Meinungen anderer Menschen tolerieren. Alles andere würde dich zu einem engstirnigen Arschloch machen. Und du möchtest kein Arschloch sein.

Doch es gibt für alles im Leben Grenzen. Wenn diese überschritten werden – ob wiederholt oder nur ab und zu –, musst du ein Zeichen setzen. Das muss nicht immer in einer aggressiven Konfrontation ausarten; in vielen Situationen zeigt ein Alpha seine Toleranz, indem er unangemessenem Verhalten mit hilfreichen Lösungsvorschlägen begegnet. Im Beruf ist es nicht immer die beste Lösung, Menschen für Fehler zu bestrafen. Ein Problem aufzuarbeiten und eine Alternative anzubieten, damit der andere sich verbessern kann, bewährt sich für alle am besten.

In anderen Fällen ist entschlosseneres Handeln angezeigt. In der Arbeitswelt wirst du irgendwann auf einen Vorgesetzten treffen, der alles tut, um dir das Leben schwer zu machen. Du solltest dich stark genug fühlen, diesem Verhalten so zu begegnen, dass die Situation sich verbessert.

In solchen Momenten musst du aggressiv und selbstsicher sein. Du musst das Problem direkt anpacken, die Karten auf den Tisch legen und deinem Gegner keine andere Möglichkeit lassen, als zu erkennen, wie sich die Situation entwickelt hat und welche Schritte gesetzt werden müssen. Als Alpha solltest du immer über Lösungen, nicht über Probleme nachdenken. Und in wirklich extremen Fällen kann das bedeuten, dass du weggehen und dir einen neuen Job suchen musst.

Zum Alpha-Sein gehört die Erkenntnis, dass ein vergiftetes Umfeld buchstäblich dazu führen kann, dass du in deiner persönlichen Entwicklung nicht weiterkommst, unglücklich bist und alle verwandten Aspekte deines Lebens negativ beeinflusst werden.

Lege deine eigenen Moralvorstellungen und Werte fest. Vergiss nicht, dass nicht jede Meinungsverschiedenheit eine Auseinandersetzung ist. Aber bedenke auch, dass Toleranz keine Ausrede dafür sein darf, dass du den Kern deiner Persönlichkeit opferst. Ein Alpha inspiriert sein Umfeld dazu, sich zu verbessern, und das ist nicht möglich, wenn du es nicht wagst, deine Meinung zu äußern, und dich mit einem Leben als Opfer zufriedengibst.

Alpha-Merkmal 7
Engagiert – aber nicht besessen

Wir alle kennen das Bild des Workaholic. Der Typ, der bis spätabends im Büro bleibt und sich kaputtarbeitet. Egal, ob montags um 11 Uhr oder samstags um 2 Uhr früh – ein Workaholic ist eine Maschine mit einer einzigen Zielsetzung: alles zu erledigen.

Einerseits bewundern wir diese Menschen. Es spricht schon einiges für eine gute Arbeitseinstellung, Betriebsamkeit und den Wunsch, scheinbar Unmögliches zu bewältigen. Andererseits hat der Workaholic aber auch etwas an sich, für das wir ihn bemitleiden. Das liegt daran, dass zwischen Engagement und Besessenheit nur eine dünne Grenzlinie liegt. Zu wissen, wo sie verläuft, entscheidet darüber, ob Betriebsamkeit und Biss Tugenden oder zerstörerische Eigenschaften sind, die dich den Blick für das verlieren lassen, was in deinem Leben wirklich wichtig ist.

Der Unterschied zwischen Engagement und Besessenheit besteht darin, dass engagierte Menschen auf ein bestimmtes Ziel hinarbeiten. Ein Alpha setzt sich Ziele, hat also die Möglichkeit, seinen Erfolg quantitativ und qualitativ zu beurteilen. Dadurch bleibt er bescheiden und strebsam, gerät aber auch nicht in Gefahr, immer stärker der Arbeit nachzujagen und in die Besessenheit abzugleiten. Besessen ist, wer sich nicht von seinem Schreibtisch losreißen kann. Solche Menschen richten ihren Blick ausschließlich auf eine

Sache, alles andere, was in ihrem Leben wichtig ist, verblasst oder verschwindet im schlimmsten Fall. Besessenheit ist manchmal mit einer weiteren gefährlichen Eigenschaft verbunden – Selbsthass.

Um Grenzen zu ziehen, macht sich ein Alpha bewusst, dass Engagement bedeutet, an Dinge heranzugehen wie an einen Sprint: mit einem Schub konzentrierter Energie. Besessenheit ist ein Marathon, ein Leben im Laufrad mit einer Möhre vor der Nase, ohne Hoffnung, jemals zufrieden zu sein – und diese mangelnde Erfüllung schnürt das Leben ab.

Der französische Renaissance-Schriftsteller Michel de Montaigne schrieb einst: »Besessenheit ist Quell des Genies und des Wahnsinns.« Das mag zwar in dem Maße stimmen, als das oberste Prozent von einem Prozent aller Leistungen *nur* durch Zielstrebigkeit erbracht wurde, Wahnsinn ist jedoch die häufigere Konsequenz von Besessenheit. Sie führt zu Verbitterung, Leere und Einsamkeit. Alphas fühlen sich ihrer Familie, ihren Freunden, ihrer Gesundheit und am allermeisten sich selbst zugehörig und verpflichtet. Sie engagieren sich für Verbesserungen, sind aber nicht an eine narzisstische Weltsicht gebunden, die ihre Fähigkeit zur Schaffung eines reichen, vielfältigen Lebens einschränkt.

KAPITEL 2

Dein ganz persönliches Abenteuer

NIMM DEINE HELDENROLLE AN

»Für Männer gilt vor allem eine Regel.
Was auch kommen mag, tritt ihm aufrecht entgegen.«

Robert Jordan, *Die Jagd beginnt*

Aria Casino, Las Vegas

»Warum jeder Mann mit seiner Fitness kämpft, lässt sich mit Joseph Campbell erklären. Mach dir das klar, und die Veränderung wird einfacher.«

Mein Gegenüber sah hinunter auf die Karten auf dem Tisch, seine Augen ruhten nur eine Sekunde zu lang auf der Pik-Acht, die rechts außen lag. Die Acht war die vierte Karte gewesen, vor ihr kamen Herz-Königin, Karo-Zehn und Karo-Ass. Er griff nach seinem Stack und warf einige Chips in die Mitte. Ich wusste nicht genau, wie viele – *einige Chips* scheint mir die beste Beschreibung, denn er hatte weder etwas dazu gesagt noch sich die Zeit genommen, seinen Einsatz zu zählen. Hatte nur hingegriffen und gesetzt. Beim Poker ist das im Allgemeinen entweder ein sehr starker oder ein sehr schwacher Zug; hängt ganz vom Mann ab.

Ich saß im Pokerraum des Aria Casinos, Adam Bornstein zu meiner Linken. Adam hatte endlich aufgehört, mir Fragen zu stellen, sodass ich mir meinen nächsten Zug überlegen konnte.

Mein Gegenüber, der Typ mit dem Einsatz, hatte sich ebenfalls in eisiges Schweigen gehüllt. Ich kannte seinen Namen nicht, im Geiste nannte ich ihn Baseballkappe, und zwar aus einem einfachen Grund: Er trug immer noch eine Baseballkappe, obwohl die Gesellschaft bereits vor fünf Jahren kollektiv entschieden hatte, dass man so etwas nicht länger tragen konnte.

In Vegas war es 0:47 Uhr, aber mein Körper war noch auf New Yorker Zeit eingestellt, und ich hatte schon einige Stunden gespielt. Eigentlich hätte ich erschöpft sein müssen, aber in mir breitete sich ein Hochgefühl aus. Für derartige Züge von Baseballkappe war es eigentlich zu früh.

Ich warf einen kurzen Blick auf meine Karten, als hätten sie sich in der letzten Minute womöglich geändert. Spielte keine Rolle. Ich spielte gegen den Mann, nicht bloß gegen Karten. Ich nahm eine abgezählte Menge Chips von meinem Stack und legte sie beiseite. Dann atmete ich einige Male tief durch, so tief, dass Baseballkappe es sehen musste. Ich starrte die Königin an, dann das Ass. Ich wartete noch ein wenig länger und verdoppelte dann meinen Einsatz. Elf schwarze Chips wanderten in den Pot.

»Glaubst du wirklich, es funktioniert?« Adam hatte mit seiner Fragerei wieder angefangen, sobald die Chips auf dem Tisch gelegen hatten. Es war ein Spiel im Spiel.

Ich sah Adam an, dann Baseballkappe. »Der erhöhte Einsatz? Normal schon. Lässt die Kerle scharf nachdenken, bevor sie mit einem mittleren Paar mitgehen.« Ich schickte meinen Worten ein Grinsen und Zwinkern hinterher. Adam sprach nicht über den Einsatz. Das war mir schon klar.

»Was? Nein«, sagte Adam. »*Campbell.* Glaubst du, die Typen werden Campbell verstehen? Nicht jeder ist ein *Star-Wars*-Geek.«

Ich wusste nicht, was er wollte. Ich verstehe nicht, dass jemand *Star Wars* nicht mag.

»Mensch, *jeder* versteht Campbell. Es macht keinen Unterschied, ob sie ihn gelesen haben. Das ist ja genau der Punkt. Die Dinge sind tief in jede Kultur eingebrannt. Das ist unsere Art, Geschichten zu erzählen. Die Heldenreise wird nicht … wird verdammt noch mal nicht *infrage gestellt*, nur weil du sie nicht kennst – allein die Tatsache, dass du sie begreifen kannst, ohne sie zu kennen, verleiht ihr *mehr* Gültigkeit. Und Wert. Ich glaube, sie werden es kapieren.«

Baseballkappe beäugte mich misstrauisch. Zumindest zwischendurch. Seine Augen schweiften von meinem Gesicht zu Adams Gesicht, zu meinen Chips und wieder zurück zu mir. Er hatte sicher Schwierigkeiten, den Anblick eines muskulösen Kerls in einem übertrieben engen T-Shirt* mit dem Gerede über Campbell in Einklang zu bringen. In den Augen der meisten Menschen passen Muskelberge und Mythen wohl nicht zusammen.

Adam dachte über meine Worte nach. Baseballkappe dachte über seinen Einsatz nach. Ich betrachtete seine Chips.

Mitgehen.

* Hey, wenn ein Dicker eine Baseballkappe tragen darf, ohne Baseball zu spielen, dann darf ich meine T-Shirts eine Nummer zu klein kaufen! Bleib bei der Sache, ja! *JR*

VON VORNE BEGINNEN

Wer zum Teufel ist Joseph Campbell? Und was war mit diesem Einsatz?

Wenn es dir so geht wie den meisten Menschen, ist dein Gehirn nun vermutlich mit einer dieser beiden Fragen beschäftigt, vielleicht mit beiden.

Warum? Das liegt an der Arbeitsweise unseres Gedächtnisses. Was zuletzt aufgenommen wird, ist keinerlei Störung durch nachkommende Informationen ausgesetzt und bleibt daher gut erhalten. Was im Gedächtnis gespeichert wird, hat daher sehr viel mit dem strategischen Timing von Informationen zu tun. Vor diesem Hintergrund wird die Weltsicht mancher Zeitgenossen leichter verständlich. Es kommt immer darauf an, wer das letzte Wort hat. Und gerade im Zusammenhang mit Körper und Gesundheit kommt dieses letzte Wort nur allzu oft von den falschen Leuten. Und dann schlägst du denselben falschen Weg ein wie nach diversen Diät- und Fitnessbüchern.

So sind wir zu Campbell gekommen. Es ist höchste Zeit, einen neuen Weg zu beschreiten und völlig neu an das Leben und den Körper heranzugehen. Dies hier ist mehr als ein Fitnessbuch. Es ist eine Lebensumstellung. Campbell führt uns in aller Deutlichkeit vor Augen, wie wir unbewusst vermeiden oder dabei scheitern, die Hürden zu erkennen, die uns davon abhalten, der zu werden, der wir sein möchten. Daher schien uns Campbell das perfekte Hilfsmittel zu sein, um deinem Frust ein Ende zu setzen und dich in ein besseres Leben zu führen – dich also von einem gewöhnlichen Mann in einen Alpha zu verwandeln.

NEUE WEGE BESCHREITEN: DIE HELDENREISE

Joseph Campbell war ein amerikanischer Autor und Dozent, am besten bekannt für seine Arbeiten über Mythen – vor allem in der vergleichenden Mythologie. Er untersuchte Mythen verschiedener Kulturen, Generationen und Jahrhunderte und erkannte, dass sich alle großen Geschichten in bestimmten analogen Punkten gleichen. Campbell skizzierte ein universelles Muster, das sich wiederfindet in den Mythen antiker Kulturen – wie der der Griechen, Sumerer und Babylonier –, in deutschen, spanischen und englischen Volkserzählungen des Mittelalters und der Renaissance und in noch moderneren Geschichten in Büchern, die Mitte des 20. Jahrhunderts erschienen. Aus diesem Muster entstand eine 17-teilige Abfolge des Erzählens, die als Monomythos bezeichnet wird.

Mit dem Monomythos, auch als Heldenreise bezeichnet, setzt sich Campbell vor allem in seinem maßgeblichen Werk *Der Heros in tausend Gestalten* auseinander. Dieses Buch gehört zu den einflussreichsten Büchern des 20. Jahrhunderts, es machte die Massen mit der Idee vertraut, dass alle großen Helden ähnliche Wege beschreiten.

Auf anderer Ebene wandten Autoren aus verschiedensten Disziplinen den Monomythos auf Dinge wie Psychotherapie oder Trainingsprogramme an – alle mit ähnlichem Erfolg. Campbells Theorie lässt sich auf beinahe jede Idee anwenden und erweist sich als geeignete Prüfung für jede große Veränderung. Die Heldenreise ist universell, eine solche Reise gibt es im Leben jedes Mannes – deinem, meinem, dem deiner Kumpel –, nicht nur im

Leben der Figuren in den Büchern, die du liest, und in den Filmen, die du schaust.

Das Problem: Wir merken nicht, dass wir der Held sind und dass unser Leben eine erzählenswerte Geschichte sein sollte.

So schöpfen wir oft unser Potenzial nicht aus – weil wir jede Gelegenheit meiden, die Reise, die unser Leben verbessern wird, anzutreten. Das ist aus einem ganz einfachen Grund wichtig: Du *musst* daran glauben, dass du dein Leben verändern kannst. Dies ist die Grundlage der Psychologie der Veränderung und der entscheidende Faktor, ob die Informationen aus diesem Buch dir tatsächlich weiterhelfen werden.

Menschen *wollen* sich verändern und verbessern, doch wenn sie nicht daran glauben, dass sie das können, bleiben sie immer am selben Ort: der ersten Station der Heldenreise – der gewöhnlichen Welt.

Die gewöhnliche Welt entspricht bei Campbell der langweiligen, alltäglichen Existenz des Helden zu Beginn seiner Reise. Sie steht in scharfem Kontrast zu der besonderen Welt, in welcher der Held letzten Endes landet.

Die gewöhnliche Welt ist die Feuchtfarm der Familie Lars in *Star Wars*. Dorothys Farm in *Der Zauberer von Oz*. Die Joad-Farm in *Früchte des Zorns*.* Aber auch dein Schreibtisch. Im Grunde jede Farm. Durch alle Zeiten. Dein Schreibtisch. Dein Sofa. Dein Schlafzimmer. Die Firmenfeiern, die du so hasst. Das Essen, das dir nicht guttut. Jedes Fitnessbuch, das du je gelesen hast.

* Mensch, wieso kommen die alle von einer Farm? Es scheint, du kannst dich glücklich schätzen, wenn du auf einer Farm lebst: Du steuerst vermutlich auf ein großes Abenteuer zu und wirst die Welt retten.

Die meisten Menschen nehmen das einfach hin. Sie schlucken alles als die einzig mögliche Realität. Es ist ja normal. Es geschieht einfach. Aber es muss nicht so sein.

DIE EVOLUTION DES DURCHSCHNITTS

Wenn du annimmst – wie wir annehmen –, dass jede große Veränderung in deinem Leben ein Abenteuer ist, dann ist der Ausgangspunkt deiner Reise *deine* gewöhnliche Welt. Es ist eine Welt, die du kennst, ob sie nun harmlos und vernünftig oder chaotisch und destruktiv ist. Aber es ist auch eine Welt, die du verlassen möchtest. Sonst hättest du dieses Buch nicht. Wenn du glücklich wärst, dort, wo du stehst, wärst du nicht auf Veränderung aus; wenn du dich nicht auf irgendeiner Ebene nach Veränderung sehntest, würdest du diese Worte nun nicht lesen.

Aber es ist gut, dass du es tust – Veränderung ist nämlich genau das, worum es geht, wenn *Mann zum Alpha* wird.

Wir möchten, dass dieses Buch mehr für dich bewirkt, als dich in Form zu bringen.

Versteh uns nicht falsch. Es freut uns, wenn du 5 Kilo Muskelmasse zulegst, deinen Körperfettanteil auf unter 10 Prozent reduzierst und dein Liebesleben so profitiert, dass es fast nicht mehr auszuhalten ist. Und diese Veränderungen werden eintreten. Du wirst erfahren, warum die Hormonoptimierung der Schlüssel dazu ist, und hier sowohl die wissenschaftlichen Hintergründe als auch die praktischen Ergebnisse sehen, die das untermauern.

Aber mehr als alles andere möchten wir, dass dieses Buch dir als Vorlage und Anleitung dafür dient, deine eigene Version der Heldenreise wahr werden zu lassen. Du weißt: Ziel ist es, dich zu *deiner* eigenen Alpha-Version zu machen. Dafür musst du einen Moment der Apotheose erfahren – eine der letzten Stationen der Heldenreise –, indem du, wenn auch nur für eine Sekunde, die höchste Ebene des Selbstbewusstseins erreichst.

Diese Dinge gelten ja nicht nur für die Mythen, wie du weißt; es handelt sich um einen wesentlichen psychologischen Prozess, den du zur Erreichung deiner Ziele durchlaufen musst, und die Apotheose ist einer der wichtigsten Schritte in diesem Prozess. Sie ist der Moment, in dem du wirst, was dir zugedacht ist.

Deine Hormone machen diese Verbesserungen möglich, aber die größte Hürde besteht darin zu lernen, wie du die Reise bewältigst und nicht Opfer all der Fallen und Barrieren wirst, die den gewöhnlichen Mann vom Weg abweichen lassen.

Wenn du sie vermeidest, wirst du dein echtes Potenzial im höchsten Maße ausschöpfen. Und wenn das eintritt, wird kein Traumszenario – ob in puncto Karriere, Körper oder Privatleben – mehr unerreichbar sein.

All das aber ist erst möglich, wenn du erkennst, dass du dir deinen Weg selbst bahnen musst, und aufhörst, von einem Programm zum anderen zu springen und dein Leben hyperaktiv von innen nach außen zu verändern. Du musst *Nägel mit Köpfen* machen. Investiere in deine Suche nach der Wahrheit, und spiele deine Karten zuversichtlich aus, damit du siehst, was passiert, wenn du auf das Einzige setzt, was sich immer lohnt: dich selbst.

ZURÜCK AN DEN SPIELTISCH: BIST DU DABEI?

Im Pot waren nun beinahe 3 000. Wäre ein guter Fang gewesen. Aber jetzt, wo Adam wieder zu debattieren begonnen hatte, war ich mit den Gedanken bei Campbell.

»Ich glaube«, begann ich, als der Dealer die nächste Karte hinlegte, »man findet den Bezug, wenn es richtig erklärt wird. Es geht nicht nur um Mythen. Es geht darum, ein Held zu sein, mehr zu sein, als du bist. Sich zu entwickeln. Es geht darum …«

»Zum Alpha zu werden«, setzte Adam lächelnd fort. »Du bist übrigens dran.«

Ich war an der Reihe. Eine weitere Karte lag nun dort; Baseballkappe passte und gab an mich weiter.

Ich sah, wie erwartungsvoll und zufrieden er dasaß. Manchmal ist es witzig, Menschen zu beobachten. Du kannst am Pokertisch eine Menge lernen. Ich warf einen Blick auf die neue Karte – eine Herz-Zwei. Sie veränderte gar nichts.

Mit einem Schulterzucken schob ich meine verbliebenen Chips in die Tischmitte, insgesamt $ 6 680. »All in.« Manchmal musst du ihnen geben, was sie wollen.

Baseballkappe sprang von seinem Stuhl auf und ging, ohne zu zögern, mit. Im Poker bezeichnet man das als Snap-Call. Seine Chips brachten den Pot in die Gegend von $ 10 300.

Adam atmete tief durch und fragte: »Und in welchem Abschnitt der Heldenreise befinden wir uns gerade?«

»Das wäre die Feuerprobe – der Höhepunkt, die große Prüfung. Das Lichtschwertduell auf dem Todesstern. Achte Station, glaube ich.«

»Das war ein Witz. Nur du kannst an den Monomythos denken, wenn zehn Riesen auf dem Spiel stehen«, sagte Adam und lachte in sich hinein.

Baseballkappe drehte seine Karten um und zeigte seine zwei Achten. »Habe ein Set Achten«, erklärte er triumphierend. Starke Hand.

Ich sah Baseballkappe an, dann Adam. »Apotheose.«

Ich drehte meine Karten um und zeigte ihm einen Buben und eine Neun, die die Straße komplett machten. Ich hatte die Nuts, die bestmögliche Hand. Baseballkappe war nicht erfreut. Adam schon.

»Apotheose, ja?«

»Jaaa. Das ist Station neun, ein Augenblick der Erleuchtung oder Inspiration. Nun folgt Station zehn. Zeit, dieses Geld einer sinnvollen Verwendung zuzuführen. Werfen wir uns ein Steak ein.«

AUF DEM WEG ZUM ALPHA

Im Mittelpunkt: *Ian Estabrook*

DIE GEWÖHNLICHE WELT

Zu Beginn meiner Verwandlung wog ich 93 Kilo und hatte etwas mehr als 15 Prozent Körperfett (mittels Caliperzange gemessen). Ich gehörte zu den Männern, die fit aussehen, aber keineswegs perfekt sind. Ich wollte mehr von meinem Körper und meinem Leben, war aber nicht sicher, dass ich wirklich erreichen konnte, was ich mir vorstellte.

DER WECKRUF

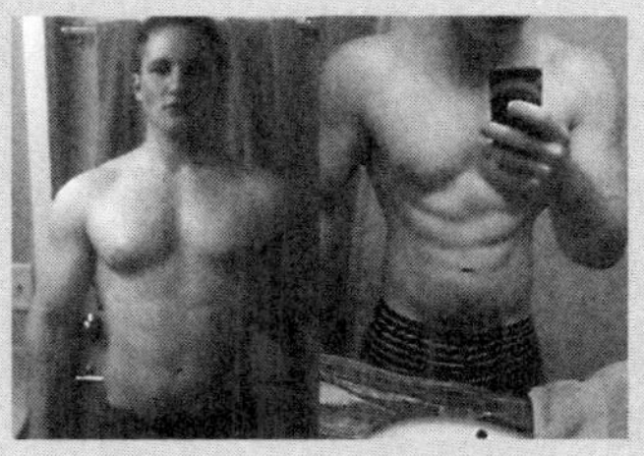

Wenn jemand darüber nachdenkt, sich einen Mentor oder einen Coach zu suchen, geht er meist nach den Kosten und liest dann nach, welche Erfolge derjenige vorweisen kann, welche Einstellung er zum Thema Training und Ernährung und welche Ausbildung er abgeschlossen hat. Bei meiner Suche nach einem Coach behielt ich all das im Auge, aber ich wollte etwas mehr: „Wie wird diese Person meine Lebensqualität verbessern?“ Man braucht ein bestimmtes Fingerspitzengefühl, um solch dramatische Veränderungen zu bewirken. Ich informierte mich gründlich

und stieß auf Romans Blog. Ich las jeden Blogeintrag und wusste, dass ich meinen Coach gefunden hatte. John Romaniello entsprach genau den Anforderungen, er hatte etwas anderes zu bieten — neue Ideen und Resultate.

ALPHA-STATUS

Nach dem Programm fiel mein Körpergewicht auf 87 Kilogramm, der Körperfettanteil auf 8 Prozent. Nach diesem »Reset« meines Körpers gestaltete Roman mein Training in Richtung Muskelmasse um. Zu meiner Verblüffung endete meine Verwandlung mit einem Körpergewicht von 93 Kilo, bei immer noch 8 Prozent Körperfett. So stark und gleichzeitig schlank war ich noch nie gewesen! Wenngleich das nicht mein unmittelbares Ziel gewesen war, sorgte Roman auch dafür, dass ich viel, viel stärker wurde.

Es ist schwer, anderen begreiflich zu machen, wie viel Roman mit diesem Programm für mich getan hat. Er befreite mich aus dem konventionellen Denken und erweiterte meinen Horizont, indem er mich ermutigte, beim Training nicht immer den ausgetretenen Pfad zu nehmen. Ich sehe das Training und die Ernährung nun in einem ganz anderen Licht, und das ist gut so. Romans Selbstlosigkeit, Engagement und Genauigkeit veränderten nicht bloß meinen Körper, sondern mein Leben!

KAPITEL 3

Die Wahrheit hinter der Wahrheit

VON DURCHBROCHENEN BARRIEREN, DER VERMEIDUNG DES STILLSTANDS UND KRÄFTEN, DIE SICH GEGEN DICH VERSCHWOREN HABEN

»Das Nützlichste, was wir im Leben lernen können, ist zu verlernen, was unwahr ist.«

Antisthenes, griechischer Philosoph aus Athen, Schüler des Sokrates, 445–365 v. Chr.

Diese Frage sollte sich jeder Mann nun stellen: Wenn ich versuche, meinen Körper zu verändern, warum endet es so häufig mit demselben Ergebnis, egal was ich tue?

Die Antwort lautet, es gibt zwei mächtige Faktoren, die gegen dich arbeiten: Fehlinformation und mangelnder Fokus. Dieses Buch entstand, um diese beiden Probleme zu lösen. Es gibt sicherlich viele gute Informationsquellen, aber auch jede Menge Täuschung. Glaub uns – wir sind seit zehn Jahren damit beschäftigt, die Spreu vom Weizen zu trennen.

Aber nun kommt's: Die besten Informationen sind alle hier drin. Und du kannst all deinen Frust und deine Verwirrung hinter dir lassen, wenn du nur einen einfachen Schritt machst – und die gewöhnliche Welt verlässt.

Deine gewöhnliche Welt ist, wie jede von Campbell beschriebene, zwar nicht bequem, aber vertraut. Sie zu verlassen und abzulehnen, was alle anderen tun, macht Angst, aber das Ausharren darin hat viel schlimmere Folgen.

Wie jeder Held, der das Versprechen hinter einem bestimmten Schritt erkennt, solltest auch du, sobald du das Potenzial für etwas Großes siehst – was sich in Campbells mythischen Strukturen findet und als besondere Welt bezeichnet wird –, dich nicht mehr mit weniger begnügen wollen als mit dem, was möglich ist.

Wenn du den Drang verspürst, weiterzulesen und dich zu verändern, dann werden dir dieses Buch, diese Worte und diese Seiten zu einer lebensverändernden Erfahrung verhelfen. Wenn du zu einer Erkenntnis gelangt bist, dann wohl zu der, dass dein Leben besser sein könnte.

Um es mit Campbell zu sagen, wir glauben, dass alle Männer Helden ihrer eigenen Geschichte sein sollten. Und um ein wenig weiter zu gehen, wir glauben auch, dass Männer wie Helden *aussehen* und *handeln* sollten: dass sie stark und zuversichtlich sein sollten, großartig aussehen und großartig sein sollten.

Doch um dorthin zu gelangen, musst du den nächsten Schritt tun. Und wenn du den Gedanken nicht ertragen kannst, diesen Schritt *nicht* zu tun, dann hast du – wie alle Helden – das Allerwichtigste vernommen, was ein Mann nur hören kann: den Ruf des Abenteuers.

DRING … DRING …

Das Schwierigste an diesem ganzen Buch ist sicher nicht das Training, die Diät oder die Unterbringung deines Liebeslebens im Terminkalender. Das Schwierigste ist die Überwindung von Vorstellungen, die du als »Fakten« kennengelernt hast. Um Platz für das Richtige zu schaffen, musst du letztlich das Falsche beiseiteräumen.

Wie ein Quarterback beim American Football, der sich neue Spielzüge merken muss, musst auch du vergessen, was du von alten Trainern gelernt hast, und vieles ablegen, was man dich für richtig halten ließ. Du betrachtest jede Situation durch die Linse dieser sogenannten Wahrheiten. Wenn diese Wahrheiten aber nicht richtig sind, dann fällt dein Blick durch eine fehlerhafte Linse.

Das Problem wird noch größer, wenn du bedenkst, wie Informationen weitergegeben werden und sich ausbreiten. Du kennst die Überschriften, die wir meinen: »Die Wahrheit über …« ist eine der wirkungsvollsten Schlagzeilen, die es gibt, weil sie mit der Angst vor Täuschung arbeitet. Niemand lässt sich gerne täuschen, und Angst ist ein extrem starker Antrieb. Aber diese Macht wird häufig falsch eingesetzt oder missbraucht.

Ein Körnchen Fehlinformation kann sich so rasch verbreiten, dass seine Richtigkeit allein schon durch die Anzahl der Menschen gestützt wird, die davon wissen. Das passiert in allen Bereichen – vom Kindergarten bis zu politischen Debatten im Parlament. So werden Mythen etabliert, ohne dass man viel dagegen tun kann.

Das Thema Gesundheit gehört hier sicher zu den anfälligsten. Nichts ist wirklich neu, ob man dir nun den gleichen Unsinn serviert wie ein Jahr zuvor oder ein Geheimnis »lüftet«, das du schon kennst. Nichts fühlt sich wirklich lebensverändernd an. Die meisten sogenannten Abenteuer führen dich im Kreis herum, also wieder zurück an den Ausgangspunkt – nur dass du schlechter dran bist als vorher, weil du nun wesentlich frustrierter bist als sechs Wochen zuvor. Und Bauchmuskeln hast du immer noch keine.

Also knöpften wir uns so viel Material zum Thema Diät und Fitness vor wie nur irgendwie möglich. Und die ganze Zeit über – bei Erfolgen und Misserfolgen, in Kursen und Vorträgen, Büchern und Zeitschriften, bei Kunden und Mentoren – kamen wir immer wieder zur selben Schlussfolgerung: Hormone sind der Schlüssel zu allem. Das wissen wir, weil die Teilnehmer an unseren Testprogrammen für eine Hormonoptimierung Fett abbauten, Muskelmasse zulegten und die Helden ihres eigenen Lebens wurden.

Aber deren Erfolg – und dein Erfolg – hängt nicht bloß an Workouts oder bestimmten Nahrungsmitteln. Es beginnt viel härter: Du musst alles von dir weisen, was die überwiegende Mehrheit für wahr hält.

Warum? Weil Alphas so etwas tun.

Dies ist das wirkliche Geheimnis, das dir erlaubt, die Workouts vertrauensvoll umzusetzen, frei zu essen und deine Hormone zu optimieren, sodass alles einfacher wird. Denn darauf läuft dieses Buch hinaus: Gut auszusehen, sich wohlzufühlen und eine bessere Lebensqualität zu erreichen wird leichter sein als je zuvor.

FOLGE DEM RUF

Wenn du unsere Informationen als deine neue Realität annehmen willst, musst du deine alte Einstellung ablegen.

Wir erwähnen das nur, weil wir wissen, wie du auf die Wahrheiten, die wir dir hier offenbaren, reagieren wirst. Manches mag sich verrückt anhören. Manches mag nicht sinnvoll erscheinen. Und manches wird vielleicht so schwierig klingen, dass es dich wütend macht. Vertrau uns – nichts ist zu schwer. Es ist nur anders.

Der Moment wird kommen, in dem du sagst: »Das alles ist Bullshit.« Sehr viel von dem, was du hier lesen wirst, steht in krassem Gegensatz zu deinen Überzeugungen und zu dem, was alle anderen sagen. Eine Möglichkeit, mit dem Widerspruch zwischen dem Gelesenen und deiner Überzeugung fertigzuwerden, ist die Behauptung, wir lägen falsch.

In der Mythenstruktur entspricht das der Verweigerung. Dies ist eine der frühen Stationen der Heldenreise, der Augenblick, in dem der Held mit der Idee des Abenteuers konfrontiert wird. Wenn ihn der Ruf des Abenteuers ereilt hat, muss er entscheiden, ob er die Reise antreten will. In vielen Fällen wird der Held dem Ruf nicht Folge leisten – oder zumindest in Erwägung ziehen, es nicht zu tun.

Diese Verweigerungshaltung ist normal und extrem häufig, aber sie holt dich nicht aus der gewöhnlichen Welt heraus. Daher möchten wir dafür sorgen, dass du die Zeichen erkennst, die deine Reise ganz leicht sabotieren könnten, ohne dass du es merkst.

Bei den klassischen Helden hat diese Verweigerung vielleicht mit Pflichtgefühl, Furcht, Unzulänglichkeit oder den Bedürfnissen der Familie oder eines geliebten Menschen zu tun. Im Falle des modernen Mannes, der ein Alpha werden möchte (das bist du), kommt diese Verweigerung aus der Furcht vor Unzulänglichkeit.

Jeder Mann trägt die Angst in sich, er wäre nicht in der Lage, die Reise zu vollenden. Folglich verweigert er den ersten Schritt.

Unser Ziel ist es, dir genug Beweise vorzulegen, um dich von deiner Angst zu befreien, und dir die nötige Zuversicht zu vermitteln, damit du deine Reise fortsetzt. Sei gewarnt: Helden, die sich dem Abenteuer verweigern, müssen oft mit Konsequenzen leben. Wie du noch sehen wirst, kann dein Verbleiben in der gewöhnlichen Welt katastrophale gesundheitliche Folgen nach sich ziehen, die dein Leben weniger lebenswert machen und deine Lebensfreude mindern.

Indem du dem Ruf des Abenteuers folgst, leitest du eine Art geistige Wiedergeburt ein: Es ist der Tod deiner früheren Überzeugungen, deines alten Ichs und dein erster Schritt in eine größere Welt.

Klingt hochtrabend – aber ist es nicht genau das, wonach du suchst? Wir bieten dir nämlich einen neuen Körper, ein neues Leben und Besseres als das, was du bisher hattest.

DU WEISST NICHT, WAS DU NICHT WEISST

Männer sind nicht besonders gut darin, über ihre Gefühle zu sprechen. Deswegen wollen wir hier etwas Wichtiges und Entscheidendes eingestehen: Veränderung ist nicht einfach. Der Prozess der Veränderung ist nicht einfach eine Änderung der Verhaltensweisen. Mit jeder Veränderung, die du je durchmachen wirst, sind psychologische Barrieren verbunden, die dir die Verwirklichung deiner Absichten erschweren. Und je dramatischer die Veränderungen sind, desto intensiver ist der psychische Drang, zu früheren Taktiken zurückzukehren.

Lies dir das hier durch; es kommt dir vermutlich bekannt vor. Wenn Männer ein neues Trainings- und Diätprogramm beginnen, tritt meistens Folgendes ein: Nachdem sie das neue Programm erhalten haben, beginnen sie ganz aufgeregt damit. Wenn die erste Aufregung verflogen ist, nehmen sie leichte Anpassungen vor und machen nur die Übungen, in denen sie gut sind. Das können Kleinigkeiten sein, etwa Schulterdrücken im Sitzen statt Military Press im Stehen. Männer sind einfach so programmiert.

Das *scheinen* kleine, unwichtige Abwandlungen zu sein, aber solche Änderungen sind in Wahrheit der erste Schritt zum Misserfolg.

Wie kommt es dazu? Weil du bisher die konkreten Entscheidungen nicht kanntest, die dich vom Alpha-Status trennen. Im besten Fall erkennen Männer, dass es etwas gibt, was sie vom Gipfel ihrer Entwicklung fernhält. Aber in den meisten Fällen haben sie davon keine Ahnung. Sie ahnen nicht einmal, dass sie das Potenzial hätten, mehr zu sein, als sie sind. Sie sehen nicht, dass die Möglichkeit besteht, dort hinzukommen. Und sie wissen sicher nicht, wie sie es anstellen.

Bemerkenswert ist dabei, dass die Frustration der Männer fast immer und überall dieselbe ist. Das liegt daran, dass diese Männer alle noch in der gewöhnlichen Welt unterwegs sind. Zeit, zu neuen Ufern aufzubrechen.

LÜGEN, MYTHEN UND DER GRUND, WARUM MÄNNER DICK SIND

Wenn du zum Alpha werden sollst, müssen wir etwas unternehmen. Der erste Schritt besteht im Ablegen alter Überzeugungen. Die beste Vorgangsweise besteht darin, eine konsequente Methode zu finden und Irrtümer auszusondern. Das Hintergrundrauschen muss verschwinden.

Wir wissen schon, dass das nicht so leicht ist, wie es klingt. Die eine Hälfte der Experten stellt eine Behauptung auf, die andere Hälfte sagt etwas ganz anderes. Ein Beispiel: Veganer sagen, man sollte keinerlei tierische Nahrungsmittel zu sich nehmen. Andererseits gibt es auch die sogenannte Paläo-Diät, nach der der tägliche Verzehr von schmackhaftem Fleisch toter Lebewesen der Schlüssel zu einem langen, gesunden Leben ist. Die Folge: Du bist völlig verwirrt, probierst ein wenig von allem . . . und wirst dabei jedes Jahr dicker, während sich dein Gesundheitszustand verschlechtert.

All diese unterschiedlichen Überzeugungen stiften Verwirrung. Um die Sache einfacher zu gestalten, möchten wir die drei

Schritte skizzieren, die du machen *musst*, um ein Programm und eine Linie durchhalten zu können.

1. **Erhebe deine Stimme über die Hintergrundgeräusche, um dem Ruf zu folgen.** Vergiss nicht, Veränderung umfasst starke psychologische Komponenten, du musst also entschlossen sein.

2. **Erkenne die Wahrheit.** Sobald du *weißt*, dass frühere Fehlschläge ihre Gründe hatten (die Fehlinformationen), wirst du von uns erfahren, wie die Hormonoptimierung dich zu einem Alpha macht und dein Leben verwandelt.

3. **Mach deine Arbeit.** Wir liefern die Trainings- und Diätprogramme, die dich deinem Wunschleben näher bringen.

Da du nun bereit für den Prozess bist, ist es Zeit, all die Fehlinformationen anzupacken, die es dir bisher so erschweren, von A nach B zu kommen. Folge dem Ruf, und du hast den größten und wichtigsten Schritt für einen erfolgreichen Abschluss deiner Reise getan. Schauen wir uns also nun all diese Fehlinformationen an.

Lehne diese Vorstellung ab:

Das Frühstück ist die wichtigste Mahlzeit des Tages.

Seit vielen Jahren predigt man uns, das Frühstück wäre die wichtigste Mahlzeit des Tages. Vermutlich wurdest du sogar von deinem Arzt angewiesen, bloß nicht auf das Frühstück zu verzichten – besonders wenn du abnehmen möchtest.

Wo liegt das Problem? Obwohl nach einer Erhebung des Marktforschungsinstitutes NPD Group ungefähr 90 Prozent der Amerikaner brav frühstücken, sind laut Angaben der Centers for Disease Control and Prevention nahezu 35 Prozent von ihnen übergewichtig oder sogar fettleibig. Wenn das Frühstück helfen soll, Gewicht zu verlieren, dann läuft hier etwas schief.

Bevor wir weitergehen, wollen wir noch etwas klarstellen. Zu frühstücken ist vollkommen in Ordnung. Du kannst frühstücken, völlig gesund sein und das Frühstück sogar zum Teil einer wirkungsvollen Gewichtsreduktion machen. Aber das Frühstück ist nicht das Abnehmelixier, zu dem man es gemacht hat. Die morgendliche Nahrungsaufnahme direkt nach dem Schlafen schaltet nämlich die Hormone ab, die die Fettverbrennung steuern.

Das Problem mit einem traditionellen Frühstück ist, dass es ein großes Ess-Zeitfenster öffnet. Damit meine ich die Stunden im Verlaufe eines Tages, in denen gegessen wird. Das ist üblicherweise ein Zeitraum von etwa 15 Stunden (von 7 Uhr bis 22 Uhr). Eine neue, bahnbrechende Studie am Salk Institute for Biological Studies ergab, dass ein größeres Ess-Zeitfenster mit vermehrter Fettspeicherung und einer höheren Wahrscheinlichkeit für gesundheitliche Probleme wie Diabetes und Lebererkrankungen verbunden ist.

Die Studie wurde an Mäusen durchgeführt, aber die Erkenntnisse sind zu wichtig, um übersehen zu werden. Die Mäuse wurden auf eine fettreiche Diät gesetzt, die normalerweise zu Adipositas führen würde. Eine Gruppe von Mäusen konnte essen, wann sie wollte, die anderen hatten nur acht Stunden lang Zugang zu Nahrung, und zwar vom Nachmittag an bis in die Nacht. Die Mäuse, die jederzeit essen konnten, legten Fett zu und entwickelten einen hohen Cholesterin- und Blutzuckerspiegel sowie Leberschäden. Und was war mit den Mäusen, die acht Stunden Nahrungszugang hatten? Sie wogen im Durchschnitt 28 Prozent weniger und hatten keinerlei gesundheitliche Probleme, obwohl sie genauso viel fettreiche Nahrung fraßen.

Die Wissenschaftler gehen davon aus, dass durch die kürzere Periode der Nahrungsaufnahme dein Körper Fett, Glukose und Cholesterin besser verstoffwechseln kann. Außerdem verbrennt dein Körper mehr Fett, weil dir ein kürzeres Zeitfenster für die Nahrungsaufnahme zur Verfügung steht *und* du später am Tag mit dem Essen beginnst. Warum? Weil du das Frühstück nach hinten verschoben, das nächtliche Fasten (das im Schlaf erfolgt) verlängert hast und zur Fettverbrennungsmaschine geworden bist.*

Wenn du das Frühstück weglässt (oder später isst), stellst du

* Greift zu, Wissenschaftsfreaks, das wird euch gefallen. Während des Fastens hat dein Körper mehrere Funktionen. Wir werden uns im Buch ausführlich damit beschäftigen. Eine der spannendsten Funktionen hat mit der Fettverbrennung zu tun. Während des Fastens produziert deine Leber Enzyme, die Cholesterin in Galle umwandeln. Galle ist – so unangenehm das Wort auch klingt – etwas Gutes, weil sie braunes Fett anregt. Dies ist ein gutes Fett, welches die überschüssigen Kalorien in deinem Körper in Energie umwandelt, die verbrannt wird. Deshalb wird beim Fasten Fett verbrannt.

deinen Körper auch darauf ein, seltener hungrig zu sein. Sobald du zu essen beginnst, erwartet dein Körper nämlich Kalorien. Und diese Erwartung bedeutet für die meisten Menschen Hungerattacken, mit denen sie nicht fertigwerden; also greifst du um 10 Uhr morgens zur ersten Kleinigkeit und bringst bis zum Ende des Tages mehr Kalorien zusammen, als du solltest.

Aber sollte man denn nicht über den Tag verteilt viele Mahlzeiten zu sich nehmen? Nicht unbedingt . . .

Lehne diese Vorstellung ab:
Häufige Mahlzeiten kurbeln den Stoffwechsel an.

Ein Mann betritt das Fitnessstudio. Lernt seinen Trainer kennen. Lässt sich ein Trainingspaket für $ 600 anhängen. Es folgt das Übliche, schließlich spricht der Trainer auch über Ernährung.

»Und übrigens, du musst sechs Mahlzeiten am Tag zu dir nehmen, wenn du ernsthaft Fett abbauen willst. Das hält den Stoffwechsel am Laufen. Du darfst das Feuer nicht ausgehen lassen. Auf diese Weise kannst du eigentlich mehr essen und dabei Fett abbauen. Gute Sache! Ich mach das auch so, *und sieh mich an*!«

In irgendeiner Form passiert das jeden Tag. Fairerweise muss man sagen, nicht nur Trainer geben solche Ratschläge, und sie meinen es gut. Aber sie sind falsch informiert, also sagen wir es so klar und deutlich wie möglich: Sechs Mahlzeiten am Tag *fördern nicht* die Fettverbrennung.

Lies es noch einmal, und dann gleich wieder. Dann lies es laut, und beobachte die Reaktionen der Menschen um dich herum. Sie werden dich vermutlich anstarren, als wärst du ein Kalb mit zwei Köpfen. Jeder da draußen und alle Mütter (unsere Mütter eingeschlossen – bis wir sie aufklärten) glauben, kleine Mahlzeiten begünstigen Fettverbrennung und Muskelaufbau und bekämpfen den Hunger.

Bedauerlicherweise ist das kompletter Schwachsinn.

Weißt du noch, dass wir sagten, du müsstest alles Gelernte vergessen, um deine Reise mit uns anzutreten? Vergessen, was du für richtig hältst? Das ist so ein Fall.

Wenn es nicht stimmt, warum sagt dir dann jeder – und wir meinen wirklich jeder –, du solltest es so machen? Leider gibt es dafür keinen guten Grund. Man weiß, dass du beim Essen Kalorien verbrauchst. Daher folgerte man vor etwa 30 Jahren, dass du mehr Kalorien verbrennen musst, wenn du häufiger isst.

Die Idee klang großartig. Du kannst öfter essen und hast dennoch einen schlanken, festen Körper.

Doch dann beschlossen einige Genies in weißen Laborkitteln (nenn sie, wie du willst, Wissenschaftler, Doktoren, Professoren), die Theorie zu überprüfen. Die Ergebnisse? Die fielen für Menschen, die an den Gott der sechs Mahlzeiten glauben, nicht gerade gut aus.

Französische Forscher stellten fest, dass es »keinen Beweis für eine verbesserte Gewichtsabnahme« durch häufigere Mahlzeiten gibt. Und sie gingen sogar einen Schritt weiter und zeigten, dass sich an der Menge der pro Tag verbrannten Kalorien nichts ändert, ob du nun viele kleine oder wenige große Mahlzeiten isst – vorausgesetzt, du nimmst so viele Kalorien zu dir, wie du zum

Abnehmen brauchst. Wenn man dir also sagt, du sollst pro Tag 2 000 Kilokalorien zu dir nehmen, spielt es keine Rolle, ob du sie durch fünf Mahlzeiten zu 400 Kilokalorien oder zwei Mahlzeiten zu 1 000 Kilokalorien zu dir nimmst. (Die Zusammensetzung dieser Mahlzeiten spielt jedoch eine Rolle.)

Aber das ist noch nicht alles. Kanadische Forscher entschlossen sich, drei Mahlzeiten pro Tag mit sechs Mahlzeiten pro Tag zu vergleichen, wobei die sechs Mahlzeiten drei Hauptmahlzeiten und drei Snacks waren (wie es jedes Diätbuch seit 20 Jahren predigt). Die Ergebnisse? Es gab keine signifikanten Unterschiede in der Gewichtsabnahme, aber die Personen mit den drei Mahlzeiten am Tag waren satter und verspürten weniger Hunger.

Daher werden wir deine Essgewohnheiten in unserem Programm etwas realistischer angehen. Unserer Meinung nach funktionieren weniger Mahlzeiten pro Tag bei den meisten Männern besser. Die einzige Regel, die wirklich wichtig ist, betrifft den Zeitraum, in dem du täglich Nahrung zu dir nimmst. Wir werden einfache Richtlinien aufstellen, anhand derer du deine Ernährung innerhalb der Vorgaben des Programms gestalten kannst. Du wirst genau wissen, wie viele Stunden dir am Tag zum Essen zur Verfügung stehen (keine Sorge, du hast mehr als genug Zeit), dann kannst du selbst wählen, wie viele Mahlzeiten du in diesem Zeitfenster einnehmen möchtest.

Das ist eine angenehme Synthese. Ein Diätprogramm, das wissenschaftlich abgesichert und für deine Zwecke optimiert ist, aber ohne den Stress, in einer Weise essen zu müssen, die deinen Vorlieben widerspricht.

Lehne diese Vorstellung ab:
Dein Körper kann nur 30 Gramm Protein verdauen.

Wenig Wissen kann viel Schaden anrichten. Vor Jahren führte ein sehr kluger Forscher mit dem Namen Douglas Paddon-Jones ein Experiment durch. Der Versuchsaufbau klang eigentlich ganz harmlos: Er wollte testen, wie sich die Muskelproteinsynthese maximieren lässt. Darunter musst du dir die Fähigkeit deines Körpers vorstellen, Protein in Muskeln zu verwandeln.

Paddon-Jones fand wieder einmal heraus, dass Muskeln aus Protein aufgebaut werden.

Aber er stellte noch etwas Interessantes fest. Durch seine Forschungen entdeckte er, dass 30 Gramm Protein zur Synthese derselben maximalen Menge an Muskelprotein führen wie 90 Gramm Protein. Die einfache Schlussfolgerung: Mit mehr als 30 Gramm Protein kann dein Körper nichts anfangen.

Dies wurde weithin anerkannt und angewandt. Und plötzlich hörte eine ganze Nation von Männern damit auf, große Steaks zu essen, und beschränkte sich auf einen Messlöffel Proteinpulver für das Regenerationsgetränk nach dem Workout. Das ist vermutlich um einiges wirtschaftlicher – aber ist es besser für deinen Körper?

Nach derselben Logik müsste gelten: Wenn du in einer Stunde nur einmal Sex hast, dabei aber genauso erregt bist wie in einer Stunde, in der du zehnmal Sex hast, dann wäre auch die Erfahrung nach einem Mal Sex dieselbe wie nach zehmal Sex, oder?

Wenn du jetzt mit Ja antwortest, ja, dann fehlen uns die Worte.

Was wir damit sagen wollen: Es gibt Hinweise darauf – und die sind noch nicht völlig bestätigt –, dass die Proteinsynthese nach 30 Gramm endet, aber das bedeutet nicht, dass mehr Protein nicht andere Vorteile hat. Oder dass es schadet, mehr zu essen. Wir wissen, dass eine eiweißreiche Ernährung den Muskelaufbau fördert, dich länger satt macht und sogar die Fettverbrennung ankurbelt, weil Protein im Körper zu einer höheren Stoffwechselaktivität führt (das heißt, du brauchst mehr Kalorien, um das Protein in deinem Verdauungssystem zu zerlegen und als Energie zu verwerten).

Es ließe sich auch einiges über den Genuss sagen, in diesem Fall also über das Essen. Auch wenn wir Paddon-Jones' Schlussfolgerung akzeptieren, »der Körper« könne nur 30 Gramm Protein »auf einmal« verwerten, bedeutet das etwa, dass wir kein Porterhouse-Steak mit 60 Gramm Protein essen sollten? Keinesfalls. Porterhouse-Steaks sind köstlich. Und die Kalorien des Steaks – nicht das Protein – werden trotzdem für den Muskelaufbau verwendet.

Zweitens, wahrscheinlich hast du bemerkt, dass »der Körper« in Anführungszeichen steht. Paddon-Jones' Experiment wurde im Rahmen einer relativ kleinen Stichprobe durchgeführt, mit nur 34 Personen, was deswegen von Bedeutung ist, weil Menschen unterschiedlich auf Eiweiß reagieren. 30 Gramm sind also ein guter Ausgangspunkt, geben aber noch kein vollständiges Bild ab. Wir wissen, dass Testosteron die Proteinsynthese und Stickstoffspeicherung erhöhen kann. Das heißt, wenn du den Testosteronspiegel erhöhst – wie du es in diesem Buch lernen wirst –, kannst du die Proteinsynthese steigern und das aufgenommene Eiweiß noch besser verwerten.

Du wirst auch gesehen haben, dass »auf einmal« in Anführungszeichen steht. Was bedeutet »auf einmal«? In 30 Minuten? 60 Minuten? Ganz offensichtlich muss dabei die Verdauungsgeschwindigkeit berücksichtigt werden. 30 Gramm Protein aus einem Porterhouse-Steak würden wesentlich langsamer zerlegt werden als 30 Gramm Protein aus Molkenhydrolysat – die am schnellsten verdaute Form von Eiweiß. Auch wenn sich »auf einmal« definieren ließe, müsste man offensichtlich die Proteinart mit einbeziehen.

Für unsere Zwecke ist es günstiger, die Tagesmenge Protein zu berücksichtigen. Wenn du davon ausgehst, dass du zu einer Mahlzeit nur 30 Gramm Protein essen kannst, aber 250 Gramm Protein pro Tag aufnehmen sollst, müsstest du das gesamte Protein in vielen einzelnen Mahlzeiten zu dir nehmen.

Es gibt jedoch, wie oben erwähnt, genug Studien, die zeigen, dass die Hypothese der häufigen Mahlzeiten falsch ist. Und es gibt haufenweise Hinweise darauf, dass dein Körper in Wahrheit wesentlich mehr als nur 30 Gramm Protein verdauen kann. In einer im *Journal of Nutrition* veröffentlichten Studie stellten die Wissenschaftler fest, dass es keinen Unterschied macht, ob du etwa 80 Prozent deines Proteins in einer einzigen Mahlzeit zu dir nimmst oder in vier über den Tag verteilten Mahlzeiten. »Kein Unterschied« bezieht sich hier auf den Muskelzuwachs, den Fettabbau und die Proteinaufnahme. Und für diese Studie bedeutete es, dass die Testpersonen 54 Gramm Eiweiß auf einmal aufnahmen – oder fast doppelt so viel, wie dein Körper angeblich verwerten kann.

Aber das ist immer noch nicht alles. In der obigen Studie wurden nämlich nur Frauen untersucht. Warum sollte dich das interessieren? Wie bereits erwähnt, deine Muskelmasse steht in direktem Verhältnis zu der Proteinmenge, die du verwerten kannst; das gilt auch für das Testosteron in deinem Körper. Und da Männer mehr Muskelmasse und mehr Testosteron haben als Frauen, fragten sich die Wissenschaftler, ob Männer mehr Protein verwerten konnten, als in der Studie festgestellt wurde.

Wir wollen dich nicht mit zu viel Wissenschaftlichem langweilen, aber in einer weiteren Studie im *American Journal of Clinical Nutrition* fand man heraus, dass die Körperzusammensetzung besser wurde (weniger Fett und mehr Muskeln), wenn Männer nur eine Mahlzeit pro Tag zu sich nahmen, die aus etwa 85 Gramm Protein bestand (verglichen mit derselben Menge Protein über mehrere Mahlzeiten und Stunden verteilt).

Wir stellen diese Studien aus mehreren Gründen vor. Erstens wollen wir, dass du mehr Protein essen kannst. Männer essen gerne, und sie essen *besonders gerne* Protein. Du musst wissen, dass eine Aufnahme von mehr als 30 Gramm keine Nachteile hat und es keinen Grund gibt, eine willkürliche Grenze einzuführen. Es wäre vielleicht sogar sehr hilfreich, die begrenzten Erkenntnisse hinter den Empfehlungen deines Lieblingsforschers ein wenig auszureizen.

Du willst exakte Zahlen? Keine Sorge – wir haben genug Experimente gemacht, um zu wissen, was für deinen Körper, im Rahmen dieses Programms, mit unserer Diät und unserem Trainingsplan funktioniert. Ab Kapitel 8 wirst du mehr darüber erfahren.

Lehne diese Vorstellung ab:
Essen vor dem Schlafengehen macht dick.

Wir lieben Ryan Reynolds. Wir kennen ihn zwar nicht persönlich, aber er scheint ein ganzer Kerl zu sein, der genau weiß, wo es langgeht. In seiner Filmkarriere kassiert er Millionen Dollar dafür, dass er in jeder Rolle sich selbst spielt, und er war sowohl mit Scarlett Johansson *als auch* mit Blake Lively im Bett. Mit anderen Worten: Er hat alles, was ein Mann sich wünschen kann.

Als wäre das noch nicht genug, hält Reynolds Figur und Muskeln ständig in Topform – was wirklich nur sehr schwer zu erreichen ist.

Trotz alledem ist er in Sachen Ernährung nicht unbedingt ein Vorbild, und genau deswegen nehmen wir ihn als Beispiel. Mr Reynolds ist nämlich – bewusst oder unbewusst – einer der Gründe, weshalb Männer denken, man dürfte nach 19 Uhr nichts mehr essen. Als Reynolds für seine Nebenrolle in *Blade: Trinity* seinen Körperfettanteil auf 5 Prozent reduzierte, wurde sein Körper sofort zum neuen Prototyp, das *People Magazine* wählte ihn sogar zum »Most Eligible Bachelor«, zum begehrtesten Junggesellen. Schön für ihn. Schlecht für dich.

Du kannst für deinen Körper nämlich kaum etwas Besseres tun, als spätabends zu essen. Sehen wir uns zunächst das wichtigste Grundgesetz an – das erste Gesetz der Thermogenese. Es lautet, dein Gewicht hängt davon ab, wie sich deine Kalorienaufnahme zum Kalorienverbrauch verhält. Natürlich ist deine Nahrungsmittelauswahl sehr wichtig, aber Kalorien sind Kalorien. Um den bekannten Ernährungsfachmann Alan Aragon zu zitieren: »Dein Körper speichert Fett abends nicht bereitwilliger als zu jeder anderen Tageszeit.«

Das Merkwürdige ist, dass wir das eigentlich schon ziemlich lange wissen. Bereits 1987 stellten italienische Forscher einen Vergleich zwischen frühen Mahlzeiten (10 Uhr) und späten Mahlzeiten (18 Uhr) an. In deren Studie gab es keinen Unterschied in der Gewichtsabnahme, doch die Fettverbrennung war bei jenen Personen höher, die ihre Mahlzeit nach 18 Uhr einnahmen.

Mehrere Folgestudien kamen zum selben Ergebnis – die Zeit spielt keine Rolle. 2006 wagten schließlich Forscher der Universität Oregon, die Botschaft zu verkünden: Zu viele Kalorien führen zu Gewichtszunahme, egal wann sie gegessen werden. Mit anderen Worten, es spielt überhaupt keine Rolle, wann du deine Mahlzeiten einnimmst. Es kommt nur darauf an, *was* du isst.

Warum also nicht abends mehr essen? Das ist einfacher und sinnvoller. Triffst du dich mit Leuten häufiger zum Frühstück oder zum Abendessen? Trinkst du lieber abends oder morgens ein Gläschen? Abends zu essen ist ein wesentlicher Bestandteil unseres Soziallebens. Eine Welt, in der du abends nichts essen darfst, mit Familie und Freunden nicht genüsslich tafeln kannst, ist freudlos und einschränkend. Das ist ein Grund, warum so viele Menschen Diäten hassen.

Also lass es einfach. Bei unserer Diät werden wir dir empfehlen, abends mehr zu essen, und zwar mit Genuss. Dein Körper wird dadurch besser aussehen, du wirst morgens nicht hungrig erwachen, und der Tagesablauf wird unkomplizierter.

Lehne diese Vorstellung ab:
Kohlenhydrate müssen früh am Tag aufgenommen werden.

Wenn wir dir sagen, dass späte Mahlzeiten okay sind, sprechen wir natürlich von Proteinen, richtig? Hüttenkäse und Erdnusscreme – das täglich Brot der Bodybuilder. Kohlenhydrate vor dem Schlafengehen dagegen sind absolut indiskutabel.

Richtig?

Falsch.

Jemand, der sich spätabends noch einen Berg Kohlenhydrate reinzieht, hat vermutlich sehr viel zur Bekämpfung seines Bauchfetts getan. Kohlenhydrate spätabends können nämlich zur Ausschüttung von Wachstumshormon (GH) während des Schlafes führen. Vielleicht kannst du mit dem Wort Wachstumshormon – noch – nicht allzu viel anfangen; hier nur so viel: Es lässt dich an Muskelmasse zulegen und hält dich gleichzeitig schlank. Anti-Aging-Institute verschreiben oft teures Wachstumshormon, wenn Männer ihre Topform behalten wollen. Wie viel besser wäre es doch, dieselbe Wirkung durch abends aufgenommene Kohlenhydrate zu erzielen! Wenn du der Naturwissenschaft, der Physik, glaubst, ist das real. Als israelische Forscher zwei Personengruppen verglichen, von denen eine ihre Kohlenhydrate morgens, die andere abends zu sich nahm, führten die abends aufgenommenen Kohlenhydrate zu einem stärkeren Fettabbau und einem geringeren Hungergefühl.

Aber das sind noch nicht alle Vorteile. Für all jene, die morgens oder nachmittags trainieren, erweist sich der späte Kohlenhydratkonsum als Vorteil für ihr Training. Dadurch werden nämlich die Glykogenspeicher gefüllt, deren Energie wir für ein intensives Training benötigen. Diese Energie wird dann während des Workouts genutzt, ohne dass du, wie bei einem Training nach dem Essen, Übelkeit verspürst.

Keine Magenverstimmung, bessere Trainingserfolge und Nudeln zum Abendessen? Ja, so ist es, und genau das werden wir in diesem Buch im Rahmen unserer Diät vorschreiben.

Lehne diese Vorstellung ab:
Ausdauertraining ist die beste Strategie für den Fettabbau.

Wir wissen gar nicht, wie wir das Thema richtig anpacken sollen, denn irgendwie ist die überwiegende Mehrheit der Menschen der Ansicht, Ausdauertraining – also Langstreckenlauf, Radfahren oder sogar langsames Gehen auf dem Laufband – wäre der Schlüssel zum Fettabbau. Joggen ist nach wie vor die beliebteste Form der Bewegung, der häufigste Grund, warum jemand joggen geht, ist der Wunsch, Gewicht zu verlieren.

Dass viele glauben, die beste Fettverbrennung erreiche man durch Ausdauertraining, kommt wohl daher, dass Ärzte und Fitnessprofis dies immer noch extrem häufig empfehlen. Doch Ausdauertraining sollte niemals deine wichtigste Maßnahme gegen das Körperfett sein; 60 bis 90 Minuten Plackerei auf dem Gehweg oder Laufband sind nicht der Schlüssel zu einem schlanken, athletischen Körperbau.

Woher wir das wissen? Weil jeder einzelne Fitness-Blogger auf der Welt den ewig gleichen Eintrag mit dem immer gleichen Bild hinterlässt, auf dem der Sprinter mit dem Marathonläufer verglichen wird. Darauf sieht der Sprinter schlank und muskulös aus, der Marathonläufer schlaksig, kränklich und dünn.

Damit wollen sie deutlich machen, dass Ausdauertraining über lange Perioden zwar gut für die Gewichtsreduktion sein mag, aber im Hinblick auf einen fantastischen Körper nicht viel bewirkt. Die Wissenschaft zeigt, dass jede Art von Bewegung Kalorien verbrennt, aber nicht jede auf die gleiche Weise. Ausdauertraining mit niedriger Intensität über lange Perioden hilft vielleicht bei der Gewichtsabnahme, aber ein signifikanter Teil dieser Abnahme könnte die Muskelmasse betreffen. Gewichttraining oder Training mit hoher Intensität (ob Widerstandstraining oder Sprint) sorgt dagegen dafür, dass mehrheitlich Fett verbrannt wird. Die Muskelmasse wird erhalten und aufgebaut, wodurch der Stoffwechsel 24 bis 48 weitere Stunden mehr Kalorien verbrennen kann und sich außerdem der Insulinspiegel bessert, sodass die aufgenommene Nahrung nicht so schnell als Fett gespeichert wird.

Lehne diese Vorstellung ab:
Leichte Gewichte + viele Wiederholungen = perfekter Body

Mathematische Gleichungen sind lästig – besonders wenn sie zum falschen Ergebnis führen. Die oben angeführte Gleichung hat in der Fitnesswelt sehr viele Anhänger. Doch auch wenn sich Millionen Menschen mit endlosen Wiederholungen abmühen, treffen wir da draußen noch nicht allzu viele Gladiatoren.

Wärst du sehr überrascht zu hören, dass viele Wiederholungen und leichte Gewichte an sich nichts bringen? Vermutlich nicht. Wenn du nichts anderes machst und dich nicht wirklich anstrengst, wird sich dein Körper auch nicht verändern. Ebenso wenig wird dir mit der traditionellen Bodybuildermethode, mit vielen Durchgängen und Ruhepausen, eine Stoffwechselumstellung gelingen.

Bei leichten Gewichten stemmst du nicht nur *zu wenig*, um einen Zuwachs an Muskelmasse zu erreichen, dein Workout ist außerdem nicht auf Fettverbrennung ausgelegt. Du forderst dich weder aerob *noch* anaerob, daher scheint dein Körper auch keine Fortschritte zu machen, obwohl du deine Workouts anstrengend findest.

Trainingsmethoden sind keine höhere Mathematik, aber eine Wissenschaft. Wir möchten dir das Kopfzerbrechen über Gleichungen ersparen und haben die Arbeit für dich erledigt. Nur dieses Mal wirst du dich nicht fragen, warum du Fortschritte machst, sondern bloß, warum du so lange gebraucht hast, eine bessere Methode zu finden.

Lehne diese Vorstellung ab:
Ergänzungspräparate sind einfach nur Mist.

Wir lieben Werbung für Alkoholika, allerdings nicht, weil wir den Alkohol so sehr schätzen würden. Der Mann von Welt trinkt nur diese ganz bestimmte Biersorte, ein Tequila-Spot führt dir ein Leben als Draufgänger vor Augen – diese Marken wissen, wie sie ihr Image ausschließlich positiv etablieren. Solche Spots versprechen eine Welt voller Partys und Vergnügen, was durchaus zu einem Leben gehört, das sich viele Menschen wünschen. Keiner glaubt dabei wirklich, dass eine bestimmte Biersorte schlau macht oder dass alle schönen Frauen auf dich fliegen werden, sobald du jenen Tequila bestellst. Du bist klug genug, um nicht an so etwas zu glauben; dennoch tust du die Alkoholika nicht als Mist ab, nur weil die Werbung unrealistische Dinge verspricht.

Die Werbespots für Alkoholika – oder fast alle Konsumgüter – unterscheiden sich nicht von denen für Ergänzungspräparate. Die Models in der Werbung verdanken ihr Aussehen nicht einem bestimmten Produkt. Du weißt das, dennoch führen die Marketingmethoden für Ergänzungspräparate oft dazu, dass die Produkte als nutzlos verdammt werden.

Wie bei allen, die seit zehn oder mehr Jahren mit dem Fitness- und Ernährungsgeschäft zu tun haben, gleicht unsere Beziehung zu Ergänzungspräparaten – und deren Herstellern – mittlerweile einer Hassliebe.

Einerseits mögen wir Ergänzungspräparate (wenn sie die Erwartungen erfüllen); angesichts der Anforderungen und Barrieren, mit denen vielbeschäftigte Menschen konfrontiert sind, würde es vielen Menschen ohne bequeme Proteingetränke, Mahlzeitenersatz, Vitamine und den einen oder anderen Eiweißriegel schwerfallen, ihre Ziele zu erreichen. Andererseits sind viele Präparate tatsächlich Mist. Sie enthalten nur die Hälfte von dem, was auf der Packung angegeben ist, niemand möchte so genau wissen, woraus der Rest besteht. Und natürlich gibt es auch viele Firmen, die nicht ganz einwandfreie Marketingtaktiken verwenden – und damit wollen wir nichts zu tun haben.

So weit, so gut – bei kluger Auswahl und korrekter Anwendung können Ergänzungspräparate die Wirkung deines Programms steigern und deine Fortschritte beschleunigen. Die von uns empfohlenen Firmen tragen ein GMP-Zertifikat (für »Good Manufacturing Practices«, gute Herstellungspraxis). Bei dieser Bewertung weißt du immer mit Sicherheit, dass du bekommst, was draufsteht – und sonst nichts. Das GMP-Zertifikat findet sich vorne auf der Packung oder hinten neben der Zutatenliste. Eines ist gewiss: Du kannst es schwer übersehen. GMP-zertifizierte Hersteller geben gerne damit an, denn das Zertifikat ist sehr wertvoll.

WAS IST GMP, UND WARUM IST ES SO WERTVOLL?

Dass wir GMP so ernst nehmen, obwohl die meisten Menschen, die Ergänzungspräparate kaufen, nie davon gehört haben, hat einen Grund. Alle Ergänzungspräparate bewegen sich in einer Grauzone, wo sie einer strengen Regelung durch die Arzneimittelbehörde entgehen, daher werden oft auch verrückte Behauptungen aufgestellt, gelegentlich kommt jemand in große Schwierigkeiten, weil er Zutaten verwendet hat, ohne sie anzugeben.

Das heißt, solange der Hersteller kein GMP-Zertifikat hat. Nur wenn er eines hat, kannst du wissen, dass das Produkt nicht bloß gut, sondern auch rein ist. GMP-zertifizierte Präparate nehmen gewissermaßen den langen Weg über die Qualitätsgarantie.

»Diese Vorschriften, die Gesetzeskraft haben, erfordern, dass Hersteller, Verarbeiter und Verpacker von Arzneimitteln, medizinischen Produkten, einigen Lebensmitteln und Blut aus eigener Initiative Maßnahmen ergreifen, die sicherstellen, dass ihre Produkte sicher, rein und wirksam sind. Die GMP-Vorschriften erfordern Qualität in der Herstellung; Verunreinigungen, Verwechslungen oder Fehler können so auf ein Minimum beschränkt oder ausgeschlossen werden. Das schützt wiederum den Konsumenten vor dem Erwerb eines Produkts, das wirkungslos oder sogar gefährlich ist.«
US-Arzneimittelbehörde FDA

Das ist einer der wichtigsten Gründe, warum wir diese Ergänzungspräparate vorziehen und warum das GMP-Zertifikat auf den Produkten dich besser schlafen lassen sollte.

Außerdem wirst du Produkte von diesen Firmen nicht in Läden für den Massenmarkt finden – und das hat einen Grund: Die in solchen Läden angebotenen Produkte dürfen ein bestimmtes Preislimit nicht überschreiten, damit die Nachfrage entsprechend ist. Was im Endeffekt bedeutet, dass Marken ihre Produkte »verwässern« müssen, damit sie »passen« und noch profitabel sind. Wenn Marken diese Läden meiden und *direkt* an die Konsumenten verkaufen, können sie die Kosten jedoch gering halten und ihre Produkte so dosieren, dass sie auch wirken – ob für Muskeln, Kraft, Leistung, Fettabbau oder Vitalität.

Wenn du dich für oder gegen Ergänzungspräparate entscheidest, heißt das nicht gleich Sein oder Nichtsein – kann aber einen Unterschied machen. Es gibt zwar nur wenige Ergänzungspräparate, die deinen Körper effizienter arbeiten lassen und dir einen Vorsprung verschaffen, aber genau diese brauchst du.

Ergänzungspräparate für Alphas

Alpha Male Stack

Proteinpulver

Warum du das brauchst

Protein ist Grundbestandteil jeder guten Ernährung. Es hilft dir, Muskeln aufzubauen. Es hilft dir, Fett abzubauen. Und es lässt dich schlank und satt bleiben, sodass du jene Dinge, die besser Mogeltagen vorbehalten bleiben sollten, leichter meiden kannst. Proteinpulver hat keinerlei magische Eigenschaft, abgesehen davon, dass die meisten Menschen mit der Nahrung nicht genug Protein aufnehmen und diese Getränke, die heute viel besser schmecken als noch vor zehn Jahren, deinen Körper auf köstliche Weise mit all dem Protein versorgen, das er braucht. Dabei erinnern sie aber eher an ein Dessert. Du musst nur darauf achten, dass es sich um Eiweiß von hoher Qualität handelt. Forschungen zeigen, dass sich gemischtes Proteinpulver am besten bewährt, denn es wird mit unterschiedlicher Geschwindigkeit verdaut und bringt dem Körper so am meisten.

Unsere Empfehlungen findest du auf
www.engineeringthealpha.com/protein

Green Drink

Warum du das brauchst

Ein Multivitaminpräparat sollte jeder einnehmen. Das weißt du vermutlich schon. Aber die Rolle der Multivitamine hat sich gewandelt. Das Problem an Multivitaminen ist, dass dein Körper nicht aus allen auf der Packung angeführten Vitaminen und Mineralstoffen Nutzen zieht und die meisten Nährstoffe nicht aufnimmt. Deswegen ist ein Green Drink der bessere Weg. Alle Nährstoffe darin stammen aus ganzen Früchten und Gemüsen, dadurch ist der Drink die natürlichere Alternative für den Körper. Es handelt sich um Supernahrung, die die Gesundheit insgesamt fördert, das Immunsystem stärkt, das Verdauungssystem schützt und bei der Abwehr verschiedener Krankheiten hilft. Und das kann kein Multivitaminpräparat von sich behaupten.

Unsere Empfehlungen findest du auf www.engineeringthealpha.com/greens

Fischöle

Warum du das brauchst

Bei manchen Produkten muss man einfach ins Schwärmen geraten, weil sie so wichtig für uns sind. Bei Fischöl ist das der Fall. Forschungen haben gezeigt, dass Fischöl Folgendes bewirkt bzw. folgende Vorteile hat:

- weniger Entzündungen
- bessere Regeneration nach dem Training
- weniger Körperfett
- mehr Muskelmasse
- schönere Haut
- stärkerer Geschlechtstrieb
- bessere Hirnfunktion
- weniger Krankheiten

Sparen wir uns die Höflichkeiten. Tu dir selbst einen Gefallen und nimm Fischöl.

Unsere Empfehlungen findest du auf www.engineeringthealpha.com/omega3

Vitamin D

Warum du das brauchst

Männer kriegen zu wenig Sonne ab. Und das hat nichts mit beneidenswerter Bräune zu tun. Die Sonne versorgt deinen Körper mit Vitamin D. Wie die Zeitschrift *Nutrition* berichtet, deuten neuere Forschungen darauf hin, dass mehr als 40 Prozent der Männer zu wenig Vitamin D haben. Das wäre kein Thema, wenn Vitamin D nicht unerlässlich für deine Gesundheit wäre. Eine Unterversorgung wurde mit Krebs, Herz-Kreislauf-Erkrankungen, Herzinfarkten und Depressionen in Verbindung gebracht.

Außerdem zeigen Forschungen aus Kanada, dass Menschen mit höherem Vitamin-D-Spiegel einen niedrigeren Körperfettanteil haben. Dieser Zusammenhang ist kein Zufall. Vitamin D verhilft dir zu einem besseren Sättigungsgefühl, weil es laut australischen Forschern die Leptinausschüttung unterstützt – ein wichtiges Hormon, über das du in Kapitel 5 noch mehr lesen wirst. Zudem trägt es zu einer verminderten Fettspeicherung bei, indem es die Produktion von Parathormon reduziert. Am besten daran ist aber, dass Vitamin D buchstäblich die Fettverbrennung ankurbelt, indem es die Produktion des Stresshormons Cortisol verringert, über das du ebenfalls in Kapitel 5 mehr erfahren wirst.

Unsere Empfehlungen findest du auf
www.engineeringthealpha.com/vitaminD

Lehne diese Vorstellung ab:
Du kannst nicht gezielt bestimmte Muskelbereiche bearbeiten.

Wenn wir die Vergangenheit nach den Maßstäben der Gegenwart beurteilen, waren Arnold Schwarzenegger und sein Team zertifizierte Klugscheißer, nämlich in dem Sinn, dass nichts, was sie taten, wissenschaftlich untermauert war; sie setzten nur ihre eigenen Beobachtungen um. So etwas begegnet dir überall: Der Muskelmann im Fitnessstudio gibt einige »bewährte« Tipps preis, was das Muskelwachstum am besten fördern würde. Dahinter steckt keinerlei Wissenschaft, nur jahrelange Erfahrung und persönliches Ausprobieren.

Eine solche Herangehensweise kann hilfreich sein, doch am besten eignet sich eine Kombination aus echten Erfahrungen und wissenschaftlichen Studien, die diese Erfahrungen erklären. Die Pseudowissenschaft hält sich hartnäckig im Bodybuilding, doch ohne Wissenschaft lässt sich die Ursache bestimmter Resultate schwerer beweisen. Schlussendlich haben wir so ein paar Erklärungen, warum einige der Methoden überhaupt funktionieren.

Irgendwie ist es Ironie des Schicksals, dass die Wissenschaft uns nun erklärt, dass die »Klugscheißer« (Bodybuilder) recht hatten – noch interessanter aber ist, dass sie auch mit ihren Irrtümern gar nicht so weit danebenlagen.

Sehen wir uns dazu eine der wichtigsten Thesen traditioneller Bodybuilding-Workouts an: selektive Hypertrophie. Bereits in den 1950er-Jahren beharrten Bodybuilder darauf, dass durch variierende Übungen und Positionen beim Training einzelne Muskelpartien gezielt angegangen und bestimmte Muskelfasern bevorzugt angesprochen werden können. Beinahe 20 Jahre lang erzählte man dir jedoch, du solltest das nicht tun. Der einzige Grund dafür war, dass die Ergebnisse sich nicht durch wissenschaftliche Forschung untermauern ließen.

Einer der schwierigsten Aspekte für die Fitnessindustrie ist die Tatsache, dass die Fachleute nicht einer Meinung sind. Eine Gruppe konzentriert sich auf das, was funktioniert, die andere auf Dinge, deren Effektivität wissenschaftlich beweisbar ist. Im

Idealfall kannst du die beiden miteinander verbinden. Das erfordert aber oft sehr viel Zeit. Wissenschaftliche Forschung benötigt finanzielle Unterstützung. Sie zu bekommen ist ein langer, schwieriger Prozess. Ganz zu schweigen davon, dass viele von den coolen Dingen, die du im Fitnessstudio machen möchtest, keine finanzielle Unterstützung erhalten, weil die meisten Forschungseinrichtungen mit Muskelaufbau und Fettabbau nicht annähernd so viel am Hut haben wie der Durchschnittsmann.

So kam es zu einer Spaltung, bei der »für« die Forschung zu sein bedeutete, in puncto Fitnessmethoden eine Anti-Bodybuilding-Haltung einzunehmen. Ein Beispiel: Weil nicht erschöpfend bewiesen war, dass Neigungsdrücken auf den kleinen Muskelkopf deiner Brustmuskeln wirkt, wurde die Idee als Unsinn angesehen; studienabhängige Betreuer behaupteten, dass Muskelfasern über die gesamte Länge vom Ursprung bis zum Ansatz verlaufen und durch einzelne Nerven aktiviert würden, sodass es folglich nicht möglich wäre, bestimmte Bereiche bevorzugt anzusprechen. Natürlich ist das möglich, Bodybuilder haben das schon immer gewusst.

Nun zeigen Forschungen eindeutig, dass einzelne Trainer und Wissenschaftler jenen Bodybuildern eine Entschuldigung schulden. In einer Metaanalyse aus dem Jahr 2000 begann Dr. Jose Antonio mit den Irrtümern aufzuräumen, er zeigte klar, *dass* man einzelne Bereiche spezifischer Muskeln gezielt ansprechen kann.

Seit diese Arbeit veröffentlicht wurde, wurden noch viel mehr Studien bekannt, die Antonios Position untermauerten, sodass dies langsam auf öffentlichem Wege bis in die Fitnessbranche vordringt. Dies ist zum großen Teil einer Gruppe von fantastischen Trainern zu verdanken, die tun, was sie können, um die Informationen zu verbreiten.

Einer dieser Trainer ist Bret Contreras*, der regelmäßig für die größten Bodybuilding-Zeitschriften der Welt schreibt. Bei einer Präsentation sagte Bret kürzlich:

> Aus der Literatur wird nun sehr deutlich, dass alle Muskelgruppen […] funktionelle Untereinheiten enthalten, die durch verschiedene Bewegungen bevorzugt aktiviert werden […] Neuere Studien zeigen, dass sich durch eine veränderte Position des Körpers, etwa eine andere Fußstellung […] verschiedene Muskelbereiche ansprechen lassen. Die Bodybuilder hatten immer recht; die Forschung brauchte nur ein wenig Zeit, um auch zu diesem Wissen vorzudringen.

Contreras' Behauptung macht klar, dass es Zeit ist, uns einiges, was wir als Mythen betrachten, näher anzusehen – und zwar kritisch und offen – und dabei abzuschätzen, ob wir diese Mythen nicht mangels Beweisen zu Unrecht abgetan haben. Denn immerhin haben wir nicht nur für Wissenschaft und Forschung etwas übrig, sondern auch für sichtbare Ergebnisse. Und du solltest nicht infrage stellen, was funktioniert, nur weil es noch nicht erforscht wurde.

* Bret, betrachte das als offizielle Erwähnung.

Lehne diese Vorstellung ab:
Du musst vor dem Training etwas essen.

Wir werden sehr häufig danach gefragt, was man vor dem Training essen soll. Darauf antworten wir immer eher indirekt.

Die Frage sollte in Wahrheit lauten, muss ich vor dem Training überhaupt essen?

Wenn es dir geht wie den meisten (uns eingeschlossen), ist Essen vor dem Workout eher eine Belastung als eine Hilfe. Ja, wir essen gerne, doch wir warten nicht gerne zwei Stunden, bis das Essen verdaut ist. Und wenn wir trainieren, besonders mit hoher Intensität oder für den Fettabbau, leiden wir wirklich sehr unter der Übelkeit, die sogar zu einem Wiedersehen mit der letzten Mahlzeit führen kann.

Warum also dieser Druck, etwas zu essen? Hier können wir die Wissenschaft in die Verantwortung nehmen. Es gibt eine ganze Reihe von Forschungsarbeiten, die zeigen, dass Essen vor dem Workout ein Milieu schafft, in dem Muskelaufbau und Fettverbrennung begünstigt sind.

Und das stimmt auch. Aber »vor dem Workout« lässt sich wesentlich weiter fassen, als du vielleicht annimmst.

Der Verdauungsvorgang ist schließlich sehr komplex. Die Nahrung gelangt nach dem Essen nicht direkt in die Muskeln oder in den Bauch. Das braucht Zeit – sogar ziemlich viel Zeit. Wenn du also viele Stunden vor dem Training isst, bleibt immer noch genug Brennstoff für dein Training und den Muskelaufbau.

Und es gibt viele Faktoren, die deine Verdauungsgeschwindigkeit beeinflussen, etwa dein Aktivitätsgrad, dein Alter, Stress und sogar deine Körpermaße.

Eine Studie, über die im *International Journal of Sport Nutrition and Exercise Metabolism* berichtet wurde, beschäftigte sich mit der Verdauungsgeschwindigkeit für Protein. Die Studie zeigte, dass das Protein, das wir essen, mit einer Geschwindigkeit von 1 bis 10 Gramm pro Stunde verdaut wird. (Damit du Bescheid weißt: Molkenprotein wird am schnellsten, Eiprotein am langsamsten verdaut.)

Rechne nach: Wenn du während einer Mahlzeit 50 Gramm Eiweiß zu dir nimmst, könnte das zwischen 5 und 50 Stunden in deinem System bleiben. Die Schwankung ist zwar enorm, aber so bekommst du eine Ahnung davon, dass deine Mahlzeit viele Stunden vor dem Training eingenommen werden kann.

Das heißt aber noch nicht, dass Essen vor dem Training schlecht ist oder nicht hilft. Es hilft sehr wohl. Aber nicht so sehr, dass du Veränderungen an deinem Körper feststellen wirst. Glaub uns – keiner von uns isst unmittelbar vor dem Training, und es schadet uns eindeutig nicht. Wenn du den Forschungen zum Thema Fasten vor dem Training Glauben schenkst, hilft dir das *Nichtessen* vor einem Workout, dich im Anschluss daran rascher zu erholen, und macht deine Muskeln effizienter. Wenn du vor dem Training isst, bringst du deinem Körper bei, dass er eine bestimmte Menge Proteine und Kohlenhydrate benötigt, um schwerere Gewichte zu heben oder schneller zu laufen. Wenn du lernst, mit weniger Energie zu trainieren (indem du eben nicht kurz vor dem Workout isst), passt sich dein Körper an und lernt, mit weniger Brennstoff härter zu arbeiten. Er wird sich die Energie aus anderen Speichern (wie etwa dem Fett) holen und dann deine Kohlenhydrat- und Proteinvorräte effizienter einsetzen. Die Folge: mehr Muskelmasse und weniger Fett. Das Traumszenario, das du anstrebst und wir dir versprochen haben.

Wenn du dir noch immer Gedanken über das Nichtessen vor dem Training machst, bedenke: Fastest du vor dem Training, spielen deine Wasserversorgung und deine Schlafqualität eine wesentliche Rolle für deine Leistung. Ein schlechter Schlaf oder zu wenig Flüssigkeit können sich auf deine Leistungsfähigkeit beim Training negativer auswirken als der Verzicht auf einen Proteinshake.

Wenn du etwas essen möchtest, tu es. Wenn du dir Sorgen machst, du könntest ein klein wenig Muskelmasse verlieren, dann folge unserem Beispiel und nimm BCAA (Branched-Chain Amino Acids, verzweigtkettige Aminosäuren, Eiweißbausteine). Sie sind kein Muss, aber sie erfüllen ihren Zweck. Forscher der Universität Syracuse fanden außerdem heraus, dass der einfache Zusatz von Aminosäuren vor dem Training Muskelzuwachs und Fettabbau fördert. In der Studie wurden zwei beliebte Mahlzeiten vor dem Training untersucht: eine mit Kohlenhydraten (etwa ein Sportgetränk) und eine mit einer Kombination aus BCAA und Kohlenhydraten. Die Testpersonen trainierten anschließend mit Gewichten, der Schwerpunkt lag auf intensivem Widerstandstraining. Soll heißen: maximale Gewichte, die nach Testosteron schreien.

Nach dem Training wurden mehrere wichtige Einflussgrößen untersucht, wie Muskelzuwachs, Fettabbau und Stoffwechsel. Beide Gruppen profitierten von dem, was sie vor dem Workout zu sich genommen hatten, doch die BCAA-Gruppe erzielte in jedem Bereich deutlichere Verbesserungen. Am eindrucksvollsten war vielleicht, dass sich bei der BCAA-Gruppe noch bis zu 48 Stunden *nach* dem Training eine stärkere Beschleunigung des Stoffwechsels zeigte. Die Forschung weiß zwar schon einige Zeit, dass Gewichttraining den Stoffwechsel nach einem guten Workout ankurbelt, überraschend war aber, dass die BCAA-Gruppe auch noch am folgenden Tag einen beschleunigten Stoffwechsel aufwies, was in Höhe und Dauer über die normale Wirkung des Gewichttrainings hinausging.

WAS SOLLTE ICH VOR DEM WORKOUT ESSEN?

Wir wissen, dass einige von euch vor dem Training immer noch essen möchten, das ist in Ordnung. Du musst dir nur klarmachen, dass alles, was du unmittelbar vorher isst, das Workout nicht wirklich begünstigt. Die Nahrung wird unverdaut in deinem Magen liegen. Das heißt nicht, dass das Essen nur hinderlich ist; psychologisch kann es dir helfen, und das gehört auch dazu. Wenn du isst, solltest du danach mindestens eine Stunde warten, bis du mit dem Training anfängst. Hier sind einige unkomplizierte Vorschläge für all jene, die ein wenig Treibstoff brauchen, bevor sie Eisen pumpen.

Schnell und einfach: Griechischer Joghurt und eine Handvoll Mandeln
Blitz-Küche: Drei Rühreier, 120 Gramm Haferbrei und 70 Gramm Beeren
Power-Shake: Gefrorene Banane, Proteinpulver Schokoladengeschmack, eine Handvoll Mandeln, 1 Esslöffel Kakaopulver, 4 Eiswürfel; im Mixer verarbeiten

Lehne diese Vorstellung ab:
Bauchpressen sorgen für tolle Bauchmuskeln.

Bauchpressen sind an sich okay. Stellen wir das an den Anfang. Du kannst mit Bauchpressen deine Bauchmuskeln trainieren. In den letzten fünf Jahren wurde den Bauchpressen – die unangefochten an erster Stelle bei den Bauchmuskelübungen stehen – die Schuld an allen Übeln dieser Welt zugeschoben; sie seien nicht bloß Zeitverschwendung, sondern verursachten Rückenschmerzen und hätten sogar eine Rolle in der Wirtschaftskrise gespielt. (Na gut, das Letzte dürfte wohl nicht stimmen.)

In einer Welt, in der der Backup-Quarterback stets der beliebteste Spieler ist, sprang der Unterarmstütz als Retter deiner Bauchmuskeln ein. Das Versprechen lautete: keine Rückenschmerzen mehr, 100-prozentige Aktivierung des Sixpacks, jeder kann es. Der Unterarmstütz war neu, anders und schwierig. Ein Problem bleibt: Bauchpressen trainieren deine Bauchmuskeln. Da fährt die Eisenbahn drüber. Im *Journal of Strength and Con-*

ditioning Research veröffentlichte Studien zeigten, dass Bauchpressen zu einer 64-prozentigen Aktivierung deines Rectus abdominis – deines Sixpack-Muskels – führen. Mit Gewichten steigt dieser Prozentsatz sogar noch an.

Ob Bauchpressen deine Bauchmuskeln gezielt ansprechen, ist nicht entscheidend – ob sie deine Bauchmuskeln schön sichtbar machen, schon. Vermutlich hast du schon gehört, dass jeder von uns Bauchmuskeln hat, auch wenn das schwer zu glauben ist, weil die Leute Bauchpressen ohne Ende machen, ohne dass sie sichtbar werden. Doch das Problem liegt nicht in der Auswahl der Übung. Man könnte den ganzen Tag im Unterarmstütz verbringen, hängendes Beinheben trainieren oder bis in alle Ewigkeit Slams mit dem Medizinball machen, ohne dass man optische Unterschiede zwischen den Ergebnissen dieser Übungen feststellen könnte. Das heißt noch nicht, dass all diese Übungen die Bauchmuskeln nicht in unterschiedlicher Weise trainieren würden – das tun sie sehr wohl. Aber ob dein Sixpack sichtbar wird, hängt nicht von der Auswahl der »richtigen« Bauchmuskelübungen ab.

Dein Sixpack wird sichtbar, wenn dein Körperfettanteil sinkt. Senke ihn auf etwa 10 Prozent ab, und deine Bauchmuskeln treten hervor. Baue noch mehr Fett ab, und du siehst sie sehr deutlich. Wahrscheinlich hast du schon gehört, dass wir alle ein Sixpack haben, das lediglich von Fett überdeckt wird. Das stimmt so weit. Wir haben ja auch alle einen Bizeps und Brustmuskeln. Doch du musst diese Muskeln trainieren, aufbauen und wachsen lassen sowie gleichzeitig Fett abbauen, damit deine Arbeit schön zur Geltung kommt.

Das Alpha-Programm – das aus vier spezifischen Trainingsphasen besteht – entfernt den Rauchvorhang. Unser Workout besteht nicht aus Übungen, die du zwar spürst, aber nicht siehst. Wir lösen das Problem Sixpack durch eine Kombination aus Übungen, die nachweislich Fett verbrennen. Und das sind nicht bloß Erkenntnisse aus dem Labor. Wir sprechen von Tausenden Kunden, mit denen wir schon gearbeitet haben. Diese Strategien sind wissenschaftlich getestet worden und in der Praxis erprobt, die Resultate sind nicht zu übersehen. Ob metabolische Einheiten, die mehr Erschöpfung hervorrufen als Sprints, intensives Krafttraining, das du stärker im Bauch spürst als tausend Bauchpressen, oder innovative Übungen, die du vermutlich noch nie versucht hast (hallo, Hackenschmidt-Kniebeuge), du wirst dich vielleicht fragen, warum wir all das so lange geheim gehalten haben. Haben wir nicht. Dies hier ist bloß die erste Gelegenheit für dich, mit uns zu arbeiten – und die erste Gelegenheit, dich von deinem Fett zu verabschieden und deine Bauchmuskeln willkommen zu heißen.

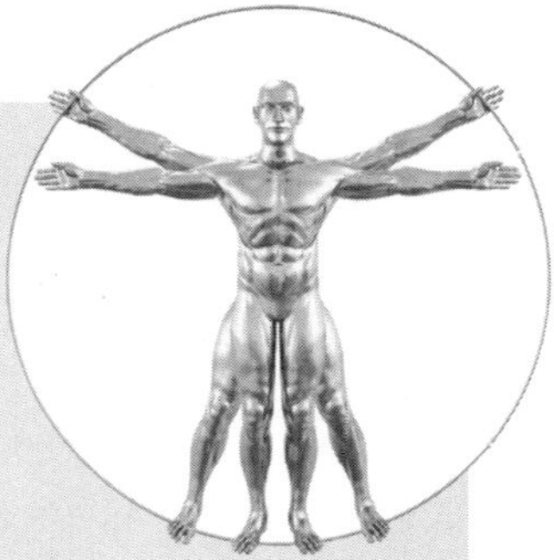

TEIL 2

Neu geboren

»Was du wirklich fürchtest, liegt in deiner Person. Du fürchtest deine eigene Macht. Du fürchtest deinen Zorn, den Drang, große oder schreckliche Dinge zu tun.«

Henri Ducard, *Batman begins*

KAPITEL 4

Das Abenteuer ruft

WIE 30 WEISSE POLOSHIRTS ROMANS LEBEN VERÄNDERTEN

»Manche Menschen können
erst an sich glauben, wenn jemand anderer
zuerst an sie glaubt.«

Good Will Hunting

»Guten Tag, Roman«, sagte die Dame am Telefon. »Ich bin ein wenig in Eile und hoffe, dass Sie mir helfen können. Ich brauche 30 weiße Poloshirts in verschiedenen Größen. Die meisten ›Medium‹ und ›Large‹, einige ›Small‹ und ›XL‹. Wahrscheinlich nur ein oder zwei in ›XS‹. Ich bin in 15 Minuten bei Ihnen.«

Das war ein sehr seltsames Anliegen, an einem seltsamen Tag, in einer seltsamen Lebensphase. Es war im Mai 2001. Ich war 19 Jahre alt, studierte und arbeitete in den Sommerferien immer noch in meinem alten Job aus Highschoolzeiten. Dem schlimmsten Job, den ich je hatte. Ich arbeitete ausgerechnet bei der Bekleidungskette Gap. Mit einem breiten Lächeln stand ich an der Kasse und faltete Jeans. Nicht gerade das, was ich am liebsten tat, aber so war es nun mal. Ich war bereits zwei Wochen zu Hause und sollte das leider noch ziemlich lange bleiben. Ich war an ein ortsansässiges College gewechselt, und zwar aus »persönlichen Gründen«, wie es offiziell genannt wurde.*

Meine Noten waren zwar nicht wirklich schlechter geworden, meine Motivation und mein Selbstvertrauen jedoch schon. Ich hatte keine Ahnung, was ich einmal machen wollte, und keine Lust, $ 40 000 zu investieren, um es herauszufinden. Das schien nur logisch, doch nach zwei Wochen Sklavenarbeit bei Gap bereute ich meine Entscheidung. Das ortsansässige College war für mich gleichbedeutend mit Sklavenarbeit, noch dazu auf niedrigem Niveau. Meine Aussichten waren nicht berauschend. Ich hatte 11 Kilogramm Übergewicht, die Schnauze voll und wollte verzweifelt etwas, irgendetwas, *alles* an meinem Leben ändern.

Und als wären Zorn, Niedergeschlagenheit, Verwirrung, Übergewicht und ein gehöriges Maß an jugendlicher Angst noch nicht genug, schickte mich nun auch noch diese Dame in das Untergeschoss von Gap, wo ich diese verdammten 30 weißen Poloshirts auftreiben sollte.

Ich brauchte zwölf Minuten, um sie alle zusammenzusuchen, allerdings hatten wir nur 27. Als ich aus den kühlen, dunklen Tiefen des Lagerraums auftauchte, beladen mit meiner perfekt gefalteten Ware, wartete die Dame vom Telefon schon auf mich.

Die kleine Italienerin mit dem ansteckenden Lachen – ihr Name war Marie, wie ich noch erfahren sollte – machte es mir beinahe unmöglich, mürrisch zu bleiben. Jeder, der mich an meine Mutter erinnert, zaubert ein Lächeln auf mein Gesicht.

* Eine schöne Umschreibung für meine schlimme Niedergeschlagenheit und Unfähigkeit, mich zu konzentrieren.

Während ich kassierte, stellte ich die unvermeidliche Frage: »Und wofür braucht man nun 30 – ähem – 27 weiße Poloshirts?«

Es stellte sich heraus, dass ihr Ehemann ein Fitnessstudio aufmachte. Und dass es nicht mehr als fünf Minuten von meinem Haus entfernt lag.

Das wäre nicht weiter ungewöhnlich, hätte ich nicht just an diesem Tag mit meinem besten Freund darüber gesprochen, dass wir uns ein Fitnessstudio suchen und etwas für unseren Körper tun wollten. Die Italienerin zog ihre American-Express-Karte durch, winkte freundlich und war verschwunden; ich blieb nachdenklich zurück.

Zwei Tage später betrat ich besagtes Fitnessstudio, das ich im Grunde nie wieder verlassen habe.

EINEN MENTOR FINDEN

Maries Ehemann hieß Alvin. Er sah gut aus, war ungewöhnlich gut gebaut und für mich der erste Mann über 40, der ernsthaft Gewichttraining betrieb. Alvin schüttelte mir die Hand und zeigte mir das Studio. Als wir an der Trainingsbank vorbeigingen, erwähnte ich, dass ich aus meiner Footballzeit an der Highschool noch den Schulrekord hielt. Er deutete auf die Bank: »Zeig mir, was du kannst.«

Vielleicht war das seine Verkaufstaktik. Vielleicht machte ich mit, um ihn zu beeindrucken. Als ich dreimal 100 Kilo pumpte, wurde Alvin zum ersten Mal auf mich aufmerksam – und sicher nicht zum letzten Mal. Er klopfte mir auf die Schulter, füllte meine Formulare aus, und schon war ich Mitglied in seinem Fitnessstudio. Wichtiger war, dass er nun zu meinem Leben gehörte.

Drei Wochen später bot mir Alvin einen Job an. Plötzlich arbeitete ich im Fitnessstudio, trug eines jener neuen weißen Poloshirts, reinigte Geräte und warb Mitglieder an. Kein Job zum Angeben, aber wesentlich besser als bei Gap.

An diesem Tag wurde Alvin zu meinem Obi-Wan, meinem Mister Miyagi. Er war mein erster Mentor. Er gab mir Bücher, leitete mich an und zahlte für mein erstes persönliches Trainingszertifikat. Er zeigte mir Zeitschriften, für die ich später selbst schreiben sollte. Er ermutigte mich, er trieb mich an.

Ich arbeitete viele Jahre in diesem Fitnessstudio, zunächst in den Ferien und dann nach Abschluss meiner Ausbildung als Vollzeittrainer. Ich lernte dort mehr als irgendwo sonst in meinem Leben. Über das Training und über den Umgang mit Kunden. Über den Verkauf und den professionellen Umgang mit Menschen. Ich fand heraus, wie man mit Angestellten umgeht, und eröffnete mein erstes Geschäft. Als ich dazu bereit war, machte ich mich mit einer neuen Geschäftsidee selbstständig, einer Idee, die mich bis hierher geführt hat.

DER RUF

Erst Jahre später, als ich einen Blog über Campbell schrieb, wurde mir bewusst, dass die 30 weißen Poloshirts mein Leben verändert hatten. Jener merkwürdige Anruf hatte eine Abfolge von Ereignissen ausgelöst, die mich aus der Depression holten, meinen Körper veränderten und mein Leben gestalteten.

Jener Anruf hatte mich an einen Ort, in ein Gewerbe gerufen, wo ich ein Zuhause finden sollte. Und er hatte mich Fähigkeiten entwickeln lassen, die ich viele Jahre lang für andere einsetzen konnte. In gewisser Hinsicht ist auch dieses Buch auf jenen An-Ruf zurückzuführen.

Bist du bereit für deinen Ruf?

Rufe gibt es im Leben jedes Menschen. Manchmal handelt es sich – wie bei mir – im wörtlichen Sinne um Anrufe, bei anderen nur im übertragenen Sinn. Der Ruf ist auch nicht immer so offensichtlich wie Prinzessin Leias Bitte um Hilfe von einem Jedi-Meister, aber das spielt keine Rolle. Du musst nur wissen, dass es solche Rufe gibt. Und wenn sie kommen, musst du die Herausforderung annehmen und auf sie hören. Ich vernahm den Ruf des Abenteuers in jenem Moment bei Gap; dass ich darauf einging, veränderte mein Leben in jeder erdenklichen Hinsicht.

Nun bist du an der Reihe – hör gut hin, und nimm die Herausforderung an. Wir müssen dafür sorgen, dass du die größte Reise deines Lebens nicht verpasst – und die Entscheidung triffst, die alles verändern kann.

EIN HÖHERES EINKOMMEN, MEHR SEX UND EIN UMWERFENDES AUSSEHEN

Der Ruf des Abenteuers ist nicht klar und eindeutig. Er kann laut sein. Er kann leise sein. Er kann offensichtlich sein – ist er aber selten. Deswegen kann man ihn auch leicht verpassen.

Der Ruf klingt für jeden Menschen anders, denn er ist abhängig von dem Punkt, an dem dich die unvermeidliche Erkenntnis trifft, dass du etwas ändern willst. Was deinen Körper angeht, kann das eine äußerliche Kleinigkeit sein, zum Beispiel dass Arnold plötzlich als *Terminator* vor dir steht. Bei anderen kann es das innere Verlangen sein, eine Sportart auszuüben. Bei vielen unserer Kunden war es ein Urlaubsfoto, das ihnen vor Augen führte, »wie schlimm es geworden war«. Andere erhalten die (hoffentlich nur) sprichwörtliche Ohrfeige von ihrem Arzt.

Alle diese Signale haben eines gemeinsam: Es gibt kein Zurück mehr.

AUF DEM WEG ZUM ALPHA

Im Mittelpunkt: ***Andy Edwards***

DIE GEWÖHNLICHE WELT

Ich erinnere mich sehr gut an den Tag. Ich stand an einem sonnigen Märzmorgen vor dem Spiegel und fragte mich, welcher fette Kerl mir da entgegenstarrte. Das Traurige war: Ich war mit meiner Ernährung und mit meinem Training zufrieden, auch wenn das keiner gedacht hätte, der mich ansah. Ich war 36 Jahre alt, hasste meinen Anblick im Spiegel und wusste, dass er nur schlimmer werden würde. Das war mein Leben. Es schien gut und angenehm, aber tief drinnen wusste ich es besser.

Wie die meisten Menschen, die sich nicht aufraffen können, ihre Wohlfühlzone zu verlassen, war ich stets bei derselben Ernährungsweise und Trainingsanleitung aus einschlägigen Zeitschriften geblieben. Als der Erfolg ausblieb, sagte ich mir, ich müsste Geduld haben. Dass sich nichts verändert hatte, war deprimierend. Es kotzte mich an!

DER WECKRUF

An diesem Punkt erkannte ich, dass drastische Veränderungen nötig waren. Ich musste mir eingestehen, dass ich nicht wusste, was ich tun sollte. Oder genauer gesagt, ich wusste, was ich tun, aber nicht, wie ich es anstellen sollte. Ich brauchte Hilfe. Nun blieb nur noch eine Frage: Von wem?

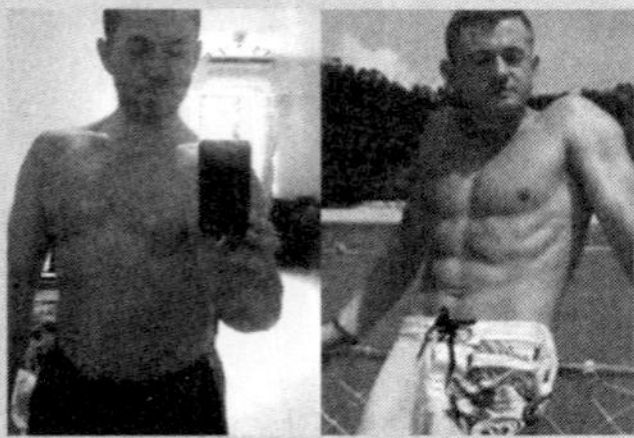

Auftritt Roman. Seine witzige und freundliche Art sprach mich sofort an. Die Verwandlung, die sich in wenigen Monaten vollzog, war irrwitzig. Mein Körperfettanteil war von 18 auf 8 Prozent gesunken und liegt seither immer unter 11 Prozent. Ich platzte fast vor Stolz, als mich ein Fitnesstrainer fragte, wie zum Teufel ich das anstellte, er könne mit seinen Kunden keine solchen Ergebnisse erzielen.

ALPHA-STATUS

»Wie im Fitnessstudio, so im Leben« mag wie ein Klischee klingen, aber es trifft die Sache auf den Punkt. Meine körperliche Verwandlung beeinflusste nicht bloß meinen Körper; sie verbesserte alle Bereiche meines Lebens. Anfangs war mein besseres Aussehen gut für meine persönliche Eitelkeit. Ich bemerkte auch, dass ich deutlich mehr Selbstvertrauen hatte, und das ist der echte Gewinn aus dieser Veränderung.

Sobald ich mich selbst besser annehmen konnte, wurde buchstäblich alles besser: meine persönlichen Beziehungen, meine Karriere, meine Lebenseinstellung, meine Weltsicht. Ich begann, mich wie die Alpha-Version meiner selbst zu fühlen. Ich lebte nun bewusst und zielgerichtet, ließ die Dinge nicht einfach laufen. Ich hatte einen Antrieb, Ehrgeiz und Ziele. Ich war geworden, was ich immer sein wollte.

In *Die Odyssee des Drehbuchschreibers (The Writer's Journey)** sagt Christopher Vogler: »Der Ruf des Abenteuers setzt den Einsatz für das Spiel fest.« Menschen, die diesen Ruf vernommen haben, erscheint das offensichtlich.

Die traurige Wahrheit ist jedoch, dass die Mehrheit der Menschen ihr ganzes Leben lang weder Signale wahrnimmt noch den Ruf hört. Folglich erkennen diese Leute auch niemals, was auf dem Spiel steht.

Uns ist bewusst, dass dieses Buch für viele Menschen als Ruf des Abenteuers fungieren wird. Wir übernehmen so gewissermaßen die Aufgabe des Herolds; wir sind uns der Verantwortung bewusst. Es müsste mittlerweile absolut klar sein, doch fassen wir nochmals ganz deutlich zusammen, was du gewinnst, wenn du dem Ruf folgst.

Sichtbare Bauchmuskeln

Einigen wir uns zunächst auf eines: Bauchmuskeln sind etwas Tolles. Natürlich ist das ein oberflächliches Ziel. Sie machen dich nicht stärker oder besser oder schlauer. Doch Bauchmuskeln sind Kennzeichen eines guten Körpers. Und sie verleihen dir ein einzigartiges Selbstvertrauen. Unsere zehn Jahre Berufserfahrung zeigen, dass die meisten Menschen sich nicht in Topform fühlen, solange sie ihre Bauchmuskeln nicht sehen können. Wir werden dir helfen, dorthin zu kommen.

Vielleicht denkst du, dein Körper wäre dafür nicht geschaffen.

* Mit Sicherheit eines der besten Bücher über Campbell, das du finden wirst. Voglers *Odyssee des Drehbuchschreibers* war Roman im Verlauf seiner Karriere eine wertvolle Hilfe, auch beim Schreiben dieses Buches.

Das stimmt nicht. Oder man hat dir gesagt, ein Sixpack stelle Form über Funktion. Das ergibt keinen Sinn. Wir meinen, jeder Muskel hat eine Funktion. Zum Teufel mit allen, die behaupten, die Bauchmuskeln hätten keine. Es spielt keine Rolle, ob die Form deiner Bauchmuskeln dir hilft, Diabetes abzuwehren (mehr dazu folgt), oder ob ihre Funktion dir bei deinen Eroberungen hilft. Wie auch immer, deine Bauchmuskeln haben eine Funktion in deinem Leben, die für *dich* wichtig ist. Genau deshalb sind sichtbare Bauchmuskeln Teil des Plans, genau deshalb wirst du mit ihnen glücklicher sein. Ende der Durchsage.

Muskelaufbau

Viele Menschen unter- oder überschätzen die Sache mit dem Muskelaufbau. Wir wollen dich hier keineswegs zum Athleten oder Bodybuilder machen. Deine Ziele sind dir überlassen, und wir respektieren sie. Ob du dir Muskelberge wünschst oder schlank wie ein Surfer sein möchtest, du musst so oder so Muskeln aufbauen. Der Grund: Muskeln sind deine Rüstung. Sie schützen dich vor Krankheiten, vor Fettleibigkeit und vor der Unsicherheit, die dir dein Selbstvertrauen nimmt und deine Erfolge schmälern kann.

Darum ist es wichtig, einen muskulösen Körper zu haben. Wenn du deine Hormone ins Gleichgewicht bringst, kannst du all diese Probleme vermeiden und deine persönlichen Ziele bezüglich deines Aussehens erreichen. Wenn dein Testosteronspiegel höher ist, sind feste Muskeln leichter möglich. Durch mehr Wachstumshormon nützt du den höheren Testosteronspiegel optimal aus. Kommt noch die verbesserte Insulinwirkung hinzu, wirst du erkennen, dass du mit mehr Muskelmasse mehr Fett verbrennen und schlanker aussehen kannst.

Du weißt, es ist egal, ob du 1 oder 10 Kilo Muskelmasse zulegen willst. Wichtig ist die Erkenntnis, dass die Muskelmasse in direktem Zusammenhang mit deiner Gesundheit und deinem angestrebten Aussehen steht. Alles richtet sich nach deinen Wünschen, bedenke also, dass alle diese Ratschläge auch für dich gelten, wenn du nicht von Muskelbergen träumst. Und wenn du wirklich einen großen Muskelzuwachs anstrebst, wirst du auch das mit diesem Programm erreichen können – und es vielleicht für eine optimale Wirkung einige Male wiederholen.

Wenn dich interessiert, wie das geht, blättere zu Teil 3 und den Workouts in diesem Programm vor. Wir raten dir jedoch, etwas Geduld zu haben, denn nur wenn du weißt, was auf dem Spiel steht, kannst du den vollen Nutzen aus diesem Programm ziehen. Vergiss nicht, dass du hier nicht blindlings irgendwelche Workouts und Diätpläne umsetzen sollst. Es geht darum, zum Alpha zu werden, zu lernen, warum und wie Verbesserungen eintreten, und dieses Wissen auch an andere weitergeben zu können. Und das ist unmöglich, wenn du nicht das ganze Bild erfasst.

Prickelnde Zeiten

In den meisten Büchern würde ein solcher Abschnitt typischerweise etwa so beginnen: »Wenn wir dich zu mehr Sex überreden müssen, dann bist du kein echter Mann (ha, ha, ha).«

Aber dieses Buch ist nicht typisch.

Du kannst so viel oder so wenig Sex haben, wie du möchtest. Das echte Problem besteht darin, dass dein *Verlangen* nach Sex geringer geworden ist oder geringer ist, als es sein sollte. Ein geringer sexueller Antrieb ist ein sehr häufiges Problem; dass es bei immer jüngeren Männern auftritt, ist beunruhigend.

Ein geringer sexueller Antrieb ist in erster Linie die Folge eines niedrigen Testosteronspiegels, aber auch anderer hormoneller Faktoren. Zum Glück lassen sich all diese Probleme mit einer gezielten Anhebung des Testosteronspiegels beheben.

Falls du nun annimmst, wir wären bloß zwei sexbesessene Muskelprotze, die ein wenig zu lange als Ansprechpartner für Themen aus *Men's Health* gedient haben, dann musst du eines begreifen: Sex ist sehr wichtig. Und nicht nur, weil er toll ist und Spaß macht. Dein Geschlechtstrieb hängt mit deinem Selbstwert und deinem Selbstvertrauen zusammen. Es ist ein psychologisches und soziologisches Faktum, dass Manneskraft und Männlichkeit zusammenhängen, und beide Faktoren sind eng mit deinem Selbstvertrauen verbunden. Dass dein Erfolg eng mit deinem Selbstvertrauen verknüpft ist, wissen wir bereits. In Kapitel 5 findest du mehr darüber, wie sehr diese fundamentalen Elemente von Anfang an als Katalysator für dein unwirkliches Leben dienen.

Dein Verlangen nach Sex ist nicht nur für dich als Einzelperson wichtig. Klar, wenn du Single bist und keinen Sex willst, solltest du dir Gedanken machen. Dein sexueller Antrieb ermöglicht dir schließlich, den (oder, was soll's, die vielen) Partner zu finden, den (oder die) du dir für dein Leben wünschst. Doch in einer Beziehung ist Sex wichtig für dein allgemeines Wohlbefinden und die Stärke der Beziehung. Fehlende Intimität kann einen Haufen echt beschissener Probleme nach sich ziehen, die du – bitte glaub uns – *nicht* in deinem Leben haben möchtest.

ALPHAS WOLLEN SEX

Und zwar nicht nur häufigen, sondern *guten* Sex. Alphas wünschen sich Sex, der in vielerlei Hinsicht bedeutungsvoll ist. Ob du nun deiner Leistung oder der Verbundenheit mit dem Partner größere Bedeutung beimisst, guter Sex liegt Alphas einfach. Etwas weniger vornehm ausgedrückt: Alphas ficken *fantastisch*.

Bevor du dir falsche Vorstellungen machst: Wir sagen hier nicht, dass du es mit vielen Frauen treiben sollst. Das ist nicht unsere Sache; du weißt, zum Alpha gehört auch, die eigenen Erwartungen zum Ideal zu erheben.

Es ist uns wirklich egal, ob du dir jede Woche eine neue Partnerin wünschst oder mit einer einzigen dein ganzes Leben verbringen möchtest. Dein Liebesleben ist *dein* Liebesleben. Wichtig ist uns bloß, dir zu einem *guten* Liebesleben zu verhelfen, denn egal, wie du es drehst und wendest, Sex ist ein wesentlicher Teil des Lebens und lässt sich nicht ignorieren.

Also, wie lösen wir dein Problem? Zuerst musst du dir das Problem eingestehen. Hör auf, den Kopf in den Sand zu stecken, tu etwas! Du musst nicht zum Arzt gehen, du brauchst weder Spritzen noch Salben. Du kannst alles mit ein paar Änderungen bezüglich deiner Ernährung und deiner Lebensweise in den Griff kriegen. So werden deine Hormone optimiert und dein sexueller Antrieb wieder so eingestellt, wie er sein sollte.

Gestärktes Selbstvertrauen

Du kennst die Merkmale des Alphas und weißt, dass Selbstvertrauen und Überheblichkeit nicht das Gleiche sind, wichtig ist die Erkenntnis, dass die Optimierung deiner Hormone zu mehr Selbstvertrauen führt. Ob du dann überheblich wirst, bleibt dir überlassen.

Selbstvertrauen ist ein ehrliches Abschätzen dessen, was du erreichen oder nicht erreichen kannst. Selbstvertrauen zeichnet sich weder durch Anspruchsdenken noch durch ein Ego aus, das die Menschen abstößt. Es ist vielmehr mit einer Einstellung verbunden, die Gelegenheiten schafft und andere inspiriert, sich zu verbessern.

Ein Beispiel: In der Wirtschaft trauen sich selbstbewusste Menschen nicht zu, ein Unternehmen zu führen, wenn sie keine Ausbildung dafür haben. Aber sie wissen, wann sie eine Beförderung verdient haben, weil sie hart gearbeitet haben und voller Überzeugung und Entschlossenheit auf ihren Beitrag verweisen können.

In privaten Situationen wissen selbstbewusste Menschen, dass sie mit anderen sprechen können – ob es sich um völlig Fremde auf einer Party oder die schönste Frau an der Bar handelt. Das heißt noch nicht, dass du der Größte auf Erden bist und ein Model nach dem anderen flachlegen solltest.* Selbstvertrauen bedeutet, dich selbst für interessant zu halten und auf dieser Grundlage Gespräche mit anderen zu führen. Selbstvertrauen ist ein Merkmal, das dir eine wünschenswerte Welt eröffnet.

* Ohnehin meist eine enttäuschende Erfahrung. *JR*

Die Optimierung deiner Hormone ist der Weg, der dieses Selbstvertrauen Realität werden lässt.

Besserer Schlaf

Du weißt längst, dass Schlafmangel dein Leben nicht leichter macht. Du weißt, wie sich eine geringe Konzentrationsfähigkeit auf die Arbeit auswirkt, aber weißt du auch, was mit deinem Körper passiert? Schlafmangel macht sich auf einer Ebene bemerkbar, die direkt mit der Fettverbrennung zusammenhängt. Bei einer schlechten Schlafqualität sinkt die Stoffwechselrate, du nimmst leichter zu – und zwar schneller, als du »McDonald's« sagen kannst. Schlechte Nachtruhe schränkt auch die Erholung nach dem Workout ein, dadurch fällt es dir schwerer, stärker zu werden und Muskeln aufzubauen.

Aber das größte Problem ist der Einfluss auf die Hormonproduktion. Die Sache mit der Schlafqualität und den Hormonen – insbesondere Cortisol – hat nämlich einen gewaltigen Haken. Bei einem hohen Cortisolspiegel fällt dir das Schlafen schwer. Und wenn du zu wenig Schlaf bekommst, steigt dein Cortisolspiegel. Die Cortisolausschüttung steigt bei Stress an, und eine Form von Stress ist Schlaflosigkeit.

Du musst kein Experte sein, um zu erkennen, wie dich das jede Nacht um den Schlaf bringen kann. Aus diesem Teufelskreis kommt man schwer heraus, für viele Menschen ist das der eigentliche Grund, warum ihnen ihr Traumbody verwehrt bleibt.

Aber noch ist nicht alles verloren. Wenn du die nötigen Schritte tust, um deine Hormone ins Gleichgewicht zu bringen, kannst du auch den stärksten Cortisolerguss ausgleichen. (Ganz genau, *Erguss.*) Wir werden dir obendrein einige einfache Strategien vorstellen, die du eigentlich für schlecht hältst – wie das späte Essen –, die dich aber nicht nur besser und länger schlafen lassen, sondern auch schlanker machen werden.

Bist du immer noch nicht von der Bedeutung des Schlafes überzeugt? Forscher der Universität Warwick und der medizinischen Fakultät der Universität Neapel stellten fest, dass Menschen, die weniger als sechs Stunden pro Nacht schlafen, eine geringere Lebenserwartung aufweisen. Wenn ein längeres Leben nicht Grund genug ist, auf deinen Schlaf zu achten, was dann?

Schönere Haut

Hör mal, es ist völlig in Ordnung, ein hübscher Kerl sein zu wollen! Wir wollen gar nicht leugnen, dass wir Hautpflegeprodukte verwenden, um gut auszusehen. Aber das ist nicht der erste Schritt zu einem besseren Hautbild; es ist der letzte. Bei einer schlechten Ernährung produzierst du Giftstoffe, die dein Aussehen ruinieren.

Natürlich könntest du nun gewisse Produkte einsetzen, aber die behandeln nur das Symptom der schlechten Haut. Schöne Haut entsteht von innen heraus; sie ist ein Nebeneffekt einer erhöhten Produktion von Wachstumshormon, einer optimalen Insulinwirkung und einer Reduktion der Cortisolausschüttung. Diese Veränderungen führen nicht nur zu weniger Pickeln; sie verbessern auch die Elastizität der Haut, was dich jünger aussehen lässt, als du bist.

WARUM BIN ICH IMMER HUNGRIG?

Das ist keine Zeit, um wehleidig zu werden, auch wenn wir jetzt mit dem Finger auf dich zeigen!

Die meisten Männer, die mit dem Gewicht kämpfen oder einfach nicht so aussehen, wie sie gerne möchten, legen ein gestörtes Essverhalten an den Tag. Und das heißt nicht unbedingt, dass sie das Falsche essen – sie essen zu viel! Und warum essen sie zu viel? Natürlich weil sie immer verdammt hungrig sind! Du wachst morgens mit einem Bärenhunger auf, suchst während der Arbeitszeit verzweifelt nach Snacks, kommst abends halb verhungert heim – dein Magen scheint aus der Hungersnot nicht herauszukommen.

Und er hat wirklich Hunger.

In neueren Studien konnte einer der wichtigsten Gründe für diesen ständigen Hunger ausgemacht werden, und er hat nichts damit zu tun, was du isst. Das Problem liegt in der Art deines Schlafes. Aus einer Publikation im *Journal of Clinical Endocrinology and Metabolism* geht hervor, dass Schlafmangel dein Gehirn so beeinflusst, dass es dich nach dem Motto »sehen und essen« steuert – du bist immer hungrig.

Doch wie gravierend ist das? Eine Nacht zu wenig Schlaf (unter sechs Stunden) aktiviert eine Hirnregion, die mit deinem Verlangen nach Essen zu tun hat. Und das ist leider nur die Spitze des Eisbergs. Schlafmangel erhöht auch die Ausschüttung von Ghrelin, einem Hormon, das den Appetit erhöht, und er verringert sie für Leptin, das Sättigungshormon. So kannst du immer weiter essen … und essen … und essen ... während du gleichzeitig deinem Körper mehr Energie (Nahrung) zuführst.

Das liegt an der Bewusstseinssteuerung, dir bleibt also keine andere Wahl, als mehr zu schlafen. Andernfalls wird dir eine Lebensweise aufgezwungen, bei der du Verlangen nach Nahrung hast, die du nicht brauchst. Achte darauf, mindestens sechs Stunden zu schlafen. Räume dem Schlaf auch im Rahmen deines Programmes Priorität ein, und du wirst rasch merken, wie der Hunger nach jeder Mahlzeit abklingt.

Vielleicht weißt du schon, dass Wachstumshormon vielen Menschen als Jungbrunnen gilt. Seine Vorteile beschränken sich nicht auf »weniger Fett – mehr Muskeln«; es lässt dich wirklich jünger aussehen. Wenn du deine Hormonproduktion so verbesserst, dass mehr Wachstumshormon ausgeschüttet wird, kannst du die sichtbaren Auswirkungen des Alterungsprozesses hinauszögern. Das ist auch der Grund dafür, dass die meisten Männer jünger aussehen als gleichaltrige Frauen – sie produzieren von Natur aus mehr Wachstumshormon.

Und die Vorteile wirken nicht bloß direkt auf dein Aussehen. Wie schon erwähnt fördert ein gutes Hormongleichgewicht eine bessere Schlafqualität. Und wenn du besser schläfst, wird auch deine Haut schöner. Wir würden das als Win-win-Situation bezeichnen.

Gegen Diabetes, Krebs und Herzerkrankungen

Während du hier sitzt und dieses Buch liest, könnte dein Diabetesrisiko steigen. Du musst das Buch nun nicht gleich im Stehen lesen, wir wollten dich nur daran erinnern, dass scheinbar alles, was wir heutzutage tun, unser Risiko für eine Krankheit erhöht oder unsere Lebenserwartung verkürzt.

Genau deswegen musst du alles in deiner Macht Stehende tun, um die Auswirkungen eines Lebensstils zu bekämpfen, der dich buchstäblich umbringt. Bevor du nun zum Arzt läufst, um dir deine Hypochonder-Lizenz ausstellen zu lassen, wie wäre es mit einer etwas billigeren, wissenschaftlich abgesicherten Methode, um sich gegen die gefährlichsten Krankheiten der Welt zu rüsten?

Harvard-Forscher fanden nämlich heraus, dass die richtige Kombination aus Gewicht- und Ausdauertraining – an die wir uns bei den Programmen in diesem Buch halten – dein Risiko für Typ-2-Diabetes um mehr als 59 Prozent senken kann. Grund ist die Insulinwirkung, von uns bereits als einer der wichtigsten hormonellen Faktoren erwähnt, die du in den Griff bekommen solltest. Die Insulinwirkung reduziert die Insulinresistenz. Und eine geringere Insulinresistenz ist eng mit Krankheitsvorbeugung verbunden. Wir sprechen hier nicht von einer banalen Erkältung. Insulinresistenz könnte der Schlüssel zur Vermeidung von Prostata- und Bauchspeicheldrüsenkrebs – zwei der häufigsten Krebsarten bei Männern – sowie von Diabetes und Herzerkrankungen sein.

Jeder kann behaupten, Bewegung schütze vor Krankheiten und er kenne die richtige Dosis für Ausdauer- und Gewichttraining. Wir gehen hier einen Schritt weiter und schaffen ein synergistisches Umfeld, von dem wissenschaftlich bewiesen ist, dass es dich gesund hält. Wir werden nämlich auch Varianten des Intervallfastens kombinieren. Lass dich von diesem Wort nicht abschrecken. Diese einfache Essstrategie schützt nachweislich vor Diabetes, wie im *American Journal of Cardiology* veröffentlichte Studien zeigen.

Wie in Kapitel 1 besprochen, werden wir deinem Körper zu einer längeren sogenannten Autophagozytose verhelfen, in der er sich selbst heilt und Abfall entsorgt. Autophagozytose ist eine Nebenerscheinung des Intervallfastens und schützt deine Zellen vor dem oxidativen Stress, der eine der typischen Ursachen für Krebs, Diabetes und Herzerkrankungen ist.

Ganz zu schweigen von dem neuen Hormon namens Irisin, das bei neuesten Harvard-Forschungen beschrieben wurde. Dieses Hormon steigert die Insulinwirkung, die den Stoffwechsel ankurbelt. Noch wichtiger aber ist, dass Irisin die Umwandlung von weißen Fettzellen in braune Fettzellen fördert. Auch wenn dir nicht bewusst ist, dass dein Körper zwei verschiedene Arten von Fetten aufweist – genauso ist es. Das weiße sorgt für einen »Schwimmreifen«, das braune für ein Sixpack. Ganz einfach, oder?

Das Beste am braunen Fett aber ist, dass du seine Menge steuern kannst! Eine in der Zeitschrift *Nature* publizierte Studie zeigte, dass bei der Kontraktion von Muskeln – wie sie bei jeder Bewegung, von der Kniebeuge bis zum Sprint, stattfindet – eine als PGC1 bezeichnete Substanz erzeugt wird. Interessiert dich, was PGC1 ist? Vermutlich nicht – wenn du nicht gerade bei jemand Bestimmtem Eindruck schinden möchtest –, aber PGC1 ist die Geheimwaffe gegen deinen Bauch. PGC1 regt die Expression des Proteins FNDC an, von dem dann unter anderem eine Irisin-Vorstufe abgespalten wird. Und Irisin veranlasst die Umwandlung von weißen Fettzellen in braune Fettzellen, es lässt dich von einem Mann mit Bauch zu einem Mann mit flachen Bauchmuskeln und größerem Bizeps werden.

Doch braunes Fett lässt dich nicht nur gut aussehen, wenngleich das keine geringe Motivation ist. Als die Irisinausschüttung bei Ratten künstlich erhöht wurde, schützte das die Tiere vor Diabetes, selbst als die Forscher *gezielt* versuchten, die Krankheit auszulösen, wie eine an der Harvard Medical School durchgeführte und in der Zeitschrift *Nature* veröffentlichte Studie zeigte. Die Wirkung war so stark, dass wir jedem empfehlen, die Irisinausschüttung einfach dadurch zu steigern, dass du aktiv wirst und heftig mit Gewichten trainierst. Die Weisen in Harvard schlussfolgerten nämlich, dass deine Muskelzellen mit deinem Körper über Irisin kommunizieren. Durch das Krafttraining kann die Irisinausschüttung gesteigert werden, und das wird aus deinem schlechten (weißen) Fett gutes (braunes) machen.

Und jetzt kommt unser Moment. Wir haben die Studien gelesen und mit den Forschern gesprochen, und wir haben daraus dieses Programm entwickelt, das deine Hormone so einstellen wird, dass du gesünder wirst und Krankheiten besser abwehren kannst – und gleichzeitig leichter abnehmen und umwerfend aussehen. Unser Programm ist das Ergebnis von mehr als zehn Jahren Erfahrung, die wir bei der Arbeit mit unseren Kunden gemacht haben. Während der letzten vier Jahre wurde die hormonelle Strategie fein abgestimmt, und auch damit konnten wir bei Hunderten von Kunden konstante Erfolge erzielen. Nun bist du an der Reihe.

Intelligenz-Booster

Einige der klügsten und erfolgreichsten Menschen der Erde sind zufällig auch besonders fit. Sieh dir bloß Richard Branson, Mark Cuban und Tim Ferriss an, drei prominente Beispiele. Einige werden das für puren Zufall halten. Aber zu denen gehören wir nicht.

Vielleicht hat dir schon mal jemand gesagt, dein Hirn wäre ein Muskel. Zwar lassen Bizepsbeugen das Gehirn nicht größer werden, sie halten es aber aktiv – etwa so wie Steroide deinen Geist.

Viele Menschen gehen einfach davon aus, eine langsamere Hirnfunktion gehöre zum natürlichen Alterungsprozesses, doch eigentlich beginnt das alles schon in den Dreißigern. Und die beste Methode, das Gehirn vor dem Einschlafen zu bewahren, ist nun einmal, aktiv zu bleiben. Kanadische Wissenschaftler fanden heraus, dass körperliche Bewegung und Kalorienverbrauch in direktem Zusammenhang mit einer Ankurbelung der Hirnaktivität und der Abwehr von Alzheimer stehen. Der Grund dafür ist einfach: Bewegung fördert die Durchblutung. Das weißt du, weil du bei Armbeugen die Pumpwirkung spürst – es gelangt einfach mehr Blut in deinen Bizeps. Doch dieser Blutfluss bleibt nicht auf die jeweils trainierten Muskeln beschränkt; er tritt im gesamten Körper auf, auch im Gehirn. Die Durchblutung des Gehirns fördert die Aktivität, und diese hält dich rege und schlau und verhindert, dass du abstumpfst und teilnahmslos wirst.

Auf diese Weise wirken sich Bewegung und Hormone direkt auf deinen Geist aus. Doch die indirekte Wirkung ist ebenso wichtig. Wenn du zunimmst, verlangsamt das zusätzliche Fett in deiner Körpermitte nämlich nicht nur deine Bewegungen – es lässt auch dein Gehirn langsamer arbeiten. So lautet die Botschaft der American Academy of Neurology. Die Forscher analysierten mehr als 6000 Personen über 50 Jahre hinweg; dabei zeigte sich, dass jene mit einem höheren Körperfettanteil eine um 22 Prozent höhere kognitive Degeneration aufwiesen als die Normalgewichtigen. Die Studie untersuchte zwar nicht, warum das eintrat, doch frühere Forschungsergebnisse sagen einiges darüber aus, warum eine schlechte Ernährung nicht nur für den Bauch, sondern auch für den Geist sehr schädlich ist. Das geschwächte Gehirn könnte auch unter Mangelernährung leiden. Wissenschaftler der Universität Oregon fanden heraus, dass Hirngröße und eine gesteigerte Hirnfunktion direkt mit einer Ernährung zusammenhängen, die reich an Antioxidantien, Vitamin B und Omega-3-Fettsäuren ist.

Heißt das, dicke Menschen wären dumm? Natürlich nicht. Unser Gehirn ist zu Unglaublichem fähig, eine langsamere kognitive Verarbeitung bedeutet noch nicht, dass du nicht mehr funktionieren oder auf hohem Niveau arbeiten kannst. Einige der klügsten Köpfe gehören zu Menschen, die du in deinem liebsten Fitnessmagazin wohl vergeblich suchen würdest. Doch wie du weißt, geht es bei unserer Methode um die Optimierung und das Ausleben des vollen Potenzials. Möchtest du dem Leben mit einer auf den Rücken gebundenen Hand entgegentreten? Wir ganz sicher nicht. Das Leben ist schwer genug, wir wollen jeden Vorteil nützen, darum lassen wir dich an unserem Wissen teilhaben.

Was wir damit sagen wollen: Die Wirkung deines Diät- und Trainingsprogramms geht weit über dein Aussehen und deine allgemeine Gesundheit hinaus. Es entscheidet tatsächlich über deinen geistig-seelischen Zustand, vom Scharfsinn bis zur Häufigkeit und Intensität deiner Stimmungsschwankungen. Vielleicht klingt das für dich verdächtig nach Frauenzeitschrift, aber es ist verdammt ernst. Wir werden dir nicht bloß zeigen, wie du für immer vermeiden kannst, dass Geist und Seele von Fett beherrscht werden; wir werden auch dafür sorgen, dass die natürlichen Krankheiten, die mit dem Alter auftreten, dein Leben nicht so leicht dominieren können. Immerhin entdeckten Forscher des National Institute on Aging in Bethesda, Maryland, dass Intervallfasten (ja, da haben wir es wieder) das Gehirn vor kognitiver Degeneration, geistiger Schwäche und Krankheiten wie Alzheimer oder Parkinson schützt. Und es geht hier gar nicht um massive Eingriffe – strategische 500 Kilokalorien weniger an zwei Tagen in der Woche können deine Hirngesundheit verbessern und dich fit und rege halten.

Gegen die Niedergeschlagenheit

Eben hast du gehört, deine Hormone könnten dich schlauer machen, oder? Nun, dasselbe Hormon, das deine Intelligenz beeinflusst – BDNF –, könnte auch verhindern, dass du deprimiert bist. Bevor du irgendwelche Behauptungen aus der Luft greifst, Männer wären nie deprimiert, solltest du wissen, dass die Zahl der an Depressionen leidenden Männer steigt; 9 Prozent der Männer, also 3,6 Millionen in Deutschland, haben laut dem Bericht der Stiftung Männergesundheit eine therapeutisch festgestellte Depression, die Dunkelziffer liegt aber sicher um ein Vielfaches höher. Denk mal nach – das bedeutet, einer von zehn Kumpels da draußen ist depressiv. Und in diesen Fällen sprechen wir lediglich von der klinischen Depression. Einsamkeit, Traurigkeit und extremer Frust können noch viel mehr Menschen zu schaffen machen.

BDNF ist das natürliche Antidepressivum deines Körpers. Wenn du Antidepressiva nimmst, werden Signale für mehr BDNF im Hippocampus ausgesandt, jenem Hirnbereich, in dem die Depression auftritt.

Wie aber werden wir das BDNF erhöhen? Wiederum durch die Wirkung des Intervallfastens. Ein strategisch geplanter Essrhythmus – der in deinen Tagesablauf passt – macht dein Gehirn frei, sodass es Wohlfühlhormonen signalisiert, sie sollen dein geistiges Wohlbefinden erhalten, obwohl Stressfaktoren vorhanden sind.

Höheres Einkommen

Vielleicht hast du schon gehört, dass große Menschen mehr verdienen. Was soll das nun wieder? Also, wir sind beide nicht besonders groß. Wir dachten, wir könnten damit, falls du ein wenig niedergeschlagen bist, fairere Ausgangsbedingungen herstellen. Wichtiger ist jedoch, dass es neben der Größe, die du natürlich nicht steuern kannst, noch mehrere andere Faktoren gibt, die sich durch Hormonoptimierung verbessern lassen und dir helfen, dein Bankkonto zu füllen, während du deinen Bizeps vergrößerst. Und diese Faktoren *kannst* du steuern.

Ob es dir passt oder nicht, das Aussehen spielt in der Arbeitswelt eine Rolle. Forschungen zeigen, dass Menschen, die als attraktiv wahrgenommen werden, mehr verdienen. Schönheit ist natürlich subjektiv, doch bestimmte Merkmale werden universell mit gutem Aussehen verbunden. Darum stellten Wissenschaftler auch fest, dass übergewichtige Menschen weniger verdienen und häufiger für dumm gehalten werden. Ist das fair? Natürlich nicht. Es ist sogar einigermaßen verrückt.

Aber wir weisen dich darauf hin, weil es deine frustrierende Realität ist: Das ästhetische Image, das du ausstrahlst, und seine Wahrnehmung durch andere beeinflussen deine Möglichkeiten, an besser bezahlte Jobs zu kommen und befördert zu werden. Eine Studie von Professor Vasilios Kosteas von der Cleveland State University, die im *Journal of Labor Research* veröffentlicht wurde, ergab, dass Menschen, die trainieren und als »gut in Form« eingestuft werden, pro Jahr um durchschnittlich 10 Prozent mehr verdienen als solche, bei denen das nicht der Fall ist.

Die Forscher gingen sogar noch einen Schritt weiter und stellten fest, dass jemand umso mehr verdient, je mehr Zeit er im Fitnessstudio verbringt. Laut diesen Berechnungen würden drei Workouts pro Woche dein potenzielles Einkommen um 20 Prozent erhöhen.

Die Gründe sind vielfältig. Training verbessert Hirngesundheit, Selbstvertrauen, Leistungsfähigkeit und sogar die seelische Verfassung – lauter positive Attribute, die im Job, besonders für Positionen im gehobenen Management, nützlich sind.

Gesundheit ist also sprichwörtlich dein wichtigstes Hab und Gut.

Doch für eine Managementposition sind keine Muskeln vonnöten, die man selbst durch den Anzug erkennt. Eine Optimierung der Hormone und die Verwandlung in einen Alpha schaffen bereits das Selbstvertrauen, das du für deine berufliche Karriere brauchst. Selbstbewusste Menschen treffen bessere Entscheidungen. Und je mehr gute Entscheidungen du im Job triffst, desto mehr wird man dich respektieren, desto mehr werden deine Vorgesetzten auf dich aufmerksam werden. Und letztlich sind die klügsten und fähigsten Personen nicht immer die, die ganz nach oben kommen; wir kennen jede Menge mittelloser und frustrierter Menschen mit Doktortitel.

In den meisten Filmen und Serien ist der Boss übermäßig selbstbewusst, aber äußerst unfähig. Hollywood gibt auf diese Weise seinen Kommentar zur realen Arbeitswelt ab; bestes Beispiel ist Michael Scott aus *Das Büro (The Office)*. Selbstsichere Menschen schaffen es bis ganz nach oben.

Es stimmt, Glück kann man nicht kaufen. Doch Selbstvertrauen beflügelt deinen Erfolg, der wiederum Glück hervorruft und letztlich alle Aspekte deines Lebens bereichert.

Weniger Stress

Zwar kann man mit Geld nicht alles kaufen, doch es löst das Problem, kein Geld zu haben. Kein Geld zu haben verursacht Stress. Das ist eine simple Tatsache, und der häufigste Stressfaktor sowohl für Einzelpersonen als auch für Beziehungen. Geld ist die häufigste Ursache für Eheprobleme und führt zu mehr Scheidungen als jedes andere Thema. Wenn man bedenkt, dass die Scheidungsrate über 50 Prozent liegt, erkennt man schnell, dass geregelte Finanzen die Voraussetzung für eine gute Beziehung und Gesundheit sind.

Was wir zur Verbesserung der finanziellen Situation beitragen werden, haben wir bereits erwähnt, und es kommen noch mehr Details. Vorläufig musst du einfach begreifen, dass deine Finanzen ein indirekter Stressfaktor sind. Den möchten wir beseitigen, aber wir möchten den Stress auch direkt anpacken. Stress wird durch die psychologische Wahrnehmung eines Kontrollverlusts ausgelöst, welcher buchstäblich eine physiologische Reaktion hervorruft, durch die du dich schrecklich fühlst.

Schrecklich solltest du dich niemals fühlen. Deswegen wird unser Programm dir wieder die Kontrolle geben. Du sollst das Gefühl haben, du könntest in deiner Welt wirklich etwas bewegen. Wenn du diese neue Realität schaffst, in der du Veränderung bewirken kannst, wirst du einen der größten Stressfaktoren in deinem Leben beseitigen.

All das beginnt mit einer Diät und einer Trainingsmethode, die so wirkungsvoll ist, dass dir gar nichts anderes übrig bleibt, als dich besser zu fühlen. Klingt zu gut, um wahr zu sein – wir verstehen das. Aber es ist wissenschaftlich fundiert. Auch wenn du noch kein Workout absolviert hast, sagt dir vielleicht das Wort »Endorphine« etwas. Das sind Wohlfühlhormone, die durch während des Trainings ablaufende biochemische Reaktionen produziert werden. Sie können schädlichen Hormonen wie dem Cortisol entgegenwirken. Näheres über Cortisol findest du in Kapitel 5, doch wenn du spätabends vor dem Fernseher sitzt, hast du vermutlich schon davon gehört. In Werbespots für Diätprodukte spielt es eine große Rolle. Stopp das Cortisol, stopp die Gewichtszunahme! Das stimmt zwar zum Teil, doch solche Werbespots biegen sich die wissenschaftlichen Grundlagen zurecht und werben für bescheuerte Präparate, die nicht wirklich helfen.

Einfach ausgedrückt: Stress führt zu einer höheren Cortisolausschüttung, die dich dicker und reizbarer werden lässt; du kannst deinen Tag erst angehen, wenn du fünf Espressi intus hast. Als wäre das noch nicht schlimm genug, führt Cortisol zur Produktion von noch mehr Cortisol und verursacht so noch mehr Stress. Warum wir Cortisol für so viele unserer Probleme verantwortlich machen, ist leicht zu begreifen, aber es gibt einfache Lösungen, die wesentlich wirkungsvoller sind als Pillen.

Auch wenn du seit Jahren vom Cortisol erdrückt wirst, können bestimmte Trainings- und Diätstrategien die Wirkung des Cortisols reduzieren. Strategien wie Laktattraining und Intervallfasten (siehe Teil 3) führen auch zur Produktion von Wachstumshormon, welches das Cortisol weiter reduziert. Dieser Cocktail gleicht alle Probleme aus, die vom Cortisol verursacht werden, und beseitigt insbesondere das Bauchfett. Und wenn Bauchfett dir jemals Stress bereitet hat, dann hast du nun einen Grund weniger, dir Sorgen zu machen.

MACH DIE AUGEN AUF

Im Gegensatz zu vielen anderen Menschen, die den Ruf des Abenteuers versäumen oder einfach überhören, kannst du diese Ausrede nicht länger geltend machen. Wir haben versucht, dir alles sehr deutlich zu machen, weil wir dir helfen wollen, das zu tun, was du vielleicht für unmöglich hältst. Um es noch deutlicher zu machen, müsste auf dieser Seite nun die Holografie einer Prinzessin erscheinen, die dich um Hilfe bittet. Oder vielleicht die einer kleinen Italienerin, die 30 weiße Poloshirts braucht.

KAPITEL 5

Antworten finden

ALLES, WAS DU ÜBER HORMONE WISSEN MUSST

Luke Skywalker: »Ich suche jemanden.«
Meister Yoda: »Du suchst jemanden?
Gefunden hast du jemanden.«

New York City, 7:48 Uhr
In der Wohnung von John Romaniello

»Also, so aufzuwachen ist nicht lustig.« Indem man als Idiot bezeichnet wird, nämlich. So hatte man mich jedenfalls genannt, mehr oder weniger – und früh am Morgen noch dazu.

Wie jeden Morgen hatte ich um 7:45 Uhr begonnen, meine E-Mails durchzugehen. Jetzt war es 7:48 Uhr, ich hatte alles in die richtigen Ordner sortiert, den Spam gelöscht (nein, ich brauche keinen größeren Penis, vielen Dank auch) und mich gerade auf den Käse in meinem Posteingang gestürzt – als ich schon bei der allerersten E-Mail erstarrte.

Sie stammte von einem meiner Kunden, die Botschaft war eher einfach: Ich hatte verdammt noch mal keine Ahnung von irgendetwas.

Zugegeben, *ganz so* schrieb er das nicht; aber aus jeder einzelnen Zeile sprang mir sehr deutlich sein »Ich glaub es nicht« entgegen.

Colin, ein 49-jähriger Kraftdreikämpfer, hatte zum ersten Mal in seinem Leben beschlossen, er wollte schlank werden. Er meldete sich für mein Coaching-Programm an, und zwölf Stunden und sechs Minuten nachdem er seine Anweisungen erhalten hatte – wie ich meinen gesendeten Nachrichten entnahm –, hatte Colin mir eine drei Seiten lange E-Mail geschrieben, in der er mir genau mitteilte, was an meinen Konzepten alles falsch war.

Natürlich sagte er nicht ausdrücklich: »Roman, du liegst falsch.« Nicht so direkt. Stattdessen stellte er alles infrage, was ich für sein neues Workout-Programm vorgeschlagen hatte.

Colin war nicht aggressiv, er verteidigte seine Vorstellungen, sein Verständnis des Trainings, was er »für richtig hielt«. Meine Vorschläge konterkarierten all das, und seine Sicht der Dinge – und in gewisser Hinsicht sein *Ego* – würde sich nur schwer damit vereinbaren lassen.

Wie jeder andere neige auch ich zu Regungen meines Egos, daher reagierte ich zunächst beleidigt und entrüstet darauf, dass jemand meine Arbeit infrage stellte. Diesen Instinkt kennt jeder Mensch in jedem Beruf. Nochmals: Das ist das Ego. Es gründet sich auf das Gefühl, recht zu haben – und auf die Überzeugung, dass man recht hat.

Wie Colin fühlte auch ich mich nun herausgefordert, fühlte meine Weltsicht infrage gestellt – und ich hatte das Bedürfnis dagegenzuhalten. Diesen Impuls sublimierte ich rasch.

Ich atmete tief durch und versetzte mich an Colins Stelle. Ich las seine E-Mail nochmals und merkte bald, dass er weniger *mich* infrage stellte, sondern eher schilderte, wie sehr mein *Programm* seiner Sicht der Dinge widersprach. Und ich musste zugeben, dass mein Programm radikal anders war.

Colin war Kraftdreikämpfer, einer, der routinemäßig dreimal 160 Kilo drückt, beim Kreuzheben dreimal 200 Kilo wuchtet. Er trainierte seit vielen Jahren, mit Sicherheit länger als ich – länger, als ich auf der Welt war, um genau zu sein. Alles, was er erreicht hatte, war auf seine Trainingsmethoden und seine Überlegungen zurückzuführen.

Mein Programm basierte nicht auf denselben Grundsätzen, nicht auf dem, was Colin »für richtig hielt«. Um mein Programm annehmen zu können, musste Colin begreifen, dass seine bisherigen Methoden seinen neuen Zielen nicht dienlich sein würden. Colin musste erkennen, dass verschiedene Ziele verschiedene Methoden erfordern.

Colin konnte mein Programm nur annehmen, wenn er den Konflikt zwischen den unterschiedlichen Sichtweisen auflösen konnte – das war eine Herausforderung, das würde sein erster Schritt sein. Und *meine* Herausforderung bestand darin, ihm dabei behilflich zu sein.

Doch bevor wir beide so weit waren, musste Colin akzeptieren, dass ich etwas wusste, was er nicht wusste – dass jemand, der 20 Jahre jünger war als er, Geheimnisse kannte, die ihm noch fremd waren.

Damit überhaupt *irgendetwas* in Richtung seines Zieles geschehen konnte, musste mich Colin in meiner Rolle als sein Vorbild, Freund und Lehrer annehmen. Wie Luke in jenem Sumpf auf Dagobah musste Colin begreifen, dass es die unterschiedlichsten Jedi-Meister gibt – und das wirst du auch müssen.

AUFTRITT DES MENTORS

Was den Monomythos angeht, wird der erste echte Übergang – der erste Schritt aus der gewöhnlichen Welt in die besondere Welt – als Überschreiten der ersten Schwelle bezeichnet. Dies ist die vierte Station der Reise, für alle, die zu Hause Buch führen.

An diesem Punkt weiß der Held (weißt du) bereits, dass es im Leben mehr gibt, als er bisher erfahren hat. Er hat begriffen, dass er zwar nicht in der besonderen Welt lebt, diese aber *existiert* – und diese Erkenntnis erfüllt ihn mit Furcht und Sehnsucht gleichermaßen.

Dem Helden wird bewusst, dass es außerhalb seines Jobs – seiner Farm, seiner Heimatstadt, jeder anderen Inkarnation des Gewohnten, an die er gebunden ist – noch eine Welt gibt, dass es außerhalb seines kleinen Kosmos Erfolg gibt, dass es einen Körper gibt, den er im Spiegel (noch) nicht sehen kann.

Leider reicht diese *Bewusstmachung* nicht aus, um den Helden aus der gewöhnlichen Welt in die besondere zu ziehen. Das Überschreiten der ersten Schwelle ist oft der schwierigste Teil der Reise, doch natürlich *muss* sie überschritten werden, damit die Geschichte ihren Lauf nimmt – du musst den schwersten Schritt, den ersten, tun, um in deiner Entwicklung vorwärtszukommen.

In vielen Fällen ist die Vorstellung, jenseits des Vertrauten ins Unbekannte vorzudringen, zu viel und führt zu Verweigerung.

An diesem Punkt braucht der Held etwas – oder *jemanden* –, der ihm hilft, die sprichwörtliche Hürde zu nehmen. Es überrascht nicht, dass die vierte Station häufig mit einem anderen extrem wichtigen Ereignis überlappt: dem Auftritt des Mentors.

Werk	Held	Mentor
Das Schwert im Stein	Arthur Pendragon	Merlin
Herr der Ringe	Frodo Baggins	Gandalf
Der Hobbit	Bilbo Baggins	Gandalf
Star Wars: Eine neue Hoffnung	Luke Skywalker	Obi-Wan Kenobi
Harry Potter	Harry Potter	Professor Albus Dumbledore
Karate Kid	Daniel LaRusso	Mister Miyagi
Hook	Peter Banning / Peter Pan	Tinker Bell
König der Löwen	Simba	Rafiki
Monster Busters	Sean	Ängstlicher Kerl
Dracula	Jonathan Harker	Abraham Van Helsing
X-Men	Wolverine/Cyclops	Professor Charles Xavier
An jedem verdammten Sonntag	Willie Beamen	Coach Tony D'Amato
Die Indianer von Cleveland	Rick »Wild Thing« Vaughn	Jake Taylor
Rocky	Rocky Balboa	Mickey Goldmill
James Bond	James Bond	Q
Aschenputtel	Aschenputtel	Gute Fee
Men in Black	Agent J	Agent K
Herkules-Sagen	Herkules	Cheiron, der Kentaur
Kampf der Titanen (1981)	Perseus	Ammon
Jerry Maguire	Jerry Maguire	Dicky Fox
Hitch	Albert Brennaman	Hitch

Es dürfte dich nicht überraschen, dass Mentoren für ein besseres Leben wichtig sind. Fast jeder erfolgreiche Mensch hat einen Mentor, der Archetyp des Mentors – oder weisen Mannes – erscheint neben dem Helden in beinahe jeder Geschichte, die du je hören wirst, von der Antike bis zur Popkultur;* die Gestalt ist uns so vertraut, dass man sie leicht übersehen könnte. Wie wichtig ein solcher Mentor für den Helden während seiner Mission ist, macht unsere Liste mit Beispielen aus einigen der bekanntesten Bücher und Filme unserer Zeit deutlich (siehe vorstehende Tabelle).

In der obigen Tabelle erwähnen wir den ersten *Star-Wars*-Film, aber die Beziehung kommt in fast jeder Episode vor. Sie verändert sich von Film zu Film ein wenig, ist aber immer vorhanden. Hier ist eine Aufstellung, in der Chronologie der Geschichte:

Episode	Held/Lehrling	Mentor
Die dunkle Bedrohung	Obi-Wan Kenobi	Qui-Gon Jinn
Angriff der Klonkrieger	Anakin Skywalker	Obi-Wan Kenobi
Die Rache der Sith	Anakin Skywalker	Darth Sidious
Eine neue Hoffnung	Luke Skywalker	Obi-Wan Kenobi
Das Imperium schlägt zurück	Luke Skywalker	Meister Yoda

* Das Wort *Mentor* geht auf Homers *Odyssee zurück*, in der die Göttin Athene die Gestalt eines weisen alten Mannes namens Mentor annimmt, der Odysseus und Telemachos mit Ratschlägen zur Seite steht.

Die einzige Episode, in der der Beziehung zwischen Held und Mentor keine besondere Bedeutung zukommt, ist *Die Rückkehr der Jedi-Ritter*. Der Grund dafür ist, dass auch George Lucas seinen Campbell studiert und die Bedeutung des Monomythos erkannt hat – die Handlung dieser Episode setzt an einem Punkt ein, an dem Luke bereits ein voll entwickelter Held ist.

Campbell und scheinbar auch die meisten Drehbuchautoren sind sich darin einig, dass Mentoren enorm wichtig sind; Ob es sich nun um Mickey, Merlin oder Mister Miyagi handelt, diese Figur ist omnipräsent. Für das Überschreiten der ersten Schwelle wird oft Ermutigung durch einen Mentor benötigt, der das Selbstvertrauen des Helden fördert, ihn innere Widerstände überwinden und in die besondere Welt übertreten lässt.

In dieser Situation befand sich Colin in jenem Moment. Und genau das hindert vermutlich auch dich daran, die Grenzen in deinem eigenen Leben niederzureißen.

Niemand greift ohne Grund zu diesem Buch. Du spürst ziemlich deutlich, dass das, was du tust, nicht funktioniert. Menschen wollen Veränderung und suchen danach. Doch wenn eine neue Realität nicht sofort Anklang findet, trifft sie auf Widerstand. Wenn etwas sich zu sehr vom Bisherigen unterscheidet, kann der Gedanke an eine Entwicklung zu unrealistisch erscheinen.

Dieses Dilemma lässt sich nur lösen, indem man nicht weiter über die Methode oder den Vorgang nachdenkt. Es lässt sich lösen, indem man daran glaubt. Daran glauben kann man nur, wenn man aufhört, über das, was man tut, nachzudenken – und das Augenmerk darauf richtet, *wem* man vertraut.

Anleitung kann jeder bieten, doch nur wenige können dich zu

einem Erfolg führen, den du sehen, verstehen und wiederholen kannst. Transparenz ist entscheidend, deshalb ließen wir uns mit diesem Buch so viel Zeit. Wir haben genug Mentoren scheitern sehen, um zu begreifen, dass wir gesellschaftliche Verantwortung tragen, gründlich forschen und wirksam anleiten müssen. Und genau das wollen wir nun tun; wir wollen deine Mentoren sein, dafür sorgen, dass du die Hindernisse auf deinem Weg erkennst, sie überwindest und Lösungen für deine spezifischen Probleme findest.

Letztlich hilft dir das Vertrauen in dein Vorbild über jede Hürde hinweg, entscheidend aber ist, ein Vorbild zu finden, dem du vertrauen kannst. Du musst zunächst nicht an die Methode glauben. Du musst daran glauben, dass dein Mentor mehr weiß als du und dass er in deinem Interesse handelt. Wenn du das schaffst, musst du den Vorgang nicht verstehen. Du musst »die Macht« nicht begreifen. Du musst die physiologischen Einzelheiten der Insulinregelung, des Hormonzusammenspiels, der Neueinstellung des Stoffwechsels nicht verstehen. All das kann man erklären. Nicht erklären lässt sich, wie man geistige Hürden überwindet. Das lässt sich nur mit Vertrauen bewältigen.

Wenn du uns vertraust, gib uns deine Hand und lass dich führen.

Wir konnten das Vertrauen all unserer anderen Kunden gewinnen, insbesondere Colins Vertrauen. Wir mussten das Training rechtfertigen, all seine Bedenken besprechen, seine Einwände entkräften und ihn wissen lassen, dass wir verstanden. Weil wir Erfolge bei anderen Personen vorweisen konnten, die ähnliche Ziele erreicht hatten, konnte er Vertrauen aufbauen.

Das ließ ihn den Schritt tun, die Schwelle überschreiten und die neuen Methoden versuchen, auch wenn sie ihm fremd waren oder einfach anders erschienen.

Colin ist bis heute der Prototyp der Erfolgsstory geblieben, der Inbegriff eines Mannes, der sein bestes Leben lebt.

AUF DEM WEG ZUM ALPHA

Im Mittelpunkt: ***Colin Wilson***

DIE GEWÖHNLICHE WELT

Gewichtheben betreibe ich seit fast 30 Jahren. Ich lernte ausschließlich durch Versuch und Irrtum. Mit der Zeit machte sich mein Alter (49) bemerkbar, ich begann, die tägliche Arbeit mit schweren Gewichten zu spüren. Ich wollte meinem Körper eine Heilungspause gönnen und besser auf mich achten. Ein Trainingsziel hatte ich alleine nie erreicht: unter 10 Prozent Körperfett zu kommen, richtig schlank zu werden.

DER WECKRUF

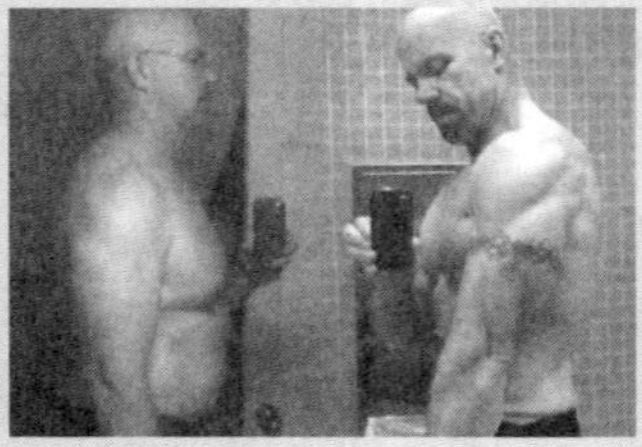

Ich wusste, dass ich Hilfe brauchte, und nahm Kontakt zu John Romaniello auf. Er nimmt seine Aufgaben ernst und sieht auch noch umwerfend aus, gehört also nicht zu denen, die Wasser predigen und Wein trinken. Der erste Trainingsplan war völlig anders als das, was ich bisher getan hatte. Es gab nichts, was ich auch nur ansatzweise mit »Heben« in Verbindung gebracht hätte. Ich motzte ein wenig; okay, ich motzte gewaltig. Ein 127-Kilo-Kerl macht eine Kniebeuge mit einer 30-Kilo-Kurzhantel? Wie sieht denn das aus!

Mittlerweile weiß ich, dass dieses Programm mehr mentale Disziplin erfordert, als ich früher aufgewandt hatte. Trainieren für den Fettabbau und zur Hormonoptimierung bedeutet, sich zu Wiederholung um Wiederholung aufzuraffen, die Ruhezeiten einzuhalten, den Körper zu neuen Herausforderungen zu zwingen und zu erkennen, dass es funktioniert. Es kommt darauf an, dass du dir etwas abverlangen kannst, wenn andere es nicht tun oder nicht können.

ALPHA-STATUS

Schließlich kamen Menschen, die ich nicht kannte und die meine Entwicklung nur im Fitnessstudio beobachtet hatten, auf mich zu, um mir zu sagen, wie toll ich aussah. Einer der Mitarbeiter im Studio war erstaunt, in welch kurzer Zeit ich all das erreicht hatte. Mein Ziel von 9,5 Prozent Körperfett erreichte ich genau zu Weihnachten 2011, nur sechs Monate nachdem ich die Arbeit mit John begonnen hatte. Ich fühle mich so viel besser als je zuvor! Ich habe keine Ahnung gehabt, wie stark sich die extra Kilos auf mein Leben und meine Gesundheit auswirkten. Nun hüpfe ich morgens einfach aus dem Bett, ohne dass es irgendwo kracht oder wehtut. Meine Werte (Blutdruck, Cholesterin, O_2) sind die eines 20 Jahre Jüngeren. Seit ich mein Ziel erreicht habe, ist mehr als ein Jahr vergangen, ich baue langsam Muskelmasse auf, bewahre mir aber meinen schlanken Körper. Ich konnte alles, was John mir beibrachte, umsetzen.

WARUM HORMONE FÜR MÄNNER WICHTIG SIND

Anzeichen für den Fettab- und Muskelaufbau zeigen sich äußerlich, doch wie gut oder wie rasch du das bewältigst, entscheidet sich ausschließlich im Inneren deines Körpers.

Wenn du verstehst, wie deine Hormone sich auswirken, und lernst, sie durch die Anwendung unserer Methoden zu regeln, bewirkst du Veränderung von innen her.

Alphas betrachten ein Problem von allen Seiten, um eine Lösung zu finden.

Bisher wurden in diesem Buch schon einige Hormone erwähnt, doch nun erfährst du im Einzelnen, warum die Regelung deiner Hormone dir helfen wird, dein Leben in die gewünschten Bahnen zu lenken. Vorher musst du jedoch etwas über die wichtigsten Hormone in deinem Körper erfahren, über ihre Funktion und darüber, wie sie im Moment deine seelische, physische, soziale und emotionale Gesundheit beeinträchtigen.

Testosteron

Wir wollen gar nicht lange um den heißen Brei herumreden: Testosteron macht dich zu einem Mann. Es lässt dich Muskeln auf- und Fett abbauen. Es macht dich für Frauen attraktiv, steht hinter deinem sexuellen Antrieb und fördert die

Erholung nach den Workouts. Es ist in deinen Genen, es ist Triebkraft für deine Gesundheit, deinen Reichtum, deine Energie, deine Lebenserwartung. Gäbe es kein Testosteron, würden wir dieses Buch nicht schreiben.

Aber wir schreiben dieses Buch, weil es ein ernsthaftes Problem gibt. In den vergangenen 20 Jahren ist der durchschnittliche Testosteronspiegel bei Männern um 20 bis 30 Prozent gesunken. Aus genau diesem Grund wurden die Männer immer dicker, sexuell weniger attraktiv und unzufriedener – mit ihrem Aussehen, ihrem Befinden und ihrem Liebesleben. Das ist nicht unsere persönliche Meinung; das sind wissenschaftliche Tatsachen.

Hier liegt auch das Problem der meisten Gesundheitsmaßnahmen – sie zielen nicht auf Testosteron ab. Du kannst noch so viele Wiederholungen und Durchläufe machen, wenn du nicht genug Testosteron produzierst, wird deine Muskelmasse nicht mehr werden. Aus diesem Grund ist auch der weibliche Körper von Natur aus nicht muskulös. Frauen produzieren nicht so viel Testosteron wie Männer, daher sieht ihr Körper anders aus. Wie du noch sehen wirst, ist deine Fähigkeit, Muskelmasse zu erhalten und aufzubauen, unerlässlich für einen gut funktionierenden Körper und für ein Leben nach deinen Vorstellungen.

Versteh uns nicht falsch. Beim Testosteron geht es nicht darum, auszusehen wie ein Bodybuilder. (Aber es würde dir natürlich dabei helfen, wenn du das willst.) Wir zielen hier vielmehr auf jene Merkmale ab, die dich zu einem Alpha werden lassen. Wusstest du, dass ein niedriger Testosteronspiegel die Gesundheit deiner Spermien gefährdet? Oder dass ein sinkender Testosteronspiegel mit einem Nachlassen der Hirnaktivität und des Gedächtnisses in Zusammenhang gebracht wurde? Männer mit einem höheren Testosteronspiegel sind weniger anfällig für Herzerkrankungen, geben weniger Geld für die Behandlung gesundheitlicher Probleme aus und leben deutlich länger – wir sprechen hier von zehn Jahren.

Dein Testosteronspiegel ist in deinen Zwanzigern am höchsten, beginnt aber gleich zu Beginn der Dreißiger abzufallen. Du musst jedoch kein Geld ausgeben, um den Spiegel wieder anzuheben. Die meisten Ärzte sind nur allzu gerne bereit, eine Hormonersatztherapie zu verschreiben und deinen Körper mit exogenen Hormonen zu füllen. Es zeigt sich jedoch, dass schon kleine Veränderungen – beispielsweise mehr Schlaf – ausreichen, um den Testosteronspiegel um bis zu 50 Prozent zu erhöhen. Und etwas mehr zu schlafen wäre bloß eine einfache Veränderung.

Oberstes Ziel ist die Beseitigung deines Bierbauchs. Je mehr Fett du mit dir herumträgst, desto mehr Aromatase produzierst du, und dieses Enzym verwandelt dein Testosteron in das weibliche Hormon Östrogen. Östrogen aber lässt dich weicher wirken, es macht deine Erektionen weicher, und es macht dich sogar emotional weicher. Und wir wissen, dass du das nicht willst. Mit dem Abbau von Fett bewirkst du am allermeisten, um deine Testosteronproduktion hochzuhalten und so lange wie möglich jung zu bleiben. Immerhin fanden australische Forscher heraus, dass der Testosteronspiegel mit dem Alter nicht sinken muss. Er kann bis weit in die Sechziger hoch bleiben, solange du richtig trainierst, das Richtige isst, nicht rauchst und deinen Körperfettanteil gering hältst.

Du wirst in diesem Buch reichlich Tipps für die Anhebung des Testosteronspiegels finden, doch hier ist dein Spickzettel für »T«.

- Heb schwere Gewichte.
- Mach Intervalle.
- Absolviere Sprints und trainiere den Unterkörper.
- Nimm Vitamin D ein (mindestens 300 IE/Tag).
- Lass das Rauchen sein.
- Nimm Zink ein.
- Schlafe mehr als sechs Stunden pro Nacht.
- Iss mehr Protein.
- Mach Kniebeugen und Kreuzheben.
- Leg im Fitnessstudio kürzere Ruhepausen ein.
- Nimm Fischöl ein.
- Übertreib das Training nicht (halte dich einfach an unser Programm).
- Nimm tierische Fette, auch aus Milchprodukten, in deine Ernährung auf.
- Iss Eier.

Wachstumshormon

Wenn Testosteron der Batman der Männlichkeit ist, dann wäre das Wachstumshormon wohl Robin. Dieses hochwirksame, aber unauffällige Hormon wird oft als Jungbrunnen angesehen, Ärzte und Anti-Aging-Institute verschreiben es gerne, um der Alterung entgegenzuwirken. Das Wachstumshormon und Testosteron wirken am besten im Verbund, was bedeutet, dass jedes einzeln hochwirksam ist, sie gemeinsam jedoch noch deutlich stärker und hilfreicher sind.

Das Wachstumshormon hat nachweislich die stärkste körperliche Wirkung auf die Fettverbrennung und die Verlängerung der Lebensdauer. Noch nützlicher ist jedoch sein Einfluss darauf, dass dein Körper effizienter und effektiver funktioniert.

Wenn mehr Wachstumshormon in deinem System unterwegs ist, kannst du Protein besser verwerten und mehr Muskeln aufbauen. Du kannst auch deine Schlafqualität verbessern und die Heilungs- und Erholungsphasen beschleunigen. Wie der Name schon sagt, verbessert das Wachstumshormon das Zellwachstum – es fördert Muskelmasse, kräftigt die Knochen, verringert die Belastung für die Leber und, was vielleicht am meisten unterschätzt wird: Es schützt das Immunsystem. Eine Erhöhung des Wachstumshormons ist eine der besten Maßnahmen zur Abwehr von Krankheiten.

Du wirst viele Methoden zur Erhöhung des Wachstumshormons kennenlernen, die wirksamste unter ihnen ist die als Intervallfasten bezeichnete neue Ernährungsweise, die du in Teil 3 kennenlernen wirst. Bis dahin findest du hier einige einfache Maßnahmen:

- Schlafe mehr.
- Faste am Vormittag.
- Sorge für besseren Schlaf.
- Hebe schwerere Gewichte.
- Nimm BCAA (verzweigtkettige Aminosäuren) ein.
- Iss ordentlich vor dem Schlafengehen.
- Leg Sprints ein (10 bis 30 Sekunden sind am besten).
- Mach metabolisches Widerstandstraining mit hoher Intensität (maximal 30 bis 40 Minuten).
- Iss nicht vor dem Workout.
- Nimm vor dem Training nicht zu viele Kalorien zu dir.

Leptin

Jemand nimmt mühelos 10 Kilo ab, nur um dann an den nächsten 2 Kilo beinahe zu scheitern – klingt vertraut, oder? Vielleicht ist es dir sogar selbst passiert. Es ist eine frustrierende Erfahrung, die, wie viele Phänomene im Bereich Körpergewicht, mit deinen Hormonen zusammenhängt; genauer gesagt mit dem Hormon Leptin.

Der Name Leptin leitet sich vom griechischen *leptos,* »dünn«, her. Das Hormon wird in deinen Fettzellen produziert, was bedeutet, je mehr Körperfett du hast, desto mehr

Leptin wird grundsätzlich ausgeschüttet. Das ist deswegen so wichtig, weil Leptin eines der steuernden Hormone ist, die die Ausschüttung anderer für den Stoffwechsel bedeutsamen Hormone beeinflussen, etwa die der Schilddrüsenhormone T3 und T4. Ist der Leptinspiegel hoch, wird auch relativ viel T3 und T4 produziert, du kannst mehr Fett verbrennen; fällt der Leptinspiegel ab, geht es den anderen Hormonen ebenso.

Dass Leptin in den Fettzellen produziert wird, ist ein wichtiger Grund dafür, dass man mit stärkerem Übergewicht rascher abnimmt. Der Leptinspiegel hängt jedoch auch direkt mit der Kalorienaufnahme zusammen – wenn du weniger Kalorien zu dir nimmst, fällt der Leptinspiegel beträchtlich ab. In der Folge werden auch die anderen Fettverbrennungshormone weniger, der Fettabbau erfolgt im Schneckentempo.

Leptin wird deswegen auch als Anti-Hunger-Hormon bezeichnet – dein Stoffwechsel verlangsamt sich, damit du auch mit wenig Nahrung überleben kannst. Leptin ist also für ein geringeres Hungergefühl verantwortlich. Für dein Überleben ist das sehr wichtig, für den Fettabbau dagegen tückisch: Du musst weniger essen, um Fett zu verbrennen, doch wenn du weniger isst, sinkt die Leptinproduktion. Und je weniger Leptin du produzierst, desto hungriger wirst du, desto eher wirst du mehr essen, als du brauchst.

Wenn du dennoch Fortschritte machen möchtest, musst du den Leptinspiegel trotz Kaloriendefizits hochhalten – wie das geht, erfährst du in Kapitel 7. Merke dir vorläufig die folgenden Taktiken für eine Erhöhung des Leptinspiegels:

- Faste mindestens 16 Stunden pro Tag.
- Baue strategische Mogelmahlzeiten ein (maximal ein Tag pro Woche).
- Mach Widerstandstraining.
- Mach Ausdauertraining über lange Strecken.
- Meide anabole Steroide (genau: Sie sind illegal. Und richtig: Sie senken den Leptinspiegel).
- Ernähre dich proteinreich.
- Iss nicht zu viel Fruchtzucker.
- Reduziere deine Kalorien bei einer Diät nicht zu sehr (um nicht mehr als 500 bis 600 Kalorien pro Woche).

Ghrelin

Ghrelin hat von allen Hormonen die witzigste Bezeichnung, es klingt wie Gremlin. Und wie die Gremlins ist es ein lästiges kleines Monster. Es wird auch als Hungerhormon bezeichnet und im Hypothalamus (in deinem Gehirn), in den Nieren und in der Hypophyse produziert. Der Großteil des Ghrelins wird jedoch im Magen synthetisiert und ausgeschüttet, und zwar die ganze Nacht über und in einem bestimmten Rhythmus, mit Spitzenwert beim Aufwachen. Egal, wo es produziert wird, die Wirkung ist immer dieselbe: Fressattacke!

Ghrelin löst nämlich einerseits Hunger aus und wird andererseits bei Hunger ausgeschüttet. Dein Magen produziert Ghrelin, wenn er sich leer anfühlt. Wann immer du beginnst, Ghrelin zu produzieren, wirst du hungrig, und immer wenn du hungrig bist, wird Ghrelin ausgeschüttet. Das Entscheidende: Deine Ghrelinausschüttung richtet sich hauptsächlich nach deinem Essrhythmus, Ghrelin ist sozusagen lernfähig: Je öfter du isst, desto öfter produzierst du Ghrelin.

Das ist einer von vielen Gründen, warum die Hypothese, du müsstest fünf bis sechs kleine Mahlzeiten pro Tag essen, einen Haken hat. Diese Ernährungsweise wird dich – im Hinblick auf die Hormone und den Körperbau – hungriger werden lassen. Das wäre toll, wenn du zunehmen möchtest. Dann *möchtest* du hungriger sein. Wenn dein Ziel jedoch lautet, Gewicht zu verlieren und schlanker zu werden, ist es nachhaltiger und angenehmer, seltener zu essen und dennoch satt zu sein – du ersparst dir einen Haufen Frust- und Hungergefühle.

Mit einem besseren Mahlzeitenrhythmus kannst du den Ghrelinspiegel ins Gleichgewicht bringen, auch Schlafen hilft. In im *American Journal of Human Biology* veröffentlichten Forschungsarbeiten wurde ein direkter Zusammenhang zwischen Schlafmangel, Überessen und Fettleibigkeit hergestellt. Viele Menschen denken, Schlafmangel würde uns einfach deshalb mehr essen lassen, weil wir länger wach sind und mehr Zeit zum Essen haben. In Wahrheit wirkt sich Schlafmangel jedoch auf die Spiegel diverser Hormone und auf die Hirnfunktion aus und veranlasst dich so zum Essen – vor allem zum Essen von Zeug, das du meiden solltest.

Ein Angriff von drei Seiten macht dich dick. Wenn du nicht ausreichend schläfst,

1. ***steigt der Cortisolspiegel, im Gehirn werden Belohnungszentren aktiviert, die Verlangen nach Nahrung erzeugen.***
2. ***produzierst du mehr Ghrelin, es wird schwieriger, den Spiegel zu senken, und du fühlst dich die ganze Zeit hungrig.***
3. ***Schlafmangel und ein höherer Ghrelinspiegel lassen dich schneller zu Desserts und anderen süßen Dickmachern greifen.***

Mogelfutter hat seinen Platz in unserem Programm, aber du solltest es dann essen, wenn *du* willst, nicht dann, wenn dein Gehirn unwiderstehliches Verlangen danach erzeugt. Genau das aber passiert, wenn du nicht genug Schlaf bekommst. Forscher der Columbia University untersuchten Studienteilnehmer mit Schlafdefizit mittels MRT und stellten fest, dass bei weniger als sechs Stunden Schlaf pro Nacht jene Hirnbereiche, die ein Verlangen nach Junkfood erzeugen, stärker aktiviert sind. Wenn du dich nicht von jeder Art von Fastfood-Werbung fernsteuern lassen möchtest, schützt du dich am besten durch mehr Schlaf.

So beugst du einem hohen Ghrelinspiegel vor:

- Schlafe ausreichend.
- Iss nicht zu viel Zucker.
- Iss nicht zu häufig.
- Iss mehr Protein.
- Mach Intervallfasten.

Östrogen

Östrogen kennst du vermutlich als weibliches Geschlechtshormon, das zumindest teilweise für die Entwicklung der Brüste verantwortlich ist. Männer stehen schließlich auf Brüste. Östrogen steuert auch den Monatszyklus und die biologische Liebe der Frau zu Schokolade (im Ernst!). All das ist beeindruckend – wenn du eine Frau bist. Aber auch Männer haben Östrogen (wir brauchen es!), in den richtigen Mengen ist es ein wesentlicher Bestandteil des Hormongleichgewichts. Ist der Östrogenspiegel beim Mann zu hoch, kann er im Körper Schaden anrichten, was unter anderem zu einem Männerbusen, herabgesetzter Libido und Depressionen führt.

Östrogen ist eines der interessantesten Hormone, weil es einerseits notwendig ist, andererseits auch nachteilig wirkt. Östrogen ist Voraussetzung für deine Fähigkeit, Sperma zu produzieren; ansonsten würde es diese kleinen Kerle gar nicht geben. Doch wenn du zu dick wirst, wandelt das Enzym Aromatase dein Testosteron in Östrogen um, und dann laufen die Dinge aus dem Ruder.

Im nächsten Kapitel lernst du die wichtigsten Strategien kennen, mit denen du dein Testosteron optimierst, den Östrogenspiegel unter Kontrolle hältst und deinen Körper möglichst männlich bleiben lässt. Nach diesen Strategien gehen wir sofort zu den Ernährungstipps über, die Körper, Seele und Geist neu in Form bringen werden. Dazu gehören ein Kohlenhydratzyklus, Strategien für ein gesünderes Verdauungssystem, Ergänzungspräparate für einen dauerhaft hohen Testosteronspiegel, die besten Proteinlieferanten, die richtige Art zu trainieren und sogar geeignete Alkoholika. All das wird deinen Östrogenspiegel optimal einstellen.

Vorläufig kannst du Folgendes für dein Östrogen tun:

- Meide Soja.
- Reduziere Stress.
- Bleib glücklich (Niedergeschlagenheit erhöht die Östrogenproduktion).
- Iss nicht zu viel Kleie oder zu viele Hülsenfrüchte.
- Sei vorsichtig mit Giftstoffen im Kunststoff (soll heißen: Iss nicht aus Plastikbehältern).
- Kaufe pestizidfreie oder Bionahrung.
- Iss viel Brokkoli und Blumenkohl.
- Begrenze den Alkoholkonsum.
- Iss rotes Fleisch.

Insulin

»Insulin ist ein Kohlenhydrathormon, oder?« Na ja, in gewisser Hinsicht. Insulin hat nicht nur mit Kohlenhydraten zu tun, es steuert alles: vom Tempo der Fettverbrennung und des Muskelaufbaus bis zur Rolle der Nahrung als Energielieferant oder als Grund für einen Absturz.

Insulin wird in der Bauchspeicheldrüse produziert und ist für die Aufnahme von Nährstoffen in Zellen der Leber, Muskeln und in Speicherfett verantwortlich. Es hat also eine Art Torhüterfunktion. Arbeitet das Insulin effizient, sind deine Zellen für die Nährstoffspeicherung vorbereitet. Wenn du Insulin zum richtigen Zeitpunkt einsetzt, etwa unmittelbar nach einem Workout, wirst du Nährstoffe in deine Muskelzellen leiten. Auch wenn du nicht trainieren magst, ist die Steuerung des Insulins der Schlüssel zu gutem Aussehen. Wenn du den Insulinspiegel zur falschen Zeit erhöhst, werden die Nährstoffe nämlich in den Lipidzellen (Fett) landen, egal ob du trainierst wie ein Verrückter oder faul auf dem Sofa liegst.

Leider ist das Timing beim Insulin nicht so einfach, wie uns manche Leute glauben machen. Insulin bewegt sich schließlich nicht in einem Vakuum. Ziel ist es, deinen Körper empfänglicher für Insulin zu machen. Wenn die Insulinwirkung hoch ist, kannst du mit weniger Insulin dieselbe Wirkung erzielen. Mit einer hohen Insulinwirkung kannst du am einfachsten dafür sorgen, dass du Muskeln anstatt Fett aufbaust. Du kannst deine Insulinwirkung erhöhen, indem du Nahrungsmittel meidest, die Spitzenwerte hervorrufen (wie Zucker), und indem du mit Gewichten arbeitest, um mehr Muskeln aufzubauen. Deine Muskeln sind deine besten Freunde, wenn es darum geht, den Brennstoff in deinem Körper, vor allem Kohlenhydrate, zu verbrauchen.

Doch die meisten Menschen lösen mit ihrer Ernährungsweise ständige Insulinspitzen aus und bringen ihren Körper komplett durcheinander. Viele Menschen trainieren zwar, aber nur so, dass die Insulinwirkung nicht verbessert wird. Sie aber ist, wie wir noch sehen werden, in puncto Fettverbrennung und Muskelaufbau eine echte Geheimwaffe. Wenn dein Insulinspiegel verrücktspielt – wie es bei den meisten Menschen der Fall ist, ohne dass sie es ahnen –, können sogar die Kohlenhydrate nach dem Workout schädlich und gefährlich werden.

Dann lautet das Ziel, das Insulin richtig steuern zu lernen, damit du es zum richtigen Zeitpunkt nützen kannst. Ein chronisch hoher Insulinspiegel führt zur sogenannten Insulinresistenz. Dann setzt dein Körper Insulin weniger effizient ein, du musst also mehr davon produzieren, um Kohlenhydrate wirksam zu verdauen und zu verwerten. Das ist nicht gut. Du möchtest nicht mehr Insulin in deinem Körper haben. Du möchtest nur, dass Insulin die aufgenommene Nahrung günstig verstaut. Wenn du mehr Insulin produzierst, bedeutet das nur, dass die aufgenommene Nahrung eher als Fett gespeichert wird.

Bei einer Insulinresistenz bleibt dein Blutzuckerspiegel über längere Zeit hinweg erhöht, weil die aufgenommenen Kohlenhydrate (die dein Körper in Glukose verwandelt) nicht so rasch verstaut werden und nicht in die Muskelzellen gelangen. Du wirst buchstäblich resistent. Deine Muskelzellen sind die Motoren, Kohlenhydrate der Treibstoff. Wenn die Kohlenhydrate unterwegs hängenbleiben, kannst du die Nahrung nicht so leicht dort speichern, wo der Körper es möchte (in den Muskeln). Dann bildet sich auf den Transportwegen ein Stau, die Arterien verstopfen, und die verzehrten Kohlenhydrate werden als Fett gespeichert, weil der Körper buchstäblich keine andere Wahl hat.

Das ist ein Teufelskreis, weil Insulinresistenz den Körper auch kein Fett verbrennen lässt. Wenn die Kohlenhydrate nicht in die Muskeln gelangen – weil dein Körper resistent ist –, produzierst du mehr Insulin, und all diese Zucker werden als Fett gespeichert.

Aber du wirst dadurch nicht bloß dicker. Was noch schlimmer ist: Du kannst auch kaum Muskeln aufbauen. Dieselben Kohlenhydrate, die in deiner Blutbahn festsitzen, blockieren auch den Proteintransport, deine Muskeln erhalten keine Aminosäuren für ihr Wachstum, ihre Erholung und die ordnungsgemäße Funktion des Körpers. Weil deine Muskelzellen für ihr Wachstum Zucker brauchen (wie du weißt, sind Kohlenhydrate Treibstoff), fühlt sich dein Körper genötigt, Zucker bereitzustellen. Wie macht er das? (Warte kurz… warte kurz…) Er zerlegt Muskeln, um deinem Körper den

Zucker zu liefern, den er zum Funktionieren braucht. Das Problem dabei ist: Der Zucker ist zwar vorhanden, aber er kommt nicht durch. Der Zucker bleibt dir also erhalten, während der Körper deine Muskeln aufbraucht.

Oh. Verflucht! Gar nicht so schwer zu verstehen, warum wir dick werden, oder?

Dass der Körper bei steigender Insulinresistenz nach immer mehr Kohlenhydraten verlangt, ist unvermeidlich. Und du kannst nichts dafür. Du versuchst, die Maschine (den Körper) zu versorgen, aber sie funktioniert nicht richtig, dein Körper wendet sich praktisch gegen dich. Und wenn du meinst, ein verrücktspielender Insulinhaushalt würde sich nur auf deinen Körperbau auswirken, unterschätzt du die dunklen Mächte ... Wir meinen das Insulin. Es kann Probleme auf allen Ebenen hervorrufen, von den Knochen bis zum Gehirn. Und du kannst natürlich auch an »Zucker« sterben.

Unser oberstes Ziel im Abschnitt Ernährung und Training ist es, dir zu zeigen, wie du das Insulin einstellst und steuerst, um es dir zunutze zu machen. Damit meinen wir, dass du nicht bei allem, was du isst, befürchten musst, es könnte sich als Zeitbombe erweisen. Stattdessen wirst du Kohlenhydrate, Protein und Fett essen können, und dein Körper wird sie nutzbringend verwerten.

Cortisol

Wenn du um 2 Uhr morgens gelegentlich vor dem Fernseher sitzt, hast du sicher in Werbespots schon einmal das Wort Cortisol gehört. Dieses sogenannte Stresshormon ist eine zweischneidige Sache, vor allem, was seine Beziehung zu Fett angeht.

Cortisol wird in den Nebennieren produziert und wirkt primär katabol. Wenngleich das Wort *katabol* normalerweise mit Muskelabbau in Verbindung gebracht wird, bezeichnet es einfach nur die Zerlegung eines Stoffes zwecks Energiegewinnung. Das kann natürlich Muskelmasse sein, eine anhaltende Erhöhung des Cortisolspiegels führt nachweislich zu Proteolyse oder Muskelabbau. Eine kurzfristige Erhöhung hingegen führt jedoch nachweislich zu Lipolyse, dem Abbau von Fettgewebe. Und es gibt wohl keinen anderen Abbau, der uns lieber wäre!

Es gibt auch Hinweise darauf, dass Cortisol mit der Speicherung von Fett im Bauchraum zu tun hat. Mit anderen Worten: Wenn dein Cortisolspiegel hoch ist, wirst du Fett vor allem als Bauchfett speichern. Cortisol ist also ein interessantes Hormon: Es kann Fett abbauen und dich schlank werden lassen … *oder* zu einer Speicherung von Fett in der ungünstigsten Körperregion führen.

Noch komplizierter wird es mit dem Cortisol dadurch, dass es bei Aktivität ansteigen soll. Es hängt direkt mit dem Kampf-oder-Flucht-Modus zusammen, was bedeutet: Wenn der Cortisolspiegel steigt, kannst du diesen Stress zur Steigerung deiner Leistung einsetzen. Das ist toll beim Training, wenn du eine höhere Intensität anstrebst. Bleibt der Cortisolspiegel aber zu lange erhöht, lässt er den Blutzucker ansteigen, was in dir ein Verlangen nach allerlei ungesundem Zeug entstehen lässt, wie Forscher der Universität Südkalifornien zeigten. Obendrein kann es dich insulinresistent werden lassen. Und Insulinresistenz ist wirklich das Letzte vom Letzten, damit hast du überhaupt *nichts* am Hut.

Die Frage ist bloß, wie sorgst du nun dafür, dass das Cortisol zur Erhöhung deiner Leistung und nicht zur Zerstörung deines Körpers eingesetzt wird? Ganz einfach: Du manipulierst den Cortisolspiegel durch Ernährung und Training. Wie das geht, erfährst du ganz genau in Kapitel 8.

DIE ZWEI HAUPTGRÜNDE, WARUM DU NICHT DEINEN TRAUMKÖRPER HAST

Wir wollen offen sein – wenn es dir nicht gelingt, der Mann zu sein, der du sein möchtest, werden deine Bemühungen vermutlich von zwei Grundproblemen zunichtegemacht: der Verlangsamung des Stoffwechsels und der Stagnation des Programms. Bevor du mit der Hormonoptimierung auch nur beginnen kannst, musst du dein Augenmerk auf diese Bereiche richten.

Verlangsamter Stoffwechsel

Im Grunde basieren die meisten Programme für Fettabbau nur auf einem Prinzip – dem Energiedefizit. Du musst einfach mehr Kalorien verbrennen, als du aufnimmst. Auf diesem Prinzip basiert die öffentlichkeitswirksame Twinkie-Diät, mit der Professor Mark Haub von der Kansas State University Gewicht verlor. Nach diesem Prinzip funktionieren theoretisch alle Diäten.

Theoretisch.

Für jemanden wie Haub, der seinen Körperfettanteil von knuddeligen 33 Prozent auf knuddelige 25 Prozent reduzieren möchte und sich mit einigen Twinkies durch den Tag hungert, wird dieses Prinzip sicher funktionieren. Es funktioniert so ziemlich bei jedem, der irgendeine Diät beginnt, mit oder ohne Twinkies – zumindest für kurze Zeit.

Würde es beim Schlankwerden jedoch nur darauf ankommen, weniger zu essen und mehr zu trainieren, würde jeder mit einem Sixpack herumlaufen. Tatsache ist, dass an einem gewissen Punkt der Fettabbau zum Stillstand kommt, und die meisten Menschen erreichen diesen Punkt eher früher als später. Nach einigen erfolgreichen Diätwochen rührt sich der Zeiger der Waage nicht mehr von der Stelle.

Letztendlich kommt es, egal wie lange du auf Diät warst oder wie nahe du deinem Ziel gekommen bist, nur darauf an, ob deine Hormone im Gleichgewicht sind. Ausgeglichene Hormone sind das echte Geheimnis hinter den »unwirklichen« Veränderungen, die die Gewöhnlichen von der Elite trennen.

Wenn du über längere Zeit hinweg in einem kalorienreduzierten Zustand bleibst, beginnt dein Körper irgendwann zu rebellieren. Das liegt am dramatisch abfallenden Leptinspiegel. Und so kommt der Fettabbau – *bam* – völlig zum Erliegen. Häufig wird das als Hungermodus bezeichnet.

Leider kennt beinahe jeder Mann, der es je mit Training und Diät versucht hat, dieses Phänomen aus eigener Erfahrung. Hätte Haub (übrigens Professor für Ernährungswissenschaft) seinen überaus genialen Ernährungsplan aus Süßigkeiten und Ironie beibehalten, wäre er mit voller Wucht gegen diese Wand gekracht. Aber das passiert nicht nur bei solchen Spielchen. Auch bei einer normalen Diät – du weißt schon, all jene, die dich grenzenlos frustriert zurückließen – erreichst du einen Punkt, an dem der Fettabbau stagniert.

Wenn du bei der Gewichtsabnahme ein bestimmtes Maß erreicht hast, treten andere Hormone in den Vordergrund. Wie erwähnt hindert Östrogen Männer daran, ihren von Testosteron geprägten Körperbau auszubilden, und führt stattdessen zu einem Männerbusen. Insulin (oder besser, die Resistenz dagegen) lässt den Schwimmreifen nicht weichen: Er bleibt an deiner Taille und führt, was noch schlimmer ist, zum metabolischen Syndrom und verkürzt die Lebenserwartung. Stressbedingtes Cortisol sorgt dafür, dass deine Bauchmuskeln unter einer Speckschicht bleiben – denn es hindert uns daran, Bauchfett abzubauen.

Kennst du jemanden, dem es nur noch darum geht, die letzten paar Kilo loszuwerden? Natürlich! Diese Menschen sind Opfer ihrer Hormone. Und wenn sie nicht etwas unternehmen, werden sie für alle Zeiten mit diesen letzten Kilos kämpfen – ihr Fettgewebe wird sich anpassen und den Abbau immer, immer schwieriger machen.

Dabei musst du bedenken, dass diese Dinge nicht bloß dein Aussehen betreffen; sie wirken sich auch auf alles andere aus, angefangen bei deiner Gesundheit. Hier kommt eine kurze Aufzählung: Insulinresistenz ist der erste Schritt zum Diabetes; ein hoher Östrogenspiegel spielt eine Rolle bei der Entstehung verschiedenster Krebsarten, und cortisolbedingtes Bauchfett wurde mit Stoffwechselstörungen, Herzerkrankungen und geistigem Abbau in Verbindung gebracht. Und wenn dir das noch nicht reicht: Alle drei Hormone können zu Erektionsstörungen führen.

Wenn du dich nicht um diese Hormone kümmerst, wirst du nicht bloß dick bleiben; es könnte dich auch das Leben kosten. Doch wenn du deine Hormone *neu einstellst*, kannst du dein Aussehen, dein Wohlbefinden und die Art, wie du alterst, auf eine höhere Ebene heben.

Stagnierendes Programm

Die Kehrseite der Medaille: Die Burschen, die Muskelmasse aufbauen wollen, haben es ebenso schwer wie jene, die Fett abbauen möchten. Deswegen gibt es den Ausdruck *Hardgainer*, denn für manche Menschen scheint der Muskelaufbau das Schwerste auf der Welt zu sein … obwohl es eigentlich leicht sein sollte.

Das Motto für den Muskelaufbau sollte ganz einfach lauten: viel essen, viel heben, viel zulegen. Ist es aber nicht. Auch hier bestimmen Hormone über das Tempo, in dem deine Muskeln wachsen.

Doch davon weiß der Durchschnittsmann im Fitnessstudio nichts. Er weiß eigentlich gar nichts. Er macht einfach, was ihm einfällt, das, was er immer gemacht hat.

Er beginnt mit demselben Programm, das er auch beim Footballtraining an der Highschool durchgezogen hat. Er ahnt nicht, warum er nicht weiterkommt; er weiß nur, dass es so ist. Also geht er einen Schritt weiter und sucht sich ein Programm aus einer Zeitschrift. Er weiß nicht, warum er das Programm gewählt hat; er findet einfach, dass der dort abgebildete Typ gut aussieht. Aber weil er eben nicht Bescheid weiß, kann er auch nicht sagen, ob es ein gutes Programm ist. Er weiß auch nicht genug, um seine Ernährung dem Programm anzupassen. Also gibt es wieder keine Erfolge.

Zeit für ein neues Programm, oder? Warum sollte man sich weiter mit dem alten herumärgern, wenn es noch andere gibt!

Dieses Phänomen – wenn Kunden immer wieder das Programm wechseln, ohne irgendeines zu Ende zu bringen – nennt man auch Programm-Hopping. Auch wenn sie ein Programm durchziehen, machen sich solche »Programmhüpfer« keine Gedanken über die Gesamtstruktur ihres Trainings. Sie nehmen einfach das, was im Augenblick cool erscheint.

Auch im besten Fall, wenn das Programm zu ihm passt, wird der Durchschnittsmann seinen Erfolg untergraben, wenn er zu lange dabei bleibt oder zu etwas übergeht, das keine sinnvolle Fortsetzung darstellt.

Er hat nie etwas von Periodisierung gehört, durch die jedes Workout auf dem vorherigen aufbaut. Auch die Ergebnisse bauen aufeinander auf, das Ganze wird progressiv wirkungsvoller.

Aber unser Mann weiß all das nicht. Er weiß nichts von Periodisierung. Er ahnt nicht, dass seine Methode nicht bloß ineffizient ist … sie ist kontraproduktiv.

Inwiefern kontraproduktiv?

Sehen wir uns das schlimmste Szenario an. Unser Mann hat keine Ahnung von irgendetwas … Er würde nicht auf den Gedanken kommen, dass das Programm aus seinem liebsten Muskelmagazin für Steroidnutzer gedacht ist. Er weiß nicht, dass er mit seinem natürlichen Hormonspiegel keine Chance auf Regeneration hat, geschweige denn auf Muskelzuwachs. Er sieht nicht, dass dieses Programm nicht bloß Zeitverschwendung ist, sondern übermäßiges Training, das seine Situation letztlich verschlimmert, weil übermäßiges Training zu einer Senkung von Hormonen wie Testosteron und Wachstumshormon und zu einer Erhöhung von anderen, wie etwa Cortisol, führt.

Diese Kombination kann zu noch niedrigeren Hormonspiegeln und einem schlechteren Körperbau führen. Aber manche Männer machen trotzdem einfach so weiter wie zuvor.

Um den Trend umzukehren, müssen sie jedoch aufhören zu tun, was sie immer getan haben. Keine Programme mehr, die nur vier Wochen dauern. Keine allgemeinen Ernährungsratschläge mehr. Keine »Gesetze« mehr, denen jede wissenschaftliche Basis fehlt, etwa dem, dass man nach 19 Uhr nichts mehr essen darf. Es gibt einige Regeln, aber du hast auch viele Freiheiten, ein nachhaltiges Programm zu finden, das für dich funktioniert, ohne einen Haufen dogmatischer Gesetze einzuhalten, die dich nur unzufrieden machen.

Am wichtigsten aber ist: Es gibt reichlich Beweise dafür, dass in jedem Mann ein Adonis steckt, der seine Minderwertigkeitsgefühle überwindet, sobald der Hormonschalter umgelegt wurde.

WÄHL DEINE PILLE

Wir wissen schon, dass wir einigen von euch zu viel schwafeln. Und dass andere vielleicht immer noch nicht wissen, was sie unter einer Verlangsamung des Stoffwechsels oder Stagnation des Programms verstehen sollen. Vielleicht halten sie auch Wachstumshormon und Testosteron immer noch für illegal. Aber es sind zwei der natürlichsten Hormone, die wir kennen. Das alles wirst du noch lernen, auch deinen Körper so arbeiten zu lassen, wie du es schon immer wolltest.

An diesem Punkt musst du nur eine einzige Entscheidung treffen: Du musst glauben, dass ein besserer Körper und ein besseres Leben sehr realistische Möglichkeiten sind und dass *alle* bisherigen Frusterlebnisse und Zweifel, die dich hinderten, begründet waren.

Wenn du bis dahin gekommen bist, bist du bereit, deine gewöhnliche Welt zu verlassen, die Grenzen einzureißen und zu jener Art von Leben überzugehen, die du immer gewollt, aber niemals für möglich gehalten hast.

KAPITEL 6

Ein unwirkliches Leben

WIE WIRD MAN BESSER DARIN, GUT ZU SEIN?

»Ab einem gewissen Alter ist jeder Mann
selbst für sein Gesicht verantwortlich.«

Albert Camus

Als wir begannen, dieses Buch zu entwerfen – zehn Jahre Erfahrung und Erkenntnisse in jenes kurze* Dokument zu verwandeln, das du nun in Händen hältst –, fragte sich unser Agent vor allem eines: Wollten wir den Kerlen da draußen ernsthaft ein unwirkliches Leben versprechen?

Das war vom ersten Tag an unsere wichtigste Parole, der Grund, warum wir fanden, dieses Buch müsste geschrieben werden. Wir wussten, dass wir ein Programm entwickelt hatten, das deinen Körper auf physischer Ebene buchstäblich verwandeln konnte; aber für uns war das noch nicht Grund genug, ein Buch zu schreiben. Fitnessbücher gibt es tonnenweise, Diätbücher noch mehr. Und es gibt unzählige großartige Websites mit Informationen. Einen Teil dieses Wissens könntest du dir auch von einer unserer Websites holen, und es gibt noch viele andere, die auch für uns entscheidend waren. (Unsere wichtigen Informationsquellen zu Fitness und Ernährung findest du in den Danksagungen.)

* »kurze«, LOL.

Doch dieses Buch wurde geschrieben, weil unsere einzigartige Trainings- und Diätmethode eine synergistische Wirkung mit großer Reichweite hatte, die über ein umwerfend attraktives Spiegelbild hinausgeht. Während sich die Menschen durch unsere Hormonoptimierung körperlich veränderten, stellten wir fest, dass diese Veränderung wie bei einem Dominoeffekt unvermutet auch in andere Lebensbereiche vordrang. Einmal war keinmal. Zweimal war möglicherweise ein Zufall. Doch dann standen tatsächlich Hunderte von Erfolgsgeschichten auf der Liste. Und wenn wir Erfolg sagen, meinen wir auch Erfolg.

Männer hatten ihr Leben verändert. Sie waren mehr geworden, als sie zuvor gewesen waren und als sie je für möglich gehalten hatten.

Wie sich herausstellte, war die Hormonoptimierung der heilige Gral eines unwirklichen Lebens. Das klingt verrückt, aber lies einfach weiter, dann kannst du es selbst beurteilen.

DEN TRAUM LEBEN

Wir definieren ein unwirkliches Leben als ein Maß an Erfolg, Selbstvertrauen und Glück in jedem dir wichtigen Bereich deines Lebens. Unser Ziel ist es, dir zu einem solchen Maß an Zufriedenheit zu verhelfen, dass du dich zurücklehnst und dich fragst: *Kann das wirklich wahr sein?*

Das ist ein unwirkliches Leben – und dafür werden wir sorgen.

Für dich bedeutet das, den sexuellen Antrieb deiner besten

Jahre, einen genialen, effizienten Geist und einen göttlichen Körper zu haben.

Klasse! Und wie funktioniert das? Wenn es so einfach wäre, müssten wir dich nicht überzeugen, dass es nicht unmöglich ist.

In dem, wie man uns gelehrt hat, etwas zu erreichen, verbirgt sich ein grundsätzlicher Fehler. Auch wenn unzählige Klischees Qualität über Quantität stellen, treibt uns unser Verhalten nach wie vor zu einer Einstellung, die auf »mehr« ausgerichtet ist – mehr tun, mehr erreichen. Du willst mehr Geld? Arbeite mehr. Du willst größere Muskeln? Wiederhole die Übungen öfter. Du willst mehr Frauen kennenlernen? Geh mit mehr Frauen aus.

Glücklicherweise muss im Leben nicht alles so linear verlaufen. Sich von dieser quantitativen Vorgehensweise zu distanzieren bringt endlose Vorteile.

Und wo liegt nun der entscheidende Punkt? Es gibt keinen entscheidenden Punkt! Wenn wir irgendetwas von den Naturwissenschaften gelernt haben (und du darfst uns glauben, dass wir trotz all der in diesem Buch erwähnten Forschungsarbeiten wissen, dass sich das Leben nicht im Labor abspielt – aber Wahrheiten werden dort untermauert), dann, dass die allerwichtigste Beziehung die zwischen Ursache und Wirkung ist.

Es heißt nicht: Was muss ich tun, um mein Ziel zu erreichen?

Es heißt vielmehr: Was lässt alles zusammen gelingen?

Wir wollen dem typischen Ursache-und-Wirkung-Verhalten ein Ende setzen. Etwa dass man mehr Frauen anmacht, wenn man besseren Sex will. Dass man Mitglied im Fitnessstudio wird, wenn man einen besseren Körper will. Dass man einen Kurs absolviert, um klüger zu werden.

Deine Frusterlebnisse hängen allgemein mit der Einstellung zusammen, *wie* du an deine Ziele und Wünsche herangehst. Um diese Probleme zu überwinden, werden wir genau skizzieren, wie du die Dinge in Gang bringst. Stell dir das als Dominoeffekt vor. Du hast auch vorher schon Dominosteine umfallen lassen; aber es waren nicht die Steine, auf denen die gesamte Konstruktion ruhte. Erst wenn du den richtigen Angriffspunkt gefunden hast, kann es richtig losgehen.

Und wo greifen wir an? Die Antwort lautet: beim Geschlecht.

DER SEX UND DU

Zum Thema Männer und Sex gibt es wohl die meisten Missverständnisse überhaupt, intern wie extern. Ob es dir gefällt oder nicht, Männer sind Neandertaler. Wir meinen das ganz freundlich, nicht wie die Paläo-Anhänger.* Wir bringen die Definition unserer Männlichkeit automatisch mit unserem Liebesleben, unserer Fähigkeit, Frauen anzuziehen und mit ihnen zu schlafen, sogar mit der Größe unseres Penis in Verbindung. Männer definieren ihre Männlichkeit über ihre Männlichkeit – und alles, was damit verbunden ist.

Das Verlangen nach Sex kann eine Kraft sein, die dich beflügelt, dir zu großem Erfolg oder zu großer Macht verhilft. Doch es kann auch zerstörerisch sein. Frauen flachlegen zu wollen kann dich von deinem Streben nach dem Alpha-Status abbringen,

* Sorry, Robb Wolf. Nichts für ungut, wir lieben Pizza.

wenn deine Aufmerksamkeit nicht mehr allein auf deine Ziele – ein stärkeres Selbstbewusstseins und die Verwirklichung deines Potenzials – gerichtet ist. Frauen lassen, mehr als alles andere, die konkurrierende, vergleichende Natur zutage treten, die der Inbegriff der traditionellen Wahrnehmung des Alphas ist. Und die wollen wir ja eigentlich ändern.

Genau dieser Kampf wird in der Heldenreise dargestellt. Die treibende Kraft des Sex wird in der Rolle der Frau als Versuchung thematisiert. Die Idee dabei ist, dass die Frau kurzzeitige Befriedigung bieten würde, das starke Verlangen dich aber leicht von deinem höheren Zweck und deiner Mission abbringen könnte.

Das soll nicht heißen, dass Frauen oder Sex schlecht sind. Beide sind großartig, doch bei deiner Reise geht es um ein höheres Selbstverständnis und darum, fleischlichen Gelüsten zu widerstehen, bis du die vollständige Herrschaft über das erwünschte Leben erlangt hast. Das ist das Wesen der Selbstbeherrschung. Du musst dein Verlangen nach Sex beherrschen und mäßigen, indem du nach Liebe und Verbesserung strebst und dich entscheidest, in einer gewissen Weise zu handeln, um ein höheres Maß an Selbstverwirklichung zu erreichen, anstatt dich mit anderen in einem masochistischen Weitpinkeln zu messen. Und weil die Versuchung und die Macht des Sex möglicherweise zu den stärksten Kräften im Leben gehören, wirst du jede Hürde im Leben überwinden können, sobald du zeigen kannst, dass du diesen Trieb begreifst und beherrschst.

Du bist immer noch nicht überzeugt, dass Sex so wichtig ist, wie wir behaupten? Hier ein kurzes Quiz:

Wie gut bist du deiner Meinung nach im Bett, auf einer Skala zwischen 1 und 10?

Anders ausgedrückt: Wenn frühere Sexualpartner dich bewerten müssten, wie würde das aussehen?

Wir stellten 300 Männern diese zwei Fragen, nicht einer von ihnen gab auch nur einmal einen Wert unter acht an.

Entweder hat es sich bei den Befragten ausschließlich um Zuchthengste gehandelt, oder dieses Quiz sagt uns etwas Wichtiges über Männer: Sie müssen sich sexuell kompetent fühlen, um sich als Mann kompetent zu fühlen. So definiert »Mann« sich eben.

Das ist kein Grund zum Schämen. Natürlich gibt es auch andere Faktoren, die dich definieren. Es spielt eine Rolle, wie du mit Menschen umgehst, ob du ein guter Vater bist, einen guten Einfluss auf andere ausübst, und dein Bemühen, ein guter Mensch zu sein, wird immer wichtig bleiben. Aber die Urtriebe der Männlichkeit in deinem Unterbewusstsein sind Stärke und Manneskraft. Sie spiegeln direkt deine Fähigkeiten wieder, eine Familie nicht nur zu erschaffen, sondern sie auch zu beschützen.

Wir werden geboren, um uns fortzupflanzen und um zu beschützen. Diese soziologische Tatsache lässt sich nicht bestreiten. Und diese Prioritäten haben mit Sex und deinem Geschlechtstrieb zu tun. Egal, ob du an die Evolution oder an die Schöpfungsgeschichte glaubst: Dein Geschlechtstrieb und die Fähigkeit zur Fortpflanzung und Vererbung (über die Kinder) erzeugen Stolz, Freude, Selbstvertrauen und Motivation.

DIE UNBEKANNTE MACHT DES SEX

Es ist ganz wesentlich, Sex als etwas Wichtiges zu akzeptieren. So erkennst du, dass er ein wichtiger Teil des Lebens und deiner Beziehungen ist und auf höchster psychologischer Ebene direkt an den Aufbau eines selbstbewussteren und erfolgreicheren Ichs gebunden. Das sind die Gründe dafür: Forscher der Universität Chicago stellten fest, dass die sexuelle Unzufriedenheit – ein Mangel an sexuellem Interesse – wächst. Wenn es dir auch so geht, mach dir keine Sorgen, du bist damit nicht allein. Manche Studien zeigen, dass bis zu 20 Prozent der Männer immer weniger Interesse an Sex haben.

In Studien, die nicht auf Umfragen basierten, sind die für einen geringeren sexuellen Antrieb genannten Gründe ein kräftiger Warnschuss für deine Männlichkeit. Du solltest ihn beachten. In einer in Massachusetts durchgeführten Studie gaben etwas mehr als 10 Prozent der Männer an, ihr sexueller Antrieb sei geringer, als sie für normal hielten. Von jenen mit herabgesetzter Libido hatten beinahe 30 Prozent suboptimale Testosteronwerte. In der Welt der Wissenschaft würden wir das als statistisch signifikant bezeichnen. In deinen Worten: Das kann kein Zufall sein.

Dieser schwindende sexuelle Antrieb öffnet die Büchse der Pandora für dein Liebesleben. Wir fanden mehr Studien, als wir hier anführen möchten (37, um genau zu sein), die einen Zusammenhang zwischen weniger Sex und mehr Stress aufzeigten. (Umgekehrt, je mehr Sex du hast, desto weniger Stress empfindest du.) An diesem Punkt ist der Leistungsdruck einfach zu groß.

Wie bereits erwähnt erhöht Stress den Cortisolspiegel. Ärzte bringen beinahe jede Art von Stress mit einem erhöhten Cortisolspiegel in Verbindung – auch Krankheit, Umwälzungen (wie Jobverlust oder Eheprobleme) und sogar Nervosität und Ungewissheit. Wir wissen zwar nicht genau, wie sich ein auf diese Weise erhöhter Cortisolspiegel auf dein Liebesleben auswirkt, aber wir wissen, dass Cortisol Kryptonit für deine Libido ist. Je mehr Stress du in deinem Leben hast, desto mehr leidet also auch dein Liebesleben.

Neue Untersuchungen an der Universität Chicago werfen nun ein Licht darauf, welche Bedeutung Cortisol bei der Beeinträchtigung des Liebeslebens zukommt. Eine im *Journal of the American Medical Association* publizierte Studie zeigt, dass bei Männern, die weniger als fünf Stunden pro Nacht schlafen, der Testosteronspiegel um 15 Prozent abfiel. Und dieser Abfall stand in direktem Zusammenhang mit einer Zunahme des Cortisols, ja wurde möglicherweise dadurch verursacht. Vielleicht erscheint dir das wenig, aber es handelte sich dabei um 24-Jährige, die plötzlich Testosteronwerte von Männern um die 39 aufwiesen.

Das Schlimmste daran ist: Hier handelte es sich nur um *eine Woche* Schlafmangel. Wie sieht es aus, wenn er länger anhält? Oder stell dir vor, der Schlafmangel wird zu all den anderen Stressfaktoren in deinem Leben addiert.

Falls dir diese Studie keine Angst macht, bedenke: Forschungen zufolge, die im *Journal of Urology* veröffentlicht wurden, kann Cortisol tatsächlich die Größe deiner Erektion verringern. (Wo waren diese Studien in unserer Collegezeit? Aber eigentlich sind wir sicher, dass uns das nicht betroffen hätte.)

Aber das ist erst der Anfang. Und wenn dein Penis das kleinste

Problem ist, dann wird es wirklich eng. Stress nonstop erhöht den Cortisolspiegel so stark, dass, wie Forscher der Universität Kalifornien in Berkeley meinen, das wichtigste Geschlechtshormon in deinem Körper gehemmt wird: Gonadoliberin (GnRH). Klingt kompliziert, entscheidend ist, dass ein Gonadoliberinmangel deinen sexuellen Antrieb schwächt und sogar die Spermienzahl verringert, was die Fortpflanzung schwieriger werden lässt. Und wenn wir schon dabei sind, es steigt auch der Wert des Gonadostatin (GnIH), was deiner Fortpflanzungsfähigkeit dann den Rest gibt.

Und als ob das noch nicht genug wäre: Selbst wenn du ihn zum Sex noch hochkriegst, wird diese doppelte Hormonbarriere einen Orgasmus sehr wahrscheinlich unmöglich machen.

Lies das nochmals: Du. Kannst. Keinen. Orgasmus. Bekommen.

Wie also kriegst du die Kurve? Wie alles in diesem Buch beginnt es mit dem Training. Türkischen Forschern zufolge senkt das richtige Trainingsprogramm nicht bloß deinen Cortisolspiegel, es erhöht auch den Testosteronspiegel und verleiht dir so den benötigten und gewünschten sexuellen Antrieb.

Du weißt, wir wollen rasche Lösungen für die weit verbreiteten Probleme, die unvermeidlich sind und alle Männer betreffen. Wir verfolgen zweierlei Absichten:

1. **Wir wollen dir bewusst machen, was mit deinem Körper passiert, damit es dir nicht scheißegal ist.**
2. **Wir wollen deinen Körper so verändern, dass du kämpfen, verteidigen und natürliche Prozesse überwinden kannst, die dich weniger männlich machen würden. Die meisten Männer kämpfen blindlings. Du sollst klar sehen, vorbereitet sein und den Feind besiegen.**

Das ist der Grund, warum es beim Training nicht bloß um Stress geht. Oder um Muskeln und Fettabbau. Wir lassen einen Körper entstehen, der dich von innen nach außen zum Alpha macht. Hatten wir nicht bereits erwähnt, dass das Leben nicht linear verläuft? Darum geht es uns. Dein Stress kann sehr wohl durch aktuelle Vorkommnisse *ausgelöst* werden, aber er muss sich nicht negativ auf dein Leben auswirken. Wenn du die Schritte bis zum Alpha mitgehst, kannst du die Probleme, die dich hemmen, vermeiden – ob sie nun mit Stress, Schlaf, Körperfett oder sonst was zu tun haben. Gute Hormone, besseres Leben.

Womit wir wieder beim Training wären. In der Schweiz fanden Forscher heraus, dass bei übergewichtigen Männern, die zweieinhalb Stunden pro Woche trainierten, der Hypogonadismus um 46 Prozent zurückging. Auch wenn die Bezeichnung cool klingen mag, Hypogonadismus zeichnet sich durch einen niedrigen Testosteronspiegel, einen geringen sexuellen Antrieb und Erektionsstörungen aus – das Dreigestirn des Schlaffis.

Wir werden dir also das Training bieten, mit dem du deinen Körper auf Vordermann bringst. Verbinde das mit einer Ernährung mit hohem Fettanteil, und du erhältst eine hochwirksame Kombination, die deine Geschlechtshormone umkrempelt und Stress entgegenwirkt. Das Fett ist entscheidend, weil Testosteron aus Cholesterin synthetisiert wird. Wenn du genug Fett isst – nicht zu viel (keine Sorge, wir haben alles ausgerechnet, siehe Teil 3) –, wird dein Testosteronspiegel steigen.

Gleichzeitig wirst du attraktiver sein, du wirst dich selbst als attraktiver erleben und dadurch mehr sexuelles Selbstvertrauen ausstrahlen, wie Forscher der Universität Florida meinen. Trainierende Studienteilnehmer zeigten sich dort ebenso selbstbewusst wie jene, die äußerlich bereits wesentlich fitter wirkten. Was bedeutet, dass schon das Training an sich deine Selbstwahrnehmung verbessert und dein Selbstvertrauen stärkt. Eine Studie der Universität Arkansas zeigte obendrein, dass sich 90 Prozent jener Männer, die ihre Fitness als überdurchschnittlich bewerteten, sich auch sexuell attraktiver einschätzten.

Wie du weißt, geht es uns hier nicht um die Fassade oder Spiegelbilder. Wir werden dich besser aussehen lassen. Doch selbst wenn du die Veränderungen im Spiegel abstreitest (wofür uns kein Grund einfällt), wird dir dieses Programm helfen, attraktiver zu werden. Weshalb? Weil Umfrage um Umfrage ergibt, dass Frauen Männer umso begehrenswerter finden, je mehr sexuelles Selbstvertrauen diese haben.

Solltest du dazu noch Fragen haben, werden wir dir gleich beweisen, dass dein sexueller Antrieb wirklich der Schlüssel zu einem unwirklichen Leben ist.

DER SPRUNG: VOM SEXUELLEN ANTRIEB ZUM ERFOLG

Warum ein stärkerer sexueller Antrieb wichtig für dein Liebesleben ist, wissen wir nun. Dass uns dein Liebesleben so sehr am Herzen liegt, ist darauf zurückzuführen, dass es integraler Bestandteil deines Erfolgs in anderen Lebensbereichen ist. Freud war berühmt für seine Theorie über den psychologischen Begriff der Sublimation. Diese Theorie besagt, dass machtvolle

Impulse – wie Sex – sich leicht in machtvolle, gesellschaftlich akzeptierte Verhaltensweisen umwandeln lassen, etwa in eine effizientere Arbeitsweise. Dieser hormonelle Antrieb sei so stark, dass er sich leicht in andere Bereiche umleiten ließe und ganz wesentlich für Selbstvertrauen und Motivation sei.

Anders ausgedrückt, wenn du deinen sexueller Antrieb innerlich infrage stellst, sorgt das für Risse im Selbstvertrauen und wirkt sich negativ auf andere Bereiche deines Lebens aus, *ohne* dass es dir bewusst ist.

Du schreibst so etwas schließlich nicht in einen Fragebogen, du erzählst es auch nicht den Jungs an der Bar. Das sind Dinge, die du nur dir selbst eingestehst. Folgende Fragen werden dir nun durch den Kopf gehen (wir wissen, dass es so ist, weil es sowohl uns so ergangen ist als auch all unseren Kunden): Du fragst dich, ob du gut genug bist. Bist du anziehend genug? Gibt es einen Grund, dass du dir nicht häufiger Sex wünschst? Vielleicht fragst du dich sogar, ob dein bestes Stück groß genug ist. Du kannst uns nicht erzählen, dass dich diese Fragen – über Dinge, die dir so viel bedeuten – nicht auch in anderen Lebensbereichen verunsichern.

Oder, genauer gesagt, dass souveränes Selbstvertrauen in diesen Dingen nicht auch dein Selbstvertrauen in anderen Lebensbereichen erhöhen kann. Laut Untersuchungen an der Universität Chicago sind nur 23 Prozent der Männer mit nachlassender Libido immer noch zufrieden mit ihrem Leben. In der Studie wurde untersucht, wie oft Männer an Sex denken. Während die Daten erhoben wurden, kamen die Forscher zu einigen hochinteressanten Schlussfolgerungen. Sie hatten das Gefühl, die Statistik wäre noch eindrucksvoller ausgefallen, wäre nicht für viele Männer der Gedanke, sexuell nicht aktiv zu sein, *normal* gewesen.

Wir können uns nicht entscheiden, was uns mehr beunruhigt: die nachlassende Libido oder die Vorstellung, dass Männer dieses Nachlassen unbekümmert hinnehmen.

Frauen mit nachlassender Libido sind tendenziell eher glücklicher, doch Männer ticken anders. Bei Männern ist der sexuelle Antrieb enger mit dem Selbstbewusstsein verbunden, wirkt sich also stärker auf das Selbstvertrauen und den Genuss bei *allen* Aktivitäten aus, so die Autoren der Studie.

Dies sollte nun wirklich keine Überraschung mehr sein. Du weißt, Selbstvertrauen erzeugt Selbstvertrauen. Erfolg führt zu Erfolg. Deswegen wissen wir auch, dass die Veränderung deines Körpers seine Verwandlung einleiten wird. Doch um ein unwirkliches Leben aufzubauen, muss deine körperliche Verwandlung zu einer sexuellen Metamorphose führen.

Letztendlich, wenn alles übereinstimmt, werden dein Erfolg und dein Glück direkt mit deinem Selbstvertrauen verbunden sein. Und der stärkste psychologische Faktor in puncto Selbstvertrauen ist – erraten – deine körperliche und sexuelle Präsenz.

ELF WEGE ZUR STÄRKUNG DES SEXUELLEN ANTRIEBS

In diesem Buch geht es nicht darum, dir Techniken zu zeigen, wie du ein besserer Liebhaber wirst. Das überlassen wir anderen mit mehr praktischer Erfahrung. Aber wir wollen dir bei der Bekämpfung all jener Elemente helfen, die deinen sexuellen Antrieb abtöten und den Aufbau deines Selbstvertrauens erschweren. Daher haben wir die Dinge ausfindig gemacht, die deinen Hormonspiegel absinken lassen und dir das gewünschte Liebesleben vorenthalten. Ein Liebesleben, das nicht mit der Zeit einschläft.

Weg mit dem Bauch

Wir haben wirklich nichts gegen dicke Menschen. Aber es ist erwiesen, dass Menschen, die ihr Äußeres nicht mögen, weniger Sex haben. Das liegt an seelischen und kognitiven Mängeln auf mehreren Ebenen. Zunächst fühlst du dich nicht attraktiv, das erzeugt Stress und verringert den sexuellen Antrieb. Dieser geringere sexuelle Antrieb führt zu weniger Sex, was dich wiederum mit einem Gefühl erlernter Hilflosigkeit zurücklässt. Du meinst, du würdest ohnehin keinen Sex mehr haben, also musst du es gar nicht erst versuchen. Wenn du verheiratet bist, bedeutet es vielleicht, dass du nicht mehr so oft die Initiative ergreifst wie zu Anfang der Beziehung. Das ist ein gefährlicher Teufelskreis, sowohl für deinen Körper als auch für deine Beziehung.

Währenddessen braut sich in deinem überschüssigen Fett physiologisches Unheil zusammen, das deinem sexuellen Antrieb gefährlich wird. Laut einer in der Zeitschrift *Endocrinology* publizierten Studie ist die Testosteronproduktion umso niedriger, je mehr Körperfett du mit dir herumträgst. Denn schließlich steuern die Gene, die deinen Testosteronspiegel bestimmen, auch dein Körperfett. Da dies unmittelbar zusammenhängt, bedeutet mehr Körperfett zugleich weniger Testosteron. Und je niedriger dein Testosteronspiegel ist, desto schwächer ist deine Libido. Als wäre das nicht schlimm genug, steigt mit dem Körperfettanteil auch noch der Östrogenspiegel. Laut einigen spanischen Forschern kannst du dein Liebesleben vergessen, wenn dein Östrogenwert zu hoch wird.

Stemm schwere Gewichte

Wie du weißt, sind wir Fitnessprofis. Das wäre also vielleicht ein guter Zeitpunkt, dich daran zu erinnern, dass dieser Profistatus nicht bedeutet, wir wüssten nur, wie man Muskeln aufbaut und Fett verbrennt. Wir wissen auch, wie Gewichtheben deine Physiologie völlig verändern kann, und zwar derart, dass du funktionierst wie ein neuer Mensch.

Also bitte glaub uns: Gewichtheben *wird* dein Liebesleben verbessern. Nicht »es *könnte*« oder »*wird vielleicht*«. Es wird.

Gewichtheben erhöht den Spiegel von Wachstumshormon und Testosteron – und zwar markant. Finnische Forscher stellten fest, dass Männer, die regelmäßig freie Gewichte (wie Hanteln) heben, ihren Testosteronwert um bis zu 49 Prozent steigern können. Und dieser Testosteronanstieg ist direkt mit der Manneskraft verbunden.

Eisenpumpen stärkt also deine Libido. Das ist aber noch kein Grund anzunehmen, es könnte dein Liebesleben retten, oder?

Falsch.

Die meisten Männer (und Ärzte) hatten jahrzehntelang angenommen, dass dein Liebesleben mit steigendem Alter naturgemäß an Intensität verliert. Immerhin sinken, wie du bereits weißt, ab dem 30. Lebensjahr der Wachstumshormon- und Testosteronspiegel. Darum wird alles ein wenig weicher. Doch was das Liebesleben angeht, zeigen neueste Studien, dass nicht das Altern den Testosteronspiegel und folglich auch den sexuellen Antrieb sinken lässt. Es ist die fehlende Aktivität. Australische Forscher entdeckten nämlich, dass der Testosteronabfall nicht mit dem Alter zusammenhängt, sondern mit anderen Faktoren wie Fettleibigkeit, wenig Bewegung und Rauchen.

Das bedeutet, eine Lebensweise, die schlecht für die Gesundheit ist, hat auch das Liebesleben auf dem Gewissen. Die Insulinresistenz. Das überschüssige Fett. Die Cortisolproduktion. Da die meisten Menschen mit zunehmendem Alter weniger aktiv sind, fällt ihr Testosteronspiegel ab – und damit auch ihr Erfolg beim anderen Geschlecht. Wenn du aktiv bleibst, kann der Testosteronabfall zwischen dem 40. und dem 80. Lebensjahr fast völlig ausgeglichen werden. Setz es auf die Liste der Gründe, weshalb Eisenpumpen dich stark erhält.

Iss mehr Fett

Mittlerweile weißt du, dass mehr Fett zu essen nicht die oft verteufelte Ursache von Fettleibigkeit ist, wie viele denken. Du brauchst Fett, um Fett abzubauen. Du brauchst Fett, um Muskeln aufzubauen. Und weißt du was? Auch für umwerfenden Sex brauchst du Fett. Fett spielt eine wichtige Rolle bei der Steuerung aller Geschlechtshormone und ist unverzichtbar, wenn sexuell alles funktionieren soll. Britische Wissenschaftler entdeckten, dass produktives, fruchtbares Sperma von mehrfach ungesättigten Fettsäuren abhängig ist, die du aus fettem Fisch (wie Lachs und Forelle) oder Fischölpräparaten erhältst. Dieselben Fette fördern auch eine gute Durchblutung. Falls dir das nicht bewusst ist, deine Erektion hängt von einer guten Durchblutung ab, was bedeutet, dass sich ohne jene gesunden Fette Ablagerungen in deinen Arterien bilden können, die deiner sexuellen Gesundheit schaden.

Brauchst du noch mehr Beweise? Laut dem *Journal of Endocrinology* und dem *American Journal of Clinical Nutrition* wiesen Vegetarier – deren Ernährung üblicherweise weniger Fett enthält – einen niedrigeren Testosteronspiegel auf als Männer, die sich fettreicher ernährten. Ist das wirklich ein Fall von Ursache und Wirkung? Natürlich nicht. Aber es ist eine starke Korrelation, die du im Auge behalten solltest, wenn du über die hormonellen Vorteile von Fett und den Zusammenhang zwischen Fettkonsum und einer besseren Sexualfunktion nachdenkst.

Eine kurze Warnung: Vermeide Transfette, wann immer es geht. Sie können der Spermaqualität schaden. Transfette sind der Grund, warum Fett so einen schlechten Ruf hat. Es sind künstliche Fette, die mit allen möglichen Krankheiten in Zusammenhang stehen, und sie werden deinen Bauch schneller wachsen lassen, als du »Donut« sagen kannst. Transfette sind in vielen industriellen Nahrungsmitteln, wie Keksen, Pommes frites, Chips oder Muffins, enthalten.

Das Fazit: Fett macht dich nicht fett. Aber die falsche *Art* von Fett kann Schaden anrichten.

Iss weniger Soja

Wenn wir von weniger Soja reden, meinen wir in Wahrheit: Verzichte ganz auf Soja. Egal, ob du Vegetarier oder Veganer bist oder ob du von Sojaprodukten lebst. Soja ist nicht gut für Männer. Und nicht nur wir sind dieser Meinung. Auch die klugen Köpfe in Harvard stießen auf einen engen Zusammenhang zwischen schlechter Spermaqualität und Erektionsstörungen auf der einen und der verzehrten Sojamenge auf der anderen Seite.

Soja ist gut für Frauen (in Maßen) wegen seiner Wirkung auf das Östrogen. Aber wie bereits erwähnt, bei dir sinkt der sexuelle Antrieb, wenn der Östrogenspiegel steigt.

Das Schwierige dabei ist, dass Soja in vielen Produkten steckt, die du für harmlos hältst, auch in Proteinpulver und -riegeln sowie in vielen Getreideprodukten. Vegetarier nehmen üblicherweise mehr Soja zu sich, was (neben dem Fettkonsum) ein weiterer Grund sein könnte, warum man bei ihnen niedrigere Testosteronspiegel gefunden hat.

Um Soja, dieser gefährlichen Bohne, zu entgehen, wäre es vielleicht günstig, die Zutatenliste zweimal zu lesen. Denn am Ende führst du deinem Körper noch unabsichtlich eine Substanz zu, die dich langsam weiblicher werden lässt. Kein Scherz.

Trink strategisch (Soll heißen: Trink weniger Bier)

Mogeltage sind ein wichtiger Teil deines Fitnessprogramms, und Mogeln besteht bei uns Amerikanern (besonders im Herbst) häufig aus sonntäglichem Übermut. Denn wie sonst sollte man die National Football League genießen als mit Pizza, Bier und Chickenwings? Kennst du eine bessere Möglichkeit, nach Herzenslust zu essen, ohne dabei fett zu werden?

Wenn du dich aber vor einem dieser Dinge hüten solltest, dann ist es das Bier. Richtig, nicht vor der Pizza oder den Chickenwings. Was das angeht, machen wir uns auch über Käse-Sahne-

Torte, Pasteten oder sogar Donuts mit Eiscremefüllung nicht allzu viele Sorgen.* Das liegt daran, dass Alkohol sich negativ auf den Testosteronspiegel auswirkt. Niederländische Forscher fanden nämlich heraus, dass regelmäßiger Alkoholkonsum deinen Testosteronspiegel um fast 10 Prozent abfallen lassen kann, was mit einer Schwächung des sexuellen Antriebs einhergeht.

Noch ärger ist, dass es hier gar nicht um die Auswirkungen des Trinkens über einen längeren Zeitraum hinweg geht. Den Abfall stellten die Wissenschaftler schon nach drei Wochen fest, das heißt, längeres Trinken könnte sich noch dramatischer auswirken. Und dann sind da noch die Folgen, die du nicht auf den ersten Blick erkennst. Alkohol wird im Körper sehr leicht oxidiert. Wir wollen hier nicht zu fachlich werden, aber oxidativer Stress ist nicht gut für dein Liebesleben. Er kann die DNA deiner Spermien schädigen und die Spermienzahl verringern, was dir die Fortpflanzung erschwert.

Ganz zu schweigen davon, dass Whisky deinem besten Stück vielleicht zu mehr Durchhaltevermögen verhelfen mag, deine Empfindungsfähigkeit und dein sexueller Genuss aber unweigerlich darunter leiden. Und wenn Sex kein Genuss ist, erfüllt er seinen Zweck wohl nur teilweise.

Auch hier lautet das Ziel nicht, abstinent zu werden; es geht nur darum, insgesamt weniger zu trinken. Und wenn du trinkst, sollte es eher kein Bier sein – außer vielleicht am Sonntag beim

* *Donuts mit Eiscremefüllung* gibt es tatsächlich; ein Donut wird dafür quer halbiert, auf die untere Hälfte kommen zwei bis drei Löffel Eiscreme mit Topping. Die obere Hälfte wird mit traditioneller Donutglasur überzogen und bekommt ebenfalls noch ein Topping, dann setzt man sie auf die Eiscreme. Tata – Eiscreme im Donut.

Football. Entscheide dich nach einem langen Arbeitstag lieber für ein oder zwei Gläser Wein.

Stell deinen Wecker eine Stunde früher

Wer den Tag je mit einer Erektion begonnen hat, der hebe die Hand.

Okay, das verbindet uns alle miteinander, daher musst du eines wissen: Du musst dich mit morgendlichem Sex anfreunden. Es ist uns egal, ob du müde bist oder deine Frau/Partnerin/jeweilige Gefährtin sich morgens nicht sexy fühlt. Dein Testosteronspiegel ist morgens am höchsten. Daher wacht dein bestes Stück morgens mit wesentlich mehr Power auf, als in einer Schachtel Viagra steckt. Und was wird durch den Sex geschehen? Du verzeichnest einen wohltuenden Testosteronanstieg.

Betrachte dich einmal als Coach deines eigenen Körpers. Ein guter Coach bringt sein Team in Situationen, in denen es erfolgreich sein kann. So wie du den idealen Zeitpunkt und die richtige Frequenz für Mahlzeiten finden musst, solltest du auch Sex haben, wenn dein Körper dazu bereit ist.

Wenn dir auffällt, dass du immer weniger Sex hast, wäre die einfachste Lösung, den Wecker eine Stunde früher zu stellen. (Aber schlaf nicht weniger; gleiche das aus, indem du früher zu Bett gehst.) Die meisten Menschen haben morgens keinen Sex, weil sie meinen, keine Zeit dafür zu haben. Und die meisten Menschen haben abends keinen Sex, weil sie dann zu müde dafür sind. Wenn der Wecker eine Stunde früher läutet, sind beide Probleme behoben, und du nutzt die angenehmste Möglichkeit, deine Hormone zu optimieren.

Iss weniger Zucker (oder iss den Zucker zur richtigen Zeit)

Was Zucker betrifft, wirst du mit zwei Grundsätzen gut durchkommen: Wenn du Lust auf Zucker hast, bedenke, dass schon ein klein wenig davon reicht. Wenn du dich fragst, ob du zu viel Zucker gegessen hast, erinnere dich: alles mit Maß und Ziel.

Für uns bedeutet *Maß und Ziel* meist, sich nur an einem Tag der Woche den berüchtigten »schlechten« Zuckersorten hinzugeben. Ansonsten ist es am besten, Zucker aus den altbekannten Gründen einzuschränken – er ist schlecht für die Gesundheit und macht dick. Aber zu viel Zucker kann sich auch in puncto Liebesleben rächen. Eine Studie im *Journal of Sexual Medicine* stellte fest, dass gesündere Blutzuckerwerte auch die sexuelle Gesundheit verbessern. Und mit sexueller Gesundheit meinen wir mehr Verlangen und weniger Erektionsstörungen.

Zucker und Insulin sind gefährliche Dinge. Vor allem zu viel Zucker auf regelmäßiger Basis erhöht die Insulinresistenz, und du weißt ja schon, dass du *nicht* insulinresistent werden möchtest. Neben all den bereits beschriebenen schädlichen Wirkungen verringert eine Insulinresistenz auch die Erweiterung der Blutgefäße, verstopft die Arterien und verschlechtert so die Durchblutung. Eine schlechtere Durchblutung reicht bereits, um deine Erektion zu schwächen, aber auch um andere gesundheitliche Probleme in diesem Bereich zu verursachen. Und da unten möchte niemand Probleme haben.

Was erlaubte Zucker angeht, musst du dir über Obst nicht zu viele Gedanken machen. Achte lieber auf all den versteckten Zucker in Fertigprodukten, und sei vorsichtig mit Trockenobst oder

Fruchtsäften. Wir würden sie dir nicht öfter als ein- oder zweimal pro Woche empfehlen, und auch dann nur eine Portion. Du wärst erstaunt, was ein Glas Fruchtsaft pro Tag mit deinem Blutzuckerspiegel anstellen kann.

Schau weniger Pornos

Jeder Mann, der behauptet, er schaue Pornos nur aus wissenschaftlichem Interesse, ist nun offiziell rehabilitiert. Pornos werden auch zu wissenschaftlichen Zwecken geschaut, aber die Ergebnisse fallen für Stammkonsumenten von Erotica ungünstig aus. Laut Untersuchungen, die in *Psychology Today* veröffentlicht wurden, kann Pornokonsum neurochemische Veränderungen hervorrufen, die deine Erregungsfähigkeit abtöten.

Die Fäden im Hintergrund zieht hier das mächtige Dopamin. Vielleicht kennst du den Neurotransmitter Dopamin in deinem Gehirn schon als eine Substanz, die deine Empfindungs- und Genussfähigkeit beeinflusst. Dann überrascht es dich nicht, dass Pornokonsum eine starke Dopaminreaktion hervorruft. An sich ist das gut so. Aber es wird schlecht, wenn du ständig oder immer wieder einen Dopaminschub durch Pornos auslöst. Wie jede Droge erzielt auch das Dopamin so irgendwann nicht mehr die erwünschte Wirkung. In diesem Fall reagierst du weniger stark auf Sex und andere lustvolle Erfahrungen.

Das ist eine sehr gefährliche Situation. Zu viel Pornokonsum kann deine Fähigkeit zu intimen Beziehungen herabsetzen, normaler Sex wird nicht mehr als lustvoll empfunden. Es hat sich gezeigt, dass Menschen den aktiven Sex dann gänzlich aufgeben und stattdessen nach immer extremeren Formen von Pornografie suchen, die noch eine Dopaminreaktion und somit Erregung hervorrufen können.

Das bedeutet, die Grenzen verschieben sich so sehr, dass elementare Erregung kaum noch möglich ist. Über einen längeren Zeitraum hinweg erschwert der fortgesetzte Konsum von Pornos also die Erregung durch den Geschlechtsakt.

Wir sagen nicht, du sollst keine Pornos schauen, du musst nur dabei bedenken, dass es deinem Intimleben und deiner Erregungsfähigkeit schaden kann.

Überprüfe deine Medikamente

Es hat einen Grund, weshalb Depressionen eines der größten Hindernisse für die sexuelle Befriedigung sind. Wenn du depressiv bist, lauert auf dem Weg aus der Dunkelheit ins Glück eine Falle. Zu den wirkungsvollsten Medikamenten bei Depressionen gehören selektive Serotonin-Wiederaufnahme-Hemmer (SSRIs). Diese Arzneimittel erhöhen die verfügbare Menge an Serotonin, einem weiteren Wohlfühlbotenstoff. Aus chemischer Sicht hast du beinahe keine andere Chance, als dich besser zu fühlen. Aber die Sache hat einen Haken: SSRIs wirken sich auch auf dein sexuelles Empfinden aus. In manchen Fällen geht das so weit, dass SSRIs die Orgasmusfähigkeit hemmen. Dadurch geht es dir wieder schlechter, und die Symptome der Depression können sich verstärken, auch wenn das Medikament dich physiologisch glücklicher machen sollte.

Leider gibt es für diese Situation keine einfache Lösung. Du musst auf deiner persönlichen Ebene und unbedingt in Absprache mit deinem Arzt herumprobieren. Forscher schlagen vor, mit einer niedrigen Dosis zu beginnen, um abschätzen zu können, ob die depressiven Symptome auch ohne negative sexuelle Begleiterscheinungen besser werden. Doch wenn dein sexueller Antrieb und dein Lustempfinden verschwinden, könnte es Zeit für eine andere medikamentöse Lösung sein.

Schlafe mehr

Erkennst du in diesem Buch allmählich den roten Faden? Schlaf ist für viele Grundattribute der Männlichkeit unglaublich wichtig – auch für das Liebesleben. Heikel dürfte es schon bei fünf Stunden werden, sagen Forscher der Universität Chicago. (Du weißt, dein *Ziel* lautet immer noch sechs Stunden. Wenn es weniger als fünf Stunden sind, scheint das schlimme Folgen zu haben.) An diesem Punkt beginnt der Testosteronspiegel abzufallen. Und wie beim Alkohol kann auch Schlafmangel schnell schwerwiegende Folgen haben. Eine Woche lang weniger als fünf Stunden Schlaf pro Nacht können deine Werte auf die eines um 15 Jahre älteren Mannes abfallen lassen. Das ist signifikant, wenn du bedenkst, dass der Testosteronspiegel nach dem 30. Lebensjahr etwa nur um 1 Prozent pro Jahr abfallen dürfte. Die Teilnehmer der Studie berichteten, die schlechtere Schlafqualität habe zu weniger Glücksgefühlen, weniger Befriedigung und einem schwächeren sexuellen Antrieb geführt.

Die Anforderung sollte also lauten, *mindestens* sechs Stunden pro Nacht zu schlafen, und wenn du es dir genau überlegst, ist das nicht viel verlangt. Wenn du Schlafprobleme hast, sind hier einige hilfreiche Tricks:

1. Senke die Raumtemperatur. Dann kannst du leichter einschlafen.

2. Iss spätabends mehr Kohlenhydrate. Wir erwähnten bereits, dass du abends Kohlenhydrate essen solltest, weil es gut für deinen Körper und deine Workouts ist, aber die Kohlenhydrate lassen dich auch leichter einschlafen. Brauchst du Beweise? Denk an diverse Festessen, bei denen du dich abends mit Dingen wie Klößen, Kartoffeln oder Ähnlichem vollstopfst. Du wirst noch erfahren, wie viele Kohlenhydrate es abends sein sollen, doch ganz allgemein wirst du deine gesamten Kohlenhydrate auf zwei Mahlzeiten aufteilen: auf die nach deinem Workout und auf die vor dem Schlafengehen. Wenn du spätabends trainierst, bereite dich also auf eine abendliche »Kohlenhydrat-Party« vor!

3. Iss vor dem Schlafengehen Protein. Wenn du Kohlenhydrate einwirfst, musst du sie mit Eiweiß kombinieren. Das kann eine Hähnchenbrust sein oder auch ein Messlöffel Proteinpulver. Protein enthält Aminosäuren, eine davon ist L-Tryptophan. Das ist übrigens auch der »geheime Wirkstoff« im Truthahn, der alle Leute einschlafen lässt – wie jeder *Seinfeld*-Liebhaber weiß. Dein Gehirn verwendet Tryptophan für die Produktion von Melatonin und Serotonin, die beide den Schlaf fördern.

4. Leg einen Mogeltag ein. Ja, richtig. Ein weiterer Grund, warum Mogeltage so wichtig sind, besteht darin, dass niedrige Leptinspiegel den Schlaf stören können. Wenn du mehr Kohlenhydrate zu dir nimmst, steigt der Leptinspiegel, und du schläfst besser.

5. Schlafe in einem dunklen Raum. Das scheint dir vielleicht selbstverständlich, aber dein Schlafrhythmus hängt von zirkadianen Rhythmen ab. Dein Körper »weiß«, er muss erwachen, wenn es hell ist, und schlafen, wenn es dunkel ist. Licht verringert die Melatoninproduktion, was dir das Einschlafen erschwert.

6. Meide Koffein vor dem Schlafengehen. Ebenfalls selbstverständlich. Selbst wenn du meinst, Koffein würde bei dir nicht wirken, ist es dennoch ein Stimulans. Da Koffein mitunter ziemlich langsam abgebaut wird, empfehlen wir, Koffein nach 16 Uhr möglichst zu meiden.*

Mach öfter Urlaub

Nun besteht kein Zweifel mehr, dass Stress deinen Hormonen in einer Weise schadet, die für deinen sexuellen Antrieb wirklich gefährlich ist. Natürlich wäre ein Leben ohne Stress (das ist sogar eines unserer primären Ziele in diesem Buch) großartig, aber wir wissen, dass es bis dahin ein weiter Weg ist. Während du dich weiter vorarbeitest, wäre es also am einfachsten, Urlaub zu machen.

Eine über neun Jahre angelegte Studie ergab, dass Urlaub zu den besten Mitteln gegen Stress gehört. Ein Urlaub wirkt so stark, dass bei Männern währenddessen der Cortisolspiegel sinkt und das Risiko, an Herzerkrankungen zu sterben, um 30 Prozent geringer ist. Entscheidend war in dieser Studie nicht die Dauer des Urlaubs, sondern die Häufigkeit. Das sollte dich daran erinnern, dass du

* Wir wollen nicht leugnen, dass wir gegen diese Regel verstießen, als dieses Buch entstand. Ziemlich häufig sogar! Das ließ uns wach bleiben, was für die Fertigstellung des Buches gut, für unseren Schlaf und unser Liebesleben jedoch ziemlich schlecht war.

für eine fortgesetzt hohe Leistungsfähigkeit regelmäßige Auszeiten brauchst. Mit einem Auto verhält es sich nicht viel anders. Wenn du ständig damit herumfährst und es nur einmal im Jahr zum Service bringst, wird es schneller »sterben«, als dir lieb ist.

Wir wissen, dass Urlaub Luxus ist, aber eine Auszeit kann verschiedene Formen annehmen. Und da der Preis nicht davon abhalten sollte, Urlaub zu machen, empfehlen wir dir den Alpha-Urlaub. Versuch es mit Camping, Wandern, Kajakfahren, oder schlaf eine Nacht im Zelt. Wichtig ist, dass du ausspannst, den Ort wechselst und dich auf irgendeine Art bewegst. (Bonuspunkte gibt es für Klimmzüge an Bäumen.) Nimm deine Kumpels mit, und genieße das Wochenende. Du wirst schockiert sein, wie viel Stress du auf diese Art und Weise loswerden kannst. Ein paar Tage alle paar Monate können den entscheidenden Unterschied machen und dich länger leben lassen.

SELBSTVERTRAUEN

Wir müssen dir nicht erst sagen, dass Sex guttut. Doch in deiner Entwicklung als Mann spielt ein weiterer psychologischer Vorteil eine wichtige Rolle. Sex gibt dir das Gefühl, du wärest einem biologischen Imperativ gefolgt, indem du etwas für deine Fortpflanzung unternommen hast; das befriedigt das Ego tief in deinem Unterbewusstsein.

Wenn dein unterbewusstes Ego Befriedigung erfährt, schlägt das auch in dein Bewusstsein durch. Das bedarf wahrscheinlich gar keiner Erklärung. In Phasen, in denen du mehr Sex hast –

besonders mit jemand Neuem –, fühlst du dich immer ein wenig beflügelt. Natürlich liegt das zum Teil daran, dass Sex einfach geil ist. Doch mehr als alles andere bestätigt – oder gibt – dir Sex den unerschütterlichen Glauben, du könntest alles schaffen. Sex ist Akzeptanz und Zustimmung auf höchster Ebene; Zustimmung tief in deinem Inneren. Jemand lässt dich buchstäblich *in* seinen Körper.

Wenn du dir eingestehst, dass dein Selbstvertrauen zumindest teilweise mit deinem Liebesleben zusammenhängt, besonders mit dem Maß an Aktivität und Erfolg, bedeutet das noch nicht, dass du deinen Selbstwert ausschließlich aus deinen sexuellen Erfolgen herleitest. Es bedeutet bloß, dass du dein Menschsein und vor allem dein Mannsein akzeptierst.

Ein echter Alpha-Mann nimmt diese Dinge an und lässt sie Teil seiner selbst werden. Er erkennt, dass ein Verständnis des Verhältnisses zwischen Sex und Selbstvertrauen ihm Macht über sich selbst gibt. Dieses Wissen erlaubt es ihm, seinen Selbstwert in Zeiten, in denen er sexuell nicht aktiv ist, objektiv zu betrachten; er versteht, dass die Sexflaute ein Grund für seine Niedergeschlagenheit sein könnte.

All das verschafft dir also mehr Kontrolle über deinen Selbstwert. Du wirst objektiv beobachten können, wie du dich fühlst.

Wenn du zu anderen Zeiten sexuell erfolgreich bist – mit einem oder mehreren Partnern –, wird dein Alpha-Wissen um das Verhältnis zwischen Sex und Selbstvertrauen dich wiederum davor bewahren, ein überhebliches Arschloch zu werden, überzeugt davon, jede haben zu können, nur weil es mit dem Sex gerade einmal gut läuft.

Vergiss dabei nicht, Sex ist nur ein Katalysator. Im Ganzen betrachtet kommt es darauf an, wie du ganz allgemein Selbstvertrauen aufbaust. Am einfachsten und *wirkungsvollsten* erreichst du das durch eine Verbesserung deiner körperlichen Erscheinung infolge von Training und der richtigen Ernährung sowie durch Steigerung deines sexuellen Antriebs.

Sobald du Erfolge verzeichnest, wirst du lernen, dein Selbstvertrauen mit anderen Dingen zu verbinden. Denn immerhin musst du, um dein Ziel treffen zu können, zunächst lernen abzudrücken – indem du deine Hormone optimierst und die Vorteile kennenlernst –, dann erst kannst du dir mehr Munition beschaffen. Mit steigendem Selbstvertrauen wirst du zu einer ehrlicheren Einschätzung deines Selbstwerts gelangen, alles, was du zu bieten hast, in Betracht ziehen und dein Selbstvertrauen dadurch weiter stärken.

Wie bereits bei den Merkmalen des Alphas erwähnt ist ein echter Alpha-Mann selbstsicher, aber nicht großspurig. Er weiß sehr genau, was er kann und was er nicht kann. Das Selbstvertrauen eines Alphas ist jedoch stark, weil er seine Fähigkeiten abzuschätzen weiß und so erkennt, dass es nicht viel gibt, was er nicht kann.

GLÜCK

Nimm dir kurz Zeit, und denk nach, wann du das letzte Mal glücklich warst. Damit meinen wir nicht die kurzen Augenblicke, in denen du gelächelt und gelacht hast. Wir sprechen von *echtem* Glück. Von einem anhaltenden Zustand, in dem du mit dir selbst und mit der Welt, in der du lebst, zufrieden warst und dich weder Stress noch die Sehnsucht nach etwas belastet hat.

Für manche Menschen gibt es so etwas nur im Reich der Fantasie, in ihren Träumen. Stress gehört zum Leben. Frusterlebnisse sind unvermeidlich. Und in einer Welt, in der das Erreichbare auf deinen unmittelbaren Einflussbereich beschränkt erscheint, lässt sich kaum vermeiden, dass du immer etwas herbeisehnen wirst.

Oder etwa doch?

Genau wie Sex ein Katalysator für Selbstvertrauen ist, ist Glück ein Nebeneffekt, der dann auftaucht, wenn du mehr Kontrolle über dein Leben hast. Das bedeutet nicht, sich eine vollkommen isolierte Welt aufbauen zu müssen, in der Personen und Entscheidungen nur als Marionetten für ein sicheres Umfeld dienen. Hier geht es darum, mit dem neu gefundenen Selbstvertrauen dein Universum so zu gestalten, dass du weniger unter Stress stehst und dir nicht mehr so viele Gedanken über Dinge machst, die dein Glück stören.

WIE DU DEIN LEBEN IN DIE HAND NIMMST

Sobald du einigermaßen regelmäßig die Herrschaft über dein Leben innehast, hast du keine Zeit mehr, dich auf jene Dinge zu konzentrieren, die du nicht beherrschen kannst. Sobald du dir angewöhnst, einen Schirm mitzunehmen, sorgst du dich nicht mehr darum, ob es regnen wird. Das macht deinen Kopf frei. Es hilft dir, klarere – und bessere – Entscheidungen zu treffen. Dein Gesichtsfeld wird enger, dein Fokus konzentrierter, dein Geist *wie Wasser.**

* Haben wir Bruce Lee geklaut. Einfach und genial.

Denk immer dran, Erfolg ist eine erlernte Gewohnheit. Wenn du dir erst einmal angewöhnt hast, auf deine Entscheidungen zu vertrauen, wird es einfacher, klare Entscheidungen zu treffen. Und wie setzt du diesen Prozess in Gang?

Es beginnt im Fitnessstudio. Das klingt vielleicht lächerlich, seicht, oberflächlich. Ist es in gewisser Hinsicht auch. Doch es gibt im Leben wenig, was du so sehr *direkt* beeinflussen kannst wie deine Leistung im Fitnessstudio. Es wäre oberflächlich zu meinen, Kniebeugen, Kreuzheben und Klimmzüge würden dir das Glück bringen, aber es ist auch nicht völlig weit hergeholt. Forscher der Cornell University stellten fest, dass die Wahrscheinlichkeit, dass du glücklich bist, umso höher ist, je mehr du dein eigenes Leben in der Hand hast. Und im Fitnessstudio hast du es in der Hand. Es macht keinen Unterschied, wo du beginnst, wie du aussiehst oder was dein Ziel ist. Du entscheidest, ob du an dir arbeitest oder nicht, ob du zur richtigen Zeit das Richtige isst – du besitzt die Macht, deinen Körper in ein Objekt der Begierde und ein Symbol für Selbstbewusstsein zu verwandeln.

Wir leiten dich zwar an, die Entscheidung zum Handeln triffst du jedoch selbst. Du gehst ins Fitnessstudio. Du hältst die Diät ein. Du triffst die Entscheidung, produktiv zu arbeiten. Und letzten Endes wirst du der Held sein und den Erfolg in der Tasche haben.

Wie Henry Rollins sagte: »Man kann Schwäche nicht besser bekämpfen als durch Stärke.«

Beginne also, indem du folgende Entscheidung triffst: Du lernst, deinen Körper und Geist zu beherrschen. Dann wirst du erfahren, wie sich Einflussnahme anfühlt, und das daraus entstehende Glück stellt sich unweigerlich ein, wenn du *konsequent* die richtige Wahl triffst. Das ist der Schlüssel. Erfolg sollte keine Ausnahme sein. Jeder kann einmal Erfolg haben – und diese Menschen sind selten glücklich. Glück ist ein Seinszustand, kein vorübergehendes Ziel, kein flüchtiges Verlangen.

Daher musst du die Gewohnheiten, die wir in diesem Buch einführen, zur Routine werden lassen. All das wird viel klarer, sobald du mit der Umsetzung beginnst. Wir meinen, das *Warum* hinter der Alpha-Werdung ist das wichtigste Element, dessen Verständnis dich das Programm durchhalten und all die Vorteile des Alpha-Daseins erfahren lässt. Keine Sorge, dieses Programm ist viel flexibler, als du vielleicht denkst. Aber deine Entscheidungen – besonders jene, dich dem Programm zu verschreiben – werden dafür sorgen, dass du dich in deiner Haut wohler fühlst.

Deine Hormone werden optimiert, dein Gehirn wird besser arbeiten. Dein Körper wird auf einer Stufe funktionieren, die du bisher für unmöglich gehalten hast. Und plötzlich wirst du viel mehr auf deine Fähigkeit vertrauen, Änderungen herbeizuführen.

Dann kommt der Zeitpunkt, an dem du beginnen kannst, deine Herrschaft auf andere Lebensbereiche auszudehnen. Dein Beruf ist ein gutes Beispiel. Die Optimierung deiner Hormone wird dich klüger und kompetenter machen. Du wirst klarer denken und effizienter arbeiten. Doch der größte Unterschied wird sich in deinem Selbstbewusstsein und in deinen Entscheidungen bemerkbar machen. Die Karriereleiter erklimmt nicht, wer der Klügste im Raum ist; es kommt darauf an, die besten Entscheidungen zu treffen. Und diese Entscheidungen werden mit einem stärkeren Selbstvertrauen, einem klareren Fokus, mehr Klarheit sowie weniger Selbstzweifeln einhergehen – die alle aus *anderen* Lebensbereichen stammen.

AUF DEM WEG ZUM ALPHA

Im Mittelpunkt: ***Josh Hamilton***

DIE GEWÖHNLICHE WELT

Ich gehöre zu denen, die die Fitnessbranche lieben. Ich lese Artikel. Ich galt schon immer als „fit" und würde gerne einen Beruf in diesem Bereich ausüben. Aber die Fitnessbranche war frustrierend. Einerseits kommt man leicht an seriöse Informationen, die vielen Personen zu mehr Freude, Kraft und Muskeln verholfen und ihr Leben zum Besseren verändert haben. Andererseits kann die Flut an Informationen oft so verwirrend und frustrierend sein, dass du dein Streben nach Fitness aufgibst und keine Hoffnung auf Verbesserungen mehr hast. Das war meine Erfahrung. Ich wollte mich unbedingt verbessern, mein Streben nach einem perfekten Körper wurde zur Besessenheit, die letztlich mein gesellschaftliches und familiäres Leben bedrohte.

DER WECKRUF

Fehlinformationen auszusortieren war ein langer und harter Kampf gewesen, aber als ich Roman kennenlernte, setzte sich das Bedürfnis, das Richtige zu lernen und mich mit wunderbaren Persönlichkeiten zu umgeben, durch. Er spielte eine wesentliche Rolle bei meiner körperlichen, sozialen und intellektuellen Verwandlung. Er half mir, meine

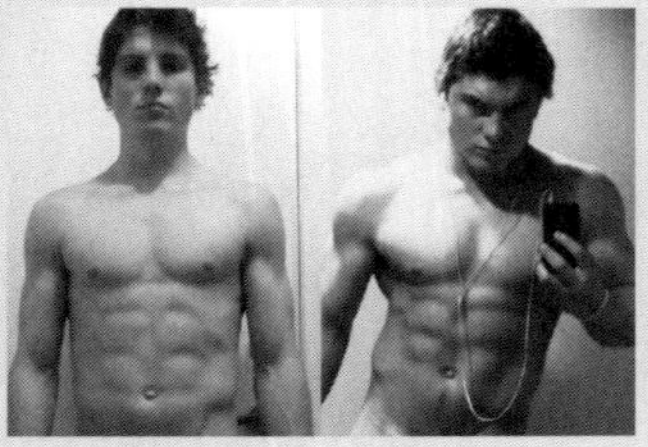

Einstellungen, Werte, Ziele, Ansichten und meinen Körper zu verbessern, zu schärfen. Diese Verwandlung bestand nicht nur darin, meine Gestalt um ein paar Kilo Muskeln zu bereichern; sie bedeutete ein neues Kapitel in meinem Leben.

ALPHA-STATUS

Die radikale Veränderung meines Körperbaus verstärkte meine Wirkung als Mann. Mein Körper drückt nun aus, wozu ich fähig bin, und ist meine Grundlage für Erfolg und Wachstum. Nach dem Programm fand ich den Mut, allein durchs Land zu ziehen, um meine Ausbildung voranzutreiben und ein besseres Umfeld zu finden, ich gründete mein eigenes Unternehmen, stärkte mein Selbstvertrauen gewaltig und begann, meine Lebensträume zu verwirklichen. Die Blicke, das Lächeln und die neugierigen Hände von Frauen bestärken mich, auch wenn ich früher schon keine großen Probleme mit dem weiblichen Geschlecht hatte. Die Fähigkeit zu kritischem Denken und die Versuche, weiter an mir zu arbeiten, um für eine bessere Welt zu arbeiten, haben mir wertvolle, lebensverändernde Einblicke beschert.

ERNÄHRUNG FÜR MÄNNER

Achtung! Lies dir das Folgende aufmerksam durch. In diese Zeilen wurden viele Informationen über die Lebensmittel gepackt, die du essen wirst. Es dürfte in so mancher Hinsicht das wichtigste Kapitel sein, denn wir Männer sind bekanntlich nicht besonders gut im Einhalten von Diäten. Wobei wir dieses Wort mit D nicht mögen, denn schließlich geht es nur darum, *wie* du isst. Der negative Beigeschmack des Wortes »Diät« ist hier ganz und gar nicht angebracht.

So weit, so gut – Ernährung ist eine Grundkomponente der Hormonoptimierung; was du isst, entscheidet daher maßgeblich darüber, ob du zum Alpha wirst. Wir sprechen nun über Ernährung, doch das ist *nicht* das eigentliche Programm. Leg Papier und Bleistift beiseite, schließ die Notiz-App, lies entspannt weiter. In Teil 3 findest du dann wirklich alle Einzelheiten, auch eine maßgeschneiderte Formel, die du für jede Phase des Programms verwenden wirst.

Wenn du sofort damit beginnen willst und schon sehr neugierig bist, was das Programm bringt, musst du zu Teil 3 springen.

Du solltest allerdings wissen, dass dieser Abschnitt hier nicht ohne Grund eingefügt wurde: Wir möchten, dass du verstehst, *warum* du isst, was du isst, damit du selbst kluge Entscheidungen treffen kannst. Das gehört dazu, wenn man die Dinge im Griff haben und zum Alpha werden möchte. Je besser du dich auskennst, desto weniger Frust wirst du erleben, desto mehr kannst du steuern und desto besser wirst du aussehen und dich fühlen.

So, nun wissen wir, worum es geht, und wenden uns zunächst den Makronährstoffen zu, also den Kohlenhydraten, Proteinen und Fetten. Wappne dich mit diesem Wissen, dann wird dir kein Verkäufer mehr etwas vormachen können. Und weißt du, was noch besser ist? Du wirst die Nahrung obendrein strategisch einsetzen können, das heißt essen, was dir schmeckt, und trotzdem umwerfend aussehen.

Kohlenhydrate

Kohlenhydrate stehen im Mittelpunkt der meisten gängigen Diäten (besonders für den Fettabbau), also beginnen wir damit. Kohlenhydrate kommen in den Medien nicht gut weg, seit ein Herr Atkins beschloss, dass wir keine Donuts mehr essen dürfen. (Vorher durften wir Donuts essen, solange sie fettreduziert waren; dabei hatten wir ein besseres Gefühl.)

Spaß beiseite, Kohlenhydrate haben wirklich einen schlechten Ruf, schlechter, als sie es verdienen. Es gibt verschiedene Arten von Kohlenhydraten. Einige sind gut für dich, einige schlecht. Die schlechten sind meist stark bearbeitet und können kaum noch als Nahrung betrachtet werden, auch wenn man sie essen kann. Sie mögen zwar köstlich schmecken, sind aber das Ergebnis einiger aberwitziger wissenschaftlicher Vorgänge.

Wenn man etwas bis zur Unkenntlichkeit verändert, kommt natürlich irgendwann der Punkt, an dem es nicht mehr gesund ist. Das bedeutet nicht, dass Kohlenhydrate abartig und dass sie allein an allem schuld sind, es bedeutet nur, dass bearbeitete Lebensmittel die Menschen dick machen.

Kohlenhydrate bestehen jedenfalls aus Zuckermolekülen, die dein Körper zerlegt und zur Energiegewinnung heranzieht, besonders wenn du hart arbeitest. Zucker, Stärke und Ballaststoffe sind Formen von Kohlenhydraten.

Die beiden Hauptarten sind einfache und komplexe Kohlenhydrate.*

Einfache Kohlenhydrate

Grundsätzlich liefern Haushaltszucker, Sirup und Erfrischungsgetränke einfache Kohlenhydrate. Diese sollten weitgehend gemieden werden (eine Ausnahme bilden die Mogeltage), sie sind das, was Fitnessprofis gewöhnlich un-

* Wir könnten auch die vielen Ballaststoffe erwähnen, die in Dingen wie grünem Gemüse, Blattsalat, Kopfkohl, Brokkoli, Rosenkohl, Spinat, Blumenkohl, Paprika, Gurken, Zucchini etc. enthalten sind – tuuuun wir aber nicht. Im Abschnitt Kohlenhydrate möchten wir hier nur Dinge erwähnen, die zählen. Wir empfehlen dir gewöhnlich nicht, Kalorien (oder Kohlenhydrate) aus Ballaststoffen zu zählen. Was nicht bedeutet, dass diese Nahrungsmittel nicht zählen. Das tun sie sehr wohl. Aber kennst du jemanden, der durch zu viel Gemüse dick wurde? Nach der Beratung Tausender Menschen kamen wir zu dem Schluss, dass es immer schon eine gute Sache war, mehr Gemüse zu essen.

ter »schlechten Kohlenhydraten« verstehen. Ebenfalls auf diese Liste gehören Süßigkeiten, Kuscheln, Kuchen, Bier, Welpen, Kekse, Spaß und Einhornmagie. Mit anderen Worten, *das Allerbeste.**

Komplexe Kohlenhydrate

Komplexe Kohlenhydrate sind etwa Haferflocken, Äpfel, Pappe und Erbsen.

Lange Zeit glaubte man, komplexe Kohlenhydrate seien generell besser als einfache Kohlenhydrate, aber dem ist nicht immer so.

Dein Körper nimmt nämlich sowohl komplexe als auch einfache Kohlenhydrate auf und versucht, sie in verwertbare Zucker zur Energiegewinnung für Muskeln und Organe zu zerlegen. Dabei ist nicht die Art der Kohlenhydrate entscheidend, sondern die Geschwindigkeit, mit der der Körper sie zerlegt, sowie die Höhe des darauffolgenden Blutzuckeranstiegs.

Es ist also nicht so einfach wie die Unterscheidung zwischen einfachen und komplexen Kohlenhydraten. Ein Werkzeug zur Bewertung der Kohlenhydratqualität ist der sogenannte Glykämische Index (GI). Dabei werden Nahrungsmittel danach eingeteilt, wie schnell sie zerlegt werden und wie sehr sie den Blutzucker erhöhen.

* Kleine Hommage an *Superbad*.

WAS IST MAGERMASSE?

Unter Magermasse versteht man die Muskelmasse des Körpers. Deine Magermasse bestimmst du in drei Schritten:

1. Ermittle deinen Körperfettanteil.
2. Subtrahiere deinen Körperfettanteil (in Prozent) von 100. Du erhältst deine fettfreie Masse (in Prozent).
3. Multipliziere deine fettfreie Masse mit deinem Körpergewicht. Das Ergebnis ist deine Magermasse.

Nehmen wir einmal an, du wiegst 80 Kilo mit 20 Prozent Körperfett.

1. Dein Körperfettanteil liegt bei 20 Prozent.
2. 100 – 20 = 80 % fettfreie Masse
3. 80 Kilogramm x 80 % = 64 Kilogramm

Deine Magermasse ist 64. Wenn sich dein Körperfettanteil ändert, ändert sich auch die Magermasse.

Wir werden die Magermasse noch mehrmals in diesem Buch erwähnen, also merke dir diese Formel. Oder schreib sie auf. Oder reiß die Seite heraus. Es ist dein Buch, du entscheidest.

Der GI war einige Zeit in aller Munde, die Argumentation lautete, durch eine GI-Diät könne man den Insulinspiegel niedrig halten, auch wenn man insgesamt mehr Kohlenhydrate zu sich nähme. Das hat sich nur teilweise als richtig herausgestellt. Es ist zwar vermutlich besser, Nahrungsmittel mit niedrigem GI zu essen als solche mit hohem, für deinen Bauchumfang wird es aber vermutlich nicht den ganz großen Unterschied machen, wenn du Cheerios durch die entsprechende Menge Süßkartoffeln ersetzt.

Weder kohlenhydratarme Diäten noch Diäten mit niedrigem GI sind ein Wundermittel für den Fettabbau. Entscheidend ist vielmehr, die richtige Menge gesunder Nahrungsmittel zu essen, um den Stoffwechsel ankurbeln, der dir wiederum hilft, Fett zu verbrennen.

Wichtig ist, dass dein Körper Kohlenhydrate braucht, auch wenn einige Modediäten das Gegenteil behaupten. Ohne Kohlenhydrate greift der Körper das Muskelgewebe an, um weiterhin Brennstoff zu erhalten, und sabotiert damit deine Bemühungen.

Kohlenhydrat-Fans jammern über kohlenhydratarme Diäten, Kohlenhydrat-Gegner behaupten, man könne größtenteils ganz gut ohne sie auskommen. Die Wahrheit liegt irgendwo in der Mitte. Ja, du solltest einfache Kohlenhydrate und Nahrungsmittel mit hohem GI meiden, das heißt aber noch nicht, dass du den ganzen Tag komplexe Kohlenhydrate oder Nahrungsmittel mit niedrigem GI essen darfst.

Wir halten Kohlenhydrate nicht für Teufelszeug; wir stellen jedoch fest, dass der Fettabbau bei unseren Kunden mit wenig(er) Kohlenhydraten besser klappt. Doch wenig bedeutet nicht gar keine. Als Faustregel setzen wir die tägliche Kohlenhydratmenge gerne mit etwa 1,1 bis 1,65 Gramm pro Kilogramm Magermasse an.

Das größte Problem stellen Kohlenhydrate dar, wenn sie für sich gegessen werden. Daher solltest du immer versuchen, Kohlenhydrate gemeinsam mit Protein aufzunehmen. Die Kombination aus Kohlenhydraten und Protein verzögert die Verdauung der Kohlenhydrate, verringert die Insulinantwort und kann so im Allgemeinen einige Nachteile des Kohlenhydratkonsums ausgleichen.

Fette

Lange Zeit über erging es den Fetten wie den Kohlenhydraten – sie wurden für alle möglichen Gesundheitsprobleme verantwortlich gemacht. Aus diesem Grund galt fast 20 Jahre lang *fettarm* als Synonym für *gesund*. Für viele Menschen – vielleicht sogar einige Leser – ist das immer noch ein Kriterium, ob man etwas essen darf. Nach dem Motto: Wenn es fettarm ist, muss es gut sein. Oder: Wenn es kein gesättigtes Fett enthält, ist es okay.

Lügen über Lügen. Aus den Daten der CDC (Centers for Disease Control and Prevention) geht hervor, dass in den USA die Adipositasrate anstieg, obwohl zeitgleich der Fettkonsum zurückging. Daran waren mehrere Faktoren beteiligt: die Häufigkeit der Mahlzeiten und Snacks, die Größe der Mahlzeiten und der Zuckerkonsum.

Das Fazit? Fett ist ein *notwendiger* Bestandteil der Nahrung, und du erhältst vermutlich nicht genug davon. Fett ist gut. Es ist gut für den Testosteronspiegel. Es ist gut für dein Herz (ja, du liest richtig). Und es ist gut für deine Muskeln.

Fett spielt eine wichtige Rolle für deine Körperfunktionen, und es umhüllt deine Nerven. Diese Umhüllung beschleunigt die Reizleitung, damit alle neurochemischen Signale, die in deinen Körper gesandt werden (also alle Anordnungen deines Gehirns), effizient weitergeleitet werden.

Fett dient auch als Substrat für eine ganze Reihe von Hormonen, die sogenannten Eikosanoide. Bevor wir es mit dem Fachchinesisch übertreiben, Eikosanoide sind unverzichtbar für zahlreiche Regulierungsfunktionen, die den Blutdruck, Entzündungen und sogar die Blutgerinnung betreffen. Fett wird für die grundlegende Physiologie des Menschen benötigt, was schon Grund genug ist, es in deine Ernährung aufzunehmen.

Nun weißt du, warum Fett notwendig sind, also wenden wir uns den einzelnen Arten zu – und der Frage, warum jede Art Fett mit Ausnahme der Transfette benötigt wird.

Einfach ungesättigte Fettsäuren

Einfach ungesättigte Fettsäuren sind vor allem in fettreichen Früchten wie Avocados sowie in Nüssen wie Pistazien,

Mandeln, Walnüssen und Cashewkernen zu finden. Auch Olivenöl enthält diese Art von Fetten.

Einfach ungesättigte Fettsäuren helfen dabei, das schlechte Cholesterin zu senken und das gute zu erhöhen. Sie haben sich als nützlich im Kampf gegen die Gewichtszunahme erwiesen und tragen sogar zur Reduktion des Körperfetts bei.

Mehrfach ungesättigte Fettsäuren

Wie die einfach ungesättigten Fettsäuren helfen auch diese guten Fette, das schlechte Cholesterin zu senken. Mehrfach ungesättigte Fette bleiben auch bei kalten Temperaturen flüssig, weil ihr Schmelzpunkt tiefer liegt als jener der einfach ungesättigten.

Mehrfach ungesättigte Fette sind etwa in Lachs, Fischöl, Sonnenblumenöl, Samen und in Soja enthalten. Bei den mehrfach ungesättigten Fetten unterscheidet man Omega-3- und Omega-6-Fettsäuren, die aus unserer Nahrung größtenteils entfernt wurden.

Omega-Fettsäuren sind sehr wichtig, daher werden sie häufig als essenzielle Fettsäuren bezeichnet. Diese kann unser Körper *nicht* selbst herstellen, ihre Aufnahme ist daher unerlässlich. Weil dein Körper sie braucht, um optimal zu funktionieren und gesund zu bleiben, musst du, um Probleme und gesundheitliche Schäden zu vermeiden, dafür sorgen, dass deine Nahrung genug von diesen Fetten enthält.

Gesättigte Fette

Gesättigte Fette sind vielleicht die am meisten unterschätzte Substanz, die du essen kannst, und zwar aus einem guten Grund: Es gibt Studien, die einen hohen Konsum an gesättigten Fetten mit Herzerkrankungen in Verbindung bringen.

Die Idee, dass gesättigte Fette leider nicht nur köstlich sind, leitet sich von einer alles andere als einwandfreien Studie aus den 1950ern her, nach der ein Wissenschaftler namens Ancel Keys eine Arbeit veröffentlichte, in der er dem Nahrungsfett die Schuld an der weltweiten Zunahme von Herzerkrankungen gab.

Diese Studie wies jedoch wesentliche Mängel auf. Erstens zog Keys für seine Schlussfolgerungen nur Daten aus einem kleinen Teil der Länder heran, in denen Daten zum Fettkonsum und zur Sterblichkeitsrate infolge von Herzerkrankungen verfügbar waren. Als die Wissenschaftler noch einmal nachrechneten und Daten aus allen Ländern heranzogen, in denen Daten vorliegen, fanden sie keinen Zusammenhang zwischen dem Fettkonsum und dem Tod durch Herzerkrankungen. Rückblickend scheint es, als hätte Ancel Keys voreilige Schlüsse gezogen, die aus den Fakten so nicht hervorgingen.

Auch in unseren Tagen wird in Büchern wie *China Study* und Filme wie *Gabel statt Skalpell* den gesättigten – und allen tierischen – Fetten die Schuld für gesundheitliche Probleme zugeschoben. Doch diese Studien sind alle einseitig und voreingenommen gegenüber der Fetthypothese und ignorieren *vollständig,* dass es auch Völker gibt, die unglaublich gesund sind, obwohl sie reichlich gesättigte Fette mit der Nahrung aufnehmen. Die Einwohner von Tokelau (einer Region vor Neuseeland) ernähren sich zu *50 Prozent von gesättigtem Fett,* die Gesundheit ihres Herz-Kreislauf-Systems übertrifft jedoch die jeder anderen Gruppe von Menschen. Dennoch werden diese Daten und Informationen ignoriert.

Nun wollen wir hier natürlich nicht mit der *China Study* abrechnen, halten es aber schon für wichtig, dass jene Informationen gründlich kritisiert und entlarvt werden. Wären sie richtig, würden wir sie unterstützen. Wir haben auf kein bestimmtes Pferd im Diätrennen gesetzt, wir möchten den Menschen nur helfen, so gut wie möglich zu leben und zu essen und ein langes, erfülltes Leben zu genießen.

Wir haben auch kein Problem damit, eigene Fehler einzugestehen. Vor zehn Jahren lagen wir beide noch falsch, was gesättigte Fette angeht, ebenso was die Anzahl der Mahlzeiten betrifft, die man pro Tag essen sollte. Deswegen wendeten wir auch so viel Zeit für die Durchsicht der wissenschaftlichen Arbeiten sowie für Tests an Tausenden Kunden auf und können dir nun Informationen vorlegen, von denen wir wissen, dass sie dir helfen werden. In Teil 3 werden wir auch Speisepläne, Auswahlmöglichkeiten und sogar individuelle Berechnungen anbieten, damit du genau weißt, was du essen musst, um ein Alpha zu werden.

Und unsere – wissenschaftlich untermauerten – Schlussfolgerungen lauten, dass deine Ernährung gesättigte Fette enthalten sollte und du dir über die Menge nicht den Kopf zerbrechen solltest. Es gibt mehrere Studien über Menschen, die immer noch als Jäger und Sammler leben und 50 bis 70 Prozent *all* ihrer Kalorien aus gesättigten Fetten aufnehmen, ohne gesundheitliche Probleme irgendeiner Art zu entwickeln. Wenn du die genauen Zahlen für deinen eigenen Fettkonsum vorliegen hast, darf maximal die Hälfte des Fettes aus gesättigten Fettsäuren bestehen.

Sogar Walter Willett, Leiter der Abteilung für Ernährung in Harvard, erklärte öffentlich (nach 20-jährigem Studium der Forschungsarbeiten), dass Fette – insbesondere gesättigte Fette – nicht die Ursache der Adipositasepidemie und nicht der Grund für Herzerkrankungen seien.

Gesättigte Fette kommen auch deswegen schlecht weg, weil sich gezeigt hat, dass sie den Cholesterinspiegel im Blut erhöhen. Auch dazu können wir nur sagen, das ist nicht so furchterregend, wie die Medien uns glauben machen – das Problem Cholesterin wird stark übertrieben. In Wahrheit agiert Cholesterin im Blut sogar als Antioxidans gegen gefährliche freie Radikale. Befinden sich viele unerwünschte Substanzen im Blut (verursacht durch die Aufnahme von veränderten Fetten, stark bearbeiteten Nahrungsmitteln und großen Mengen Zucker), steigt der Cholesterinspiegel, um diese Substanzen unschädlich zu machen.

Außerdem ist Cholesterin für die Produktion einer Reihe von Hormonen notwendig, von denen einige auch vor Herzerkrankungen schützen. Noch stichhaltiger ist für unsere Zwecke, dass Cholesterin direkter Vorläufer aller Geschlechtshormone ist – einschließlich Testosteron. Mit anderen Worten, je höher dein Cholesterinspiegel, desto höher wird dein Testosteronwert wahrscheinlich sein.

Gesättigtes Fett ist eine der besten Energiequellen für deinen Körper. Das ist auch der Grund, warum dein Körper Kohlenhydrate *von Natur aus* als gesättigtes Fett speichert. Willst du wirklich eine der Grundstrukturen in der Arbeitsweise deines Körpers infrage stellen? Ganz zu schweigen davon, dass gesättigtes Fett zu den sättigendsten Nahrungsmitteln überhaupt gehört, dich also länger satt bleiben lässt. Studien zeigen, dass eine Ernährungsweise mit reichlich gesättigtem Fett häufig *weniger* Gesamtkalorien liefert. Und wie bereits angedeutet erhöht gesättigtes Fett das Testosteron, das dich, wie schon hundertmal erwähnt, erst zum Mann macht.

Dir bleibt also nur eine Möglichkeit: Wenn du kein Vegetarier bist, solltest du rotes Fleisch, Milchprodukte und Eier essen, um deinen Anteil an gesättigtem Fett zu erhalten.

Transfette

Transfettsäuren sind die schwarzen Schafe der Familie. Transfette sind die schlechtesten Fette, gehören sogar zur schlechtesten Art von Nahrung, die du zu dir nehmen kannst. Sie sind in Nahrungsmitteln wie Pommes frites, Kartoffelchips, überhaupt in den meisten frittierten Speisen enthalten.

Spuren von Transfetten kommen auch in Fleisch und anderen Nahrungsmitteln vor. Ganz allgemein gesprochen sind sie aber unnatürlich. Sie werden vom Menschen produziert.

Transfette entstehen in einem chemischen Prozess, der sogenannten Teilhärtung oder Teilhydrogenierung. Die Hersteller beschießen flüssiges Pflanzenöl (ein an sich brauchbares einfach ungesättigtes Fett) mit Wasserstoffatomen, um daraus ein festes Fett zu machen. Dabei entsteht ein für die Nahrungsmittelindustrie offenbar ideales Fett, denn es hat einen hohen Schmelzpunkt und eine glatte Konsistenz, und es eignet sich zum Frittieren.

Im Wesentlichen entstehen Transfette durch die übermäßige Bearbeitung von Nahrungsmitteln, um dem Konsumenten eine längere Haltbarkeit anbieten zu können. Bei abgepackten Nahrungsmitteln ist die Wahrscheinlichkeit groß, dass sie viele Transfettsäuren enthalten. Wenn du deine Ziele ernst nimmst, solltest du versuchen, Transfette um jeden Preis zu meiden. Aber auch dann, wenn du einfach keine Lust hast, Plastikmüll zu essen.

Wir wollen hier natürlich gemäßigt vorgehen. Wenn du nicht allzu viel Junkfood isst, regelmäßig trainierst und generell auf deine Ernährung achtest – auch auf verschiedene gesunde Fette –, stehen die Chancen gut, dass du alle paar Monate sündigen kannst, ohne dass das etwas ausmacht.

Protein

Während sowohl Kohlenhydrate als auch Fette eine Zeitlang als Feind Nummer 1 galten, abwechselnd dämonisiert und gelobt wurden, trat kein anderer Makronährstoff so sehr in den Vordergrund wie unser Freund, das Protein.

Es ist der Liebling der Bodybuilder, Leistungssportler und fast aller Fitnessfanatiker und wird von deinem Körper zur Reparatur geschädigter Muskeln, Knochen, Haut, Zähne und Haare eingesetzt, um nur einiges zu nennen. Stelle es dir als Mörtel zwischen den Ziegeln vor; ohne Protein würde die gesamte Struktur deines Körpers zu zerfallen beginnen.

Protein sorgt für ein anaboles hormonelles Umfeld (gut für den Muskelauf- und Fettabbau) und, um die Metapher mit den Ziegeln beizubehalten, es liefert eine Menge Materialien für den Aufbau deiner Muskeln.

Es gibt zwei Kategorien von Eiweiß: vollständiges und unvollständiges. Protein setzt sich aus kleineren Molekülen zusammen, den Aminosäuren. Es gibt 22 Aminosäuren, auf die wir achten müssen, neun davon gehören zu einer Unterkategorie, die wir nur mit der Nahrung aufnehmen können. Die übrigen Aminosäuren kann dein Körper herstellen.

Die neun Aminosäuren, die aus der Nahrung kommen müssen, bezeichnen wir als essenzielle Aminosäuren. Für all jene, die es interessiert, hier die essenziellen Aminosäuren:

Tryptophan	***Phenylalanin***	***Leucin***
Lysin	***Threonin***	***Histidin***
Methionin	***Valin***	***Isoleucin***

Als vollständiges Eiweiß wird ein Protein dann bezeichnet, wenn es entsprechende Mengen dieser neun Aminosäuren enthält. Unvollständigem Eiweiß dagegen fehlen eine oder mehrere der Aminosäuren.

Diese Aminosäuren helfen deinem Körper auch bei der Herstellung von Hormonen zur Regulierung des Blutdrucks oder auch des Blutzuckers, die direkt für deine Stoffwechselrate und dein Muskelwachstum verantwortlich sind. Kurz und gut, Protein ist extrem wichtig, besonders das vollständige Eiweiß, das in Fisch, Geflügel, Eiern, rotem Fleisch und Käse enthalten ist.

VEGANE UND VEGETARISCHE PROTEINPOWER

Bevor du vor lauter Tierliebe ausrastest, lass uns noch anmerken, dass wir um die *Möglichkeit* wissen, vollständiges Eiweiß durch eine Kombination aus Getreide und Hülsenfrüchten zu erhalten. Du wirst damit zwar nicht dieselbe Testosteronsteigerung erreichen können wie mit tierischem Protein, aber uns ist klar, dass du aus moralischen Gründen keine Tiere essen willst. Viele veganerfreundliche Quellen können dir helfen, deine Proteinziele zu erreichen, aber unsere Erfahrung zeigt, dass es ohne Fleisch schwerer ist.

Dies wiederum ist der Grund dafür, warum es Proteinpulver gibt. Wenn du Vegetarier bist, kannst du Eier essen. Und Pescetarier essen Fisch. Wir haben absolut nichts gegen all diese Menschen, auch Vegetarier und Veganer werden sicherlich von unserer Diät profitieren; aber wir bieten hier kein eigenes vegetarisches Programm an. Sorry. Ist nicht persönlich gemeint. Unsere Beobachtungen und die Forschungsarbeiten, die wir kennen, deuten alle darauf hin, dass Vegetarismus zwar gesund ist, aber deine Hormone nicht optimiert. Und das ist unser oberstes Ziel.

DAS BESTE FLEISCH DER WELT

Wir stehen beide an vorderster Front der Fleischesser und haben einen gehörigen Beitrag zum Proteinverzehr geleistet. Es gibt wenig, was wir mehr genießen, als unsere Biosteaks aus Weidehaltung selbst zu braten. Bioprodukte mögen in manchen Bereichen überschätzt werden, bei Fleisch und Frischware ist das jedoch sicherlich nicht der Fall. Während wir dieses Buch schrieben, bestellten wir größere Mengen des besten Fleisches, das wir kennen, und dieses Protein kam nicht nur unserem Körper, sondern auch unserem Geist zugute. Wir genossen Geschmack, Aroma und Vielfalt. Unsere bevorzugten Fleischleckerbissen findest du auf www.engineeringthealpha.com.

Wie viel Protein brauche ich?

Eine der häufigsten Fragen zum Thema Eiweiß dreht sich um die empfohlene Menge.

Interessant dabei ist, dass es wirklich zwei völlig gegensätzliche Standpunkte gibt. Der eine ist minimalistisch: Wie viel Protein brauche ich überhaupt? Oder genauer: Wie hoch ist die effektive Mindestdosis? Und dann gibt es den maximalistischen Ansatz: Wie viel Protein kann ich überhaupt essen, sprich, wie viel Eiweiß kann ich essen, bevor es unwirksam oder gefährlich wird?*

Um diese Fragen möglichst gut beantworten zu können, betrachten wir sie aus der Perspektive, die uns am wichtigsten ist: aus Sicht des Fettabbaus und Muskelaufbaus. In beiden Fällen liegt die empfohlene Dosis wesentlich niedriger, als du vielleicht erwarten würdest.

* Wenn du wirklich wissen willst, wie viel Protein du in Wahrheit brauchst (oder nicht brauchst), besorg dir das Buch *How Much Protein?* von Brad Pilon.

Fettabbau

Für den Fettabbau reichen tatsächlich 1,1 Gramm pro Kilogramm Magermasse – was bei den meisten Menschen irgendwo zwischen 60 und 90 Gramm Protein liegt. Eine bemerkenswert kleine Zahl, verglichen mit den Empfehlungen der meisten Fitnessprofis.

Wie gesagt, das ist der minimalistische Ansatz ... Also sollten 1,1 Gramm pro Kilogramm Magermasse ausreichen, um deine Magermasse zu behalten, Fett abzubauen und leistungsfähig zu bleiben. Nun könnte man darüber diskutieren, ob eine etwas höhere Proteinaufnahme dir aufgrund der thermischen Wirkung von Nahrung erlauben würde, rascher Fett abzubauen. Protein ist sehr metabolisch, bis zu 30 Prozent der Kalorien werden beim Verdauungsvorgang verbraucht. Auch die Sättigung ist zu berücksichtigen. Ein höherer Proteinkonsum sorgt für eine stärkere Sättigung, du bist weniger hungrig und kannst deinen Speiseplan leichter einhalten.

Muskelzuwachs

Der minimalistische Ansatz in puncto Protein und Muskelzuwachs ist wirklich interessant; auch hier gilt wieder, du brauchst viel weniger Protein, als du glaubst.

In den meisten Fällen würden 1,1 bis 2,2 Gramm pro Kilogramm Magermasse ausreichen. Das ist tatsächlich so. Laut der *International Society of Sports Nutrition* zeigen Studien, dass du – vorausgesetzt, die Kalorienzahl stimmt und du erhältst alle essenziellen Aminosäuren – Muskelzuwachs schon mit 1,1 Gramm pro Kilogramm Magermasse erreichen kannst.

Erscheint dir das extrem wenig? Es ist wenig! Aber die Studien demonstrieren, dass es stimmt. Auch wir konnten beobachten, dass Menschen bestens damit zurechtkommen.

PROTEINE FÜR DEN FETTABBAU

Wir persönlich möchten gerne so viel Protein wie möglich unterbringen. Nach zahlreichen Experimenten mit kohlenhydratarmen und proteinreichen Diäten meinen wir: Je intensiver dein Gewichttraining ist, umso mehr Protein kannst du aufnehmen und verwerten, bevor du dir Gedanken über Gluconeogenese machen musst. Das liegt sehr wahrscheinlich daran, dass intensives Gewichttraining den Testosteronspiegel anhebt, welcher wiederum die Proteinsynthese und die Stickstoffspeicherung erhöht.

Wir würden daher sagen, dass du auch bei kohlenhydratarmer Ernährung mit 2,2 Gramm Protein pro Kilogramm Magermasse als Ausgangspunkt sehr gut fahren wirst, solange du intensiv trainierst und die Kalorienzufuhr niedrig genug angesetzt ist, um einen Fettabbau zuzulassen. All das gilt, um nochmals darauf hinzuweisen, in erster Linie für kohlenhydratarme Diäten, deren oberstes Ziel die Insulinregelung ist.

Die meisten unserer Kunden setzen eine Form von Kohlenhydratzyklus ein (was wir in Teil 3 noch erklären werden); in diesem Fall steigt und fällt die Proteinaufnahme zusammen mit der Kohlenhydrataufnahme. Dabei erhöhen wir oft auf bis zu 2,76 Gramm Protein pro Kilogramm Magermasse, was zu einem Sättigungsgefühl ohne schädliche Wirkung auf den Fettabbau führt.

So weit, so gut, doch wir halten nicht viel vom minimalistischen Ansatz, denn wenn wir die Mindestmenge Protein zu uns nehmen und dennoch eine angemessene Kalorienzahl erreichen wollen ... dann müssen die restlichen Kalorien von irgendwoher kommen, und es bleiben nur Kohlenhydrate und Fett. Wir sehen keinen Grund, weshalb wir unsere Bequemlichkeit und unser Sättigungsgefühl opfern sollten, nur um den Eiweißanteil möglichst niedrig zu halten.

Daher bevorzugen wir bei Protein den maximalistischen Ansatz. Das bedeutet, so viel Protein zu essen wie möglich, solange es deinen Zielen nicht widerspricht oder ungesund wird.

Was den Fettabbau betrifft: Wenn du zu viel Protein zu dir nimmst – das heißt mehr als 4,4 Gramm pro Kilogramm Körpergewicht –, werden die Aminosäuren in Glukose oder in Substanzen, die sich sehr ähnlich wie Zucker verhalten, umgewandelt. Einfach ausgedrückt: Protein wird zu Kohlenhydraten. (Na ja, in gewisser Hinsicht. Du weißt, was wir meinen.)

Das bedeutet: Wenn deine Diät von der Insulinsteuerung abhängt, ist es schädlich, zu viel Protein zu essen. Manche Studien zeigen, dass eine Gluconeogenese schon bei 1,76 Gramm Eiweiß pro Kilogramm Magermasse einsetzen kann. Doch im Allgemeinen empfehlen wir, mit 2,2 Gramm Protein pro Kilogramm Magermasse zu beginnen und dann auszuprobieren.

EIWEISS = NIERENPROBLEME? QUATSCH!

Einige »Experten« wollen dich glauben machen, ein hoher Proteinkonsum würde allerlei Probleme hervorrufen, von Nieren- und Gallensteinen bis zu zusätzlichen Armen, die dir aus dem Gesicht wachsen.

Für die meisten Menschen ist das kein Thema – oder zumindest eine rein akademische Frage. Das sagen wir, weil es keinerlei Untersuchungen gibt, die belegen, dass es einen Zusammenhang zwischen einem hohen Eiweißkonsum und Nierenproblemen gibt. In einer Studie, die im *Journal of Strength and Conditioning Research* veröffentlicht wurde, untersuchte man Eiweißaufnahmen von bis zu 400 Gramm pro Tag. Es hatte keine negativen Folgen.

Bei einem bestehenden Nierenproblem könnte dein Körper unter einer Diät mit höherem Eiweißanteil leiden. Doch wenn du wirklich Nierenprobleme hast, solltest du ohnehin mit deinem Arzt über deine Ernährung sprechen. Wenn du gesund bist, darfst du Protein essen, ohne dir Gedanken über gesundheitliche Probleme zu machen. Denn es gibt keine. Vergiss aber nicht, dass Protein sehr wohl Kalorien enthält. Wenn du es also tonnenweise isst, wirst du irgendwann zunehmen. Die Gesetze der Thermogenese machen für Protein keine Ausnahme, auch wenn es köstlich ist.

Auch diese Formeln werden noch geliefert. Später, bei der Präsentation des Programms, wollen wir keine Zeit mehr mit Erklärungen vertun. Bis dahin wirst du hoffentlich zugreifen, begreifen und mit deiner Verwandlung beginnen können.

Für diejenigen unter euch, die Muskeln aufbauen und viel Protein essen möchten, gelten etwa 3,3 Gramm pro Kilogramm der *angestrebten* Magermasse. Wenn du also derzeit 77 Kilogramm Magermasse hast und gerne 5 Kilo Muskeln zulegen möchtest, multiplizierst du 82 mit 3,3 und kommst auf etwa 270 Gramm Protein. Diese Menge kannst du bei Bedarf oder auf Wunsch erhöhen.

Natürlich begünstigt ein hoher Proteinkonsum den Muskelaufbau, schließlich kann mehr Protein zu einem anabolen Umfeld im Körper führen, stimmt's? Das behaupten zumindest die Muskelmagazine. Und es stimmt auch – bis zu einem gewissen Punkt.

Du darfst dabei aber keinesfalls übersehen, dass wir es auch hier mit schrumpfenden Gewinnen zu tun haben. Was bedeutet, dass du mit 400 Gramm Protein pro Tag *nicht mehr* Muskeln aufbaust, als wenn du 300 Gramm Protein pro Tag zu dir nimmst.

KAPITEL 7

Schluss mit den Diäten

WARUM INTERVALLFASTEN DEINEN KÖRPER UND DEIN LEBEN VERÄNDERN WIRD

»Was manche als Gesundheit bezeichnen, ist,
wenn es mit ständiger Sorge um die Ernährung
erworben wird, nicht viel besser
als eine langwierige Krankheit.«

Alexander Pope

Spricht dich der Titel dieses Kapitels auch so an wie uns? Das ist gut so, denn er könnte die wirkungsvollste, umstrittenste und *treffendste* Überschrift in diesem Buch sein. Wir werden den Diäten ein Ende setzen.

Klingt das zu weit hergeholt? Keine Sorge, wir mögen es, wenn man uns nicht sofort glaubt. Doch bevor wir näher darauf eingehen, warum du *ohne Diät* so schnell Fett abbauen wirst wie nie zuvor, sehen wir uns den Hintergrund an. Die meisten Fitness- und Ernährungsfachleute behandeln das Thema Ernährungsempfehlungen so:

Es ist keine Diät, sondern Lifestyle.
Das Wort *Diät* ist negativ behaftet.
Die einzig gesunden Diäten sind Vollwertdiäten.
Kauf mehr Frischkost, iss mehr echte Nahrung.
Die Paläo-Diät taugt nichts.

Okay, Letzteres mag von uns stammen.

Eines müssen wir klarstellen: Eine Diät ist etwas sehr Wichtiges. Unter einer Diät versteht man nämlich eine auf besondere Bedürfnisse abgestimmte Ernährungsweise. Sie erspart vielen Kranken schlimme Beschwerden, kann sogar Leben retten. Der unangenehme Beigeschmack des Wortes kommt von der *Reduktionsdiät* – dem Prinzip, durch Einhaltung einiger einfacher oder weniger einfacher Ernährungsregeln Gewicht zu verlieren und gesünder zu werden.

Das Problem solcher Diäten – oder vielleicht eines von vielen Problemen – besteht darin, dass Männer anders mit Nahrung umgehen als Frauen. Durch die Arbeit mit Tausenden von Kunden wurde uns einiges klar: Männer können nicht mit Erfolg von Tiefkühlkost leben; sie kommen mit vagen Empfehlungen wie »Iss wenig Kohlenhydrate« nicht zurecht. Männer wollen genaue Anweisungen, und sie werden mit Sicherheit nicht auf Genüsse wie Pizza, Bier und Burger verzichten. Unter diesen Voraussetzungen wird es ziemlich schwierig, sich eine »Diät« vorzustellen, die bei Männern funktionieren könnte, außer man nimmt die Wissenschaft zu Hilfe.

Gewöhnlich heißt es beim Abnehmen, du müsstest deine Lebensweise verändern, du müsstest aus Zeitgründen Fertigmahlzeiten essen, und du müsstest auf Pizza und Burger verzichten. Gewöhnlich heißt es auch, du kannst nicht davon ausgehen, dass du solch ungesundes Zeug essen und dennoch Woche für Woche Fett abbauen kannst.

Wie die Wissenschaft hinter den Diäten zeigt, ist eine Einschränkung von Nahrungsmitteln aber beinahe überflüssig –

dennoch nimmt kaum jemand zur Kenntnis, wie viel Flexibilität tatsächlich möglich ist.

Vergiss gute und schlechte Nahrungsmittel; dieser Gegensatz spielt keine Rolle mehr. Lies das noch einmal: Für deinen Körperbau* *ist es egal*, ob du fettlos gegarte Hähnchenbrust oder einen saftigen Burger isst; es macht keinen Unterschied, ob du Hüttenkäse hinunterwürgst oder zu Eiscreme greifst. Egal was du denkst, es bleibt sich gleich.

Das Einzige, was zählt … sind der Zeitpunkt und die Kalorien.

Dein Hormonsystem ist unglaublich kompliziert, doch wenn du dich damit auskennst, wird das Essen einfacher als je zuvor. Verschiebe den Zeitpunkt deiner Mahlzeiten, und du kannst essen und trinken, was du willst, und dabei aussehen wie ein griechischer Gott.

Wie das? Es liegt an den Geheimnissen der Hormone Leptin und Ghrelin (siehe Kapitel 5, zur Erinnerung) und der anabolen Natur der verzehrten Nahrung.

Wenn jemand auf Diät ist, nimmt er gewöhnlich nicht *so viel* schlechtes Zeug zu sich, aber doch immer wieder. Er macht Fortschritte, aber er ist noch nicht am Ziel. Eine eher unreife Einstellung zum Essen: halb dabei, halb nicht. Diese Methode kann zwar funktionieren, weil du (hoffentlich) die Kalorienzufuhr reduzierst, aber sie ist unglaublich beschränkt. Sie gehört sogar zu den am wenigsten erfolgreichen Methoden für den Fettabbau

* Das heißt, dass die Nahrung für den Fettabbau und den Muskelzuwachs irrelevant ist, aus gesundheitlicher Sicht ist dem nicht unbedingt so. Mit den Worten von Howard Sterns Vater: »Sei kein Idiot, du Trottel.« Iss deine Lieblingsspeisen, aber iss ab und zu auch etwas Gemüse, okay?

(und wird nur noch von solchem Unsinn wie Kohlsuppe und Cayennepfeffer übertroffen).

Und das ist der Grund dafür: Wenn du streng Diät hältst und die Kalorien für einige Tage deutlich reduzierst, sinkt der Leptinspiegel. Nochmals, Leptin ist ein übergeordnetes Hormon und zum Teil verantwortlich für die Steuerung der Schilddrüse. Und deine Schilddrüse hat maßgeblich mit der Gewichtsabnahme zu tun. Wenn der Leptinspiegel abfällt, gibt es auch weniger Schilddrüsenhormone T3 und T4. Dann verlangsamt sich dein Stoffwechsel dramatisch, und du nimmst *weniger* ab.

Denk mal kurz nach: Du isst weniger, und deine Gewichtsabnahme verzögert sich. Das ist nicht fair! Aber es passiert, wenn deine Hormone sich gegen dich stellen. Glücklicherweise kannst du sie auch *für* dich einspannen.

Denk dran, Leptin hängt direkt mit der Kalorienaufnahme zusammen. Das bedeutet, genauso wie Leptin abfällt, wenn du weniger isst, steigt es, wenn du mehr isst – und es steigt stark, wenn du Unmengen Kalorien auf einmal zu dir nimmst. Und mit sehr wenigen Ausnahmen spielt es *keine* Rolle, woher diese Kalorien stammen.

Um einer Stagnation beim Fettabbau und dem gefürchteten toten Punkt vorzubeugen, müssen wir also dafür sorgen, dass dein Leptinspiegel regelmäßig hochschnellt, wenn er zu niedrig wird. Der Weg dorthin ist so angenehm, dass es kaum zu glauben ist: Du kannst einen ganzen Tag pro Woche essen, was immer du willst. Dein Ernährungsberater bezeichnet so etwas vielleicht als strategisches Überessen, denn das klingt eindrucksvoll, aber umgangssprachlich ist es einfach ein Mogeltag.

Das Mogeln – ähem, strategische Überessen – lässt deinen Leptinspiegel hochschnellen, und du kannst wieder Fett abbauen. Das bedeutet, du wirst auf diese Weise sogar schneller Fett verlieren als ohne Mogeltag. Auch wenn du Unmengen Kalorien aufnimmst, gleicht die hormonelle Wirkung des Mogeltages das aus, und zwar so, dass die Vorteile im Endeffekt größer sind, als wenn du die Völlerei ganz hättest sein lassen.

Wenn wir von Unmengen Kalorien sprechen, meinen wir, Männer sollen essen, worauf sie Lust haben. Lass dir Pizza und Burger schmecken. Greif zum Dessert. Schlag über die Stränge, denn das ist wesentlicher Bestandteil des Programms. Und es erspart dir die Unannehmlichkeiten, die das gewöhnliche Abnehmen mit sich bringt.

Offen gesagt ist es sehr viel besser, all dieses Zeug an einem einzigen Tag zu essen, als jeden Tag ein wenig davon. Ja, ja, wir wissen, dass das verrückt klingt! Es widerspricht allen gängigen Ernährungsregeln. Tut uns leid, wenn es unsinnig erscheint, die Wissenschaft wurde nicht von uns erfunden – wir berichten nur darüber und setzen sie ein.

Doch dieses traumhafte System funktioniert nur durch eine bestimmte Vorgehensweise: das Intervallfasten.

WAS IST INTERVALLFASTEN?

Die treffendste Definition ist auch die einfachste: Intervallfasten bedeutet einfach, zwischen Phasen des Nichtessens (Fasten) und des Essens abzuwechseln.

Wir geben gerne zu, dass die meisten Menschen an diesem Punkt ausflippen.

Was? Nicht essen? Und was ist mit dem Hungermodus? Und der Ankurbelung des Stoffwechsels? Und der Gefahr eines Katabolismus, der mir keine Energie lässt und den Muskelaufbau stoppt?

Wir hoffen, dich mittlerweile überzeugt zu haben – mithilfe der Wissenschaft und der Ergebnisse aus der Praxis –, dass all das nur Märchen sind. Sie entspringen einer Denkweise, aufgrund derer viele Menschen es nicht schaffen, besser auszusehen und sich besser zu fühlen. Hier darfst du nicht vergessen, dass du die gewöhnliche Welt verlassen musst, um ein unwirkliches Leben zu erreichen.

Wenn du dir das Intervallfasten etwas näher ansiehst, merkst du schnell, dass die Idee weder verrückt noch ausgefallen ist. Im Grunde betreibt jeder jeden Tag eine Art Intervallfasten. Im Schlaf fastest du. Im Wachzustand isst du. Das ist Intervallfasten. Nicht so schlimm, oder?

Es gehört auch zu einem typischen Arbeitstag. Wenn du den ganzen Tag in einem Meeting steckst und fünf Stunden nicht zum Essen kommst, ist das streng genommen Fasten. Der einzige Unterschied besteht darin, dass du so keinen geregelten Mahlzeitenplan mit konstanter Fastenphase hast. Du fastest also nicht in Intervallen, sondern *wahllos* – und das bringt keine Vorteile.

Wir werden dir bloß zeigen, wie du deine Fastenphase geringfügig ausdehnen kannst, um von den Vorteilen einer gesteigerten Fettverbrennung, eines verstärkten Muskelaufbaus, verlangsamten Alterungsprozesses, verstärkten sexuellen Antriebs, einer besseren Krankheitsabwehr, eines attraktiveren Aussehens und einer stabileren Gesundheit zu profitieren. Ach übrigens, beim Intervallfasten musst du Regeln einhalten, aber *du* hast das Sagen.

Intervallfasten ist eine einfache Methode. Zwar ist alles genau berechnet, es dreht sich aber letztlich um ein unkompliziertes Prinzip: essen nach der Uhr. Du legst die Zeiten fest, zu denen du isst. Und dann hast du größere Freiheiten, anders als bei allen anderen Programmen, die du je versucht hast.

Es gibt mehrere Varianten des Intervallfastens, wir werden dir zeigen, wie du jede davon bestmöglich in die vier Phasen des Programms einbaust. Die Fastenperiode, die du einsetzt, kann zwischen 16 und 36 Stunden (mit mehreren Stufen dazwischen) lang sein, jede Möglichkeit weist ihre Vorteile auf. Im Diätteil des Programms zeigen wir dir genau, wann du welche Art des Fastens einsetzen musst, und wir machen es dir leicht, diese neue Form des Essens als mühelos zu empfinden.

INTERVALLFASTEN IST DIE LÖSUNG

Wenn Intervallfasten die Lösung ist, fragst du dich vermutlich, wie das Problem lautet. Es ist die einzige Frage, die sich ein Mann beim Thema Diät stellt: Gibt es eine Ernährungsweise, bei der ich das Sagen habe und die tatsächlich funktioniert?

Wenn du dir die Forschungsarbeiten ansiehst, die fettreichen mit den fettarmen, die kohlenhydratreichen mit den kohlenhydratarmen und die Diäten mit normalem oder höherem Proteinanteil (jede Diät muss Protein enthalten) vergleichst, wirst du etwas entdecken, was die meisten überraschen würde. Viele Diäten funktionieren. Es gibt kein Wundermittel. Es gibt keinen »bösen« Nährstoff, der deine Ernährung ruiniert. So funktioniert unser Körper nicht. Diäten scheitern an psychologischen und sozialen Einschränkungen, die für Männer nicht infrage kommen – kein Alkohol, keine späten Mahlzeiten, keine Burger. Du brauchst funktionierende und flexible Regeln, die ein angenehmes Leben ermöglichen – und einen Körper, den du gerne ansiehst.

Im Grunde sind nur zwei Dinge wichtig: wie viele Kalorien du aufnimmst und dass du ein Gleichgewicht zwischen den Makronährstoffen – Protein, Kohlenhydraten und Fetten – herstellst. Die Handhabung dieser Makronährstoffe und Kalorien auf einer täglichen, wöchentlichen oder monatlichen Basis ist die spezielle Würze, die Erfolge ermöglicht. In unserem Programm wirst du manchmal feststellen, dass du verhältnismäßig wenig Kohlenhydrate zu dir nimmst. Zu anderen Zeiten wird es wenig Fett sein. In anderen Situationen wirst du *mehr* Protein ... und Kohlenhydrate ... und Fette brauchen, um deine Ziele zu erreichen.

Wenn also alle Nahrungsmittel erlaubt sind und es eigentlich okay ist, auch schlechte Dinge zu essen, warum geraten dann so viele Menschen bei ihrer Diät in Schwierigkeiten?

Weil unsere Art zu essen fehlerhaft ist. Sie beruht auf Unwahrheiten, Fehlern und Dogmen. Man lehrt die Menschen, man könne nur in *einer* bestimmten Weise essen, diese Indoktrination schafft ein System, in dem der Körper ständig nach Nahrung verlangt. Die Menschen verbrennen weniger Fett, weil sie zu viel Zeit mit Essen verbringen. Und sie kämpfen mit unkontrolliertem Essverhalten, weil man sie anhält, auf das zu verzichten, was sie gerne essen – denn das führt natürlich nur dazu, dass sie *mehr* davon essen, als sie normalerweise würden.

Deshalb ist Intervallfasten so erfolgreich. Es eliminiert alle Probleme, die dich scheitern lassen. Wir werden dich gleich durch die verschiedenen Formen des Intervallfastens begleiten, doch zunächst musst du begreifen, warum es funktioniert und warum es nicht nur das flexibelste Programm ist, das es gibt, sondern auch viel gesünder, als die meisten glauben.

DIÄTLÖSUNG 1: FLEXIBLERE ESSENSZEITEN

Wenn wir auf das Intervallfasten zu sprechen kommen, lautet die erste Reaktion immer: Brauchen wir denn kein *Frühstück*?

Beim Intervallfasten verzichten die meisten Menschen auf die Nahrungsaufnahme zur traditionellen Frühstückszeit; sie essen ihre erste Mahlzeit gegen Mittag oder am Nachmittag, nicht gleich nach dem Aufstehen. (Du wirst jedoch sehen, dass du auch frühmorgens essen und dennoch einem Programm für Intervallfasten folgen kannst.) Diese Vorgehensweise ist genau das Gegenteil von dem, was jede maßgebliche Person, vom Ernährungsberater bis zum Arzt, dir empfiehlt.

Seit vielen Jahren predigt man uns, das Frühstück wäre die wichtigste Mahlzeit des Tages. Besonders Ärzte sind dafür bekannt, dass sie ihre Patienten ermahnen, wenn sie das Frühstück auslassen – besonders jene Patienten, die eine Reduktionsdiät machen.

Da ist jedoch schon etwas dran: Eine Studie an der Virginia

Commonwealth University aus dem Jahr 2008 zeigte, dass jene Teilnehmer, die ein kalorienreiches Frühstück zu sich nahmen, mehr Gewicht verloren als die anderen. Erklärt wurde das Ergebnis damit, dass die hohe Kalorienaufnahme in der Frühe die Menschen im Lauf des Tages seltener zu Snacks greifen ließ und sich so die Kalorienzahl insgesamt verringerte. Es gibt auch einige epidemiologische Studien, die einen Zusammenhang zwischen Frühstücksverzicht und höherem Körpergewicht aufzeigen.

Entscheidend an der Frühstücksstudie ist jedoch, dass ein größeres Frühstück zu einer reduzierten Kalorienaufnahme führt. Das heißt, für ein größeres Frühstück spricht letztlich nur die Energiebilanz; wenn sich diese Studie darauf beruft, dass die Gewichtsabnahme von der Differenz aus aufgenommenen und verbrauchten Kalorien abhängt, sollte die Zusammensetzung der Nahrung keine Rolle spielen. Wenn wir aus Mark Haubs Twinkie-Diät etwas lernen können, dann nur, dass man wertloses Zeug essen und dabei abnehmen kann; da muss also eindeutig noch etwas sein.

Das einzige echte Argument der Frühstücksfraktion ist die Insulinwirkung. Wie du mittlerweile weißt, wirst du umso eher Fett ab- und Muskeln aufbauen, je stärker dein Körper auf Insulin reagiert. Eine erhöhte Insulinwirkung erhöht fast immer die Wirkung einer Diät.

Die Profrühstücksfraktion meint daher, ein kohlenhydratreiches Mahl am Morgen wäre aufgrund der zu dieser Zeit höheren Insulinwirkung die beste Gelegenheit, den Körper mit viel Energie zu versorgen, ohne davon zuzunehmen.

Diese Theorie hat nur einen ganz kleinen Haken: Die Insulinwirkung ist nicht zu einer *bestimmten Zeit* am Vormittag erhöht.

Sie ist nach acht Stunden *Fasten* erhöht. Und während des Schlafens fastest du eben zufällig, die Information über die Insulinwirkung ist also irreführend. Um genau zu sein, die Insulinwirkung ist dann höher, wenn deine Glykogenvorräte (die Energiespeicher deines Körpers) erschöpft sind, also beispielsweise nach einem längeren tiefen Schlaf.

Das Intervallfasten geht hier einen Schritt weiter und verwandelt deinen Körper in eine Fett verbrennende, Muskeln aufbauende Maschine. Wenn du auf das Frühstück verzichtest und das Fasten über die üblichen acht bis zehn Stunden hinaus ausdehnst, erhöhst du die Insulinwirkung noch mehr.

Spielt das eine Rolle? Und ob! Sowohl im Körperinneren, also bei der Effizienz, mit der dein Körper funktioniert, *als auch* äußerlich, also in puncto Aussehen.

Aber das ist nur der Anfang. Die Insulinwirkung ist auch nach dem Training erhöht (aufgrund des weiteren Glykogenverbrauchs). Wenn du also morgens im nüchternen Zustand trainieren kannst und erst danach isst, erzielst du eine maximale Fettverbrennung am Morgen. Obendrein verwandelst du *alle* Mahlzeiten nach dem Workout – also alles, was du den ganzen Tag über isst – in Superbrennstoff, der dich schlanker und muskulöser aussehen lässt, du fühlst dich befriedigter und leistungsfähiger als je zuvor.

Letztlich gibt es nichts, was die Idee, zu frühstücken wäre besser als nicht zu frühstücken, im direkten Vergleich wissenschaftlich untermauert. Manche Menschen mögen psychologisch darauf angewiesen sein oder glauben, dass sie das Frühstück brauchen, oder sie könnten bei Hunger zum Überessen neigen. Aus physiologischer Sicht aber, also was die Reaktion deines Körpers angeht, hat das Essen frühmorgens nichts Besonderes an sich. Sich zu einer bestimmten Zeit oder mit einer bestimmten Häufigkeit zum Essen zu zwingen ist ebenso problematisch, wie zu behaupten, man bräuchte das Frühstück.

DIÄTLÖSUNG 2: DU BESTIMMST, WIE OFT DU ISST

Der Grund, warum so viele Menschen Diäten hassen, liegt in der allgemeinen Verwirrung darüber, was man nun essen darf und was nicht. Kalorienreduzierte Programme wie Weight Watchers widersprechen etwa denen der Atkins-Diät, deren erste Fassung gestattete, man könne alles essen, solange man nur die Kohlenhydrate stark einschränkte. Wie bereits erwähnt ist es mit dieser Verwirrung beim Intervallfasten vorbei, weil es weit mehr Freiheiten bietet, Dinge zu essen, die man mag.

Trotz der unglaublichen Unterschiede zwischen den einzelnen Diäten zieht sich ein Thema durch die meisten Bücher der letzten 20 Jahre: die Häufigkeit der Mahlzeiten.

Wenn du in dieser Zeit ein Diätbuch gelesen, einen Ernährungsberater oder einen Personal Trainer engagiert hast, wurde dir vermutlich gesagt, du müsstest für eine Gewichtsabnahme fünf bis sechs kleine Mahlzeiten pro Tag essen.*

* Vielleicht kennst du diese Empfehlung unter »Drei Mahlzeiten und drei Zwischenmahlzeiten«.

Diese Ernährungsweise erfreut sich bei allen größter Beliebtheit, von Diätassistenten bis zu Bodybuildern; die These wurde schon so oft wiederholt, dass man sie für eine Tatsache hält.

Ist sie aber nicht.

Die angeblichen Vorteile häufiger, kleiner Mahlzeiten wurden niemals wissenschaftlich nachgewiesen, auch wenn einige Studien das versuchten. Die These besagt, dass Essen die Stoffwechselrate erhöht, häufigeres Essen sie also umso mehr erhöhen müsste. Es wurde jedoch niemals schlüssig bewiesen.

Dieser Teil ist übrigens richtig. Du verbrennst jedes Mal Kalorien, wenn du Nahrung in deinen Mund schiebst. Die Maschinerie in deinem Inneren muss hart arbeiten, um die aufgenommene Nahrung zu verwerten. Die Zerlegung und Umwandlung der Nahrung in Energie *verbraucht* selbst etwas Energie, und ein wenig wird auch verbraucht, wenn du gehst, denkst, atmest, Muskeln aufbaust, Fett abbaust und sogar wenn du schläfst. Ein wenig.

Und der Rest? Nun, das Übrige verbraucht Energie, wenn es als Fettgewebe – das Zeug, aus dem der Schwimmreifen besteht – abgelegt oder wenn es zerlegt und durch den Verdauungstrakt transportiert wird.

Wir wissen sogar, dass die Menge der verbrauchten Energie davon abhängt, was du isst. Das bezeichnet man als thermischen Effekt der Nahrung. Von allen Nährstoffen ist Protein für den Stoffwechsel am aufwändigsten – seine Zerlegung, Verdauung und Verwertung erfordert mehr Energie als die von Kohlenhydraten oder Fett. Bis zu 30 Prozent der aus Protein aufgenommenen Energie werden während seiner Verdauung und Verarbeitung verbraucht.

Das ist einer der Hauptgründe, warum Diäten mit Protein so großartig sind; je mehr Protein du isst, desto mehr Kalorien verbrennst du. Kohlenhydrate sind weniger metabolisch aktiv (etwa 6 bis 8 Prozent werden verbrannt), Fett am wenigsten (etwa 4 Prozent werden verbrannt), obwohl es die meisten Kalorien hat und gut für deinen Testosteronspiegel ist.

Und nun wird es ein wenig unscharf, denn es wurde postuliert: Wenn Essen Energie erfordert, dann würde häufigeres Essen häufiger Energie erfordern – und so unterm Strich mehr Energie verbraucht. Das also kam bei der Sache mit den vielen Mahlzeiten pro Tag heraus. Klingt irgendwie logisch, beruht aber ausschließlich auf Pseudowissenschaft und Annahmen. Es ist ganz und gar unglaublich, dass diese These jahrzehntelang von niemandem infrage gestellt wurde.

Tatsache ist, dass es deinem Körper egal ist, wie viele Mahlzeiten du isst. Lies das nochmals, schreib es dir auf, es könnte die größte Veränderung, deine neue Einstellung zum Essen sein: Du kannst entscheiden, wie oft du jeden Tag essen möchtest.

Die thermische Wirkung der Nahrung steht in direktem Verhältnis zu den aufgenommenen Kalorien, und solange die Kalorienzahl am Ende des Tages dieselbe ist, macht es metabolisch keinen Unterschied, ob du sechs oder drei Mahlzeiten isst.

Diese Tatsache ist so unübersehbar, dass kanadische Forscher eine Studie mit folgendem Titel publizierten: »Increased Meal Frequency Does Not Promote Greater Weight Loss in Subjects Who Were Prescribed an 8-Week Equi-Energetic Energy-Restricted Diet.« (Wir vermuten, sie wollten keine Zweifel aufkommen lassen.) Das heißt also, wenn die Gesamtkalorienzahl gleich ist, kannst du zehn Mahlzeiten oder eine Mahlzeit essen und wirst denselben metabolischen Effekt erzielen.

Die beste Methode für dich ist die, die für dich realisierbar ist und zu deiner Lebensweise passt. Was die Energiebilanz und den thermischen Effekt der Nahrung angeht, kannst du wirklich so viele – oder so wenige – Mahlzeiten essen, wie du willst. Dein Körper funktioniert in erster Linie auf Grundlage der Nahrungsmenge, der Nahrungszusammensetzung und der gewählten Nahrungsquellen. Es gibt sehr wohl Strategien, die du einhalten solltest – etwa spätabends mehr Kohlenhydrate zu essen. Ob du diese Kohlenhydrate aber in einer großen Mahlzeit oder durch drei nächtliche Snacks zu dir nimmst, bleibt dir überlassen.

Es gibt Gründe, warum es für deinen Körper besser sein könnte, nicht so häufig zu essen. Forscher des University of Kansas Medical Center stellten fest, dass häufigere Mahlzeiten sich ungünstig auf das Sättigungsgefühl auswirken. Das bedeutet, je häufiger du isst, desto wahrscheinlicher wirst du hungrig sein – was zu einer höheren Kalorienaufnahme und zur Gewichtszunahme führt. Mit anderen Worten, wenn du häufiger isst, wirst du wahrscheinlich mehr essen, ob du es merkst oder nicht. Wenn du weniger oft isst, kannst du größere Mahlzeiten einnehmen und dich satt und zufrieden fühlen, die Wahrscheinlichkeit für zusätzlich aufgenommene Kalorien sinkt.

Ein solches Vorgehen ist auch sinnvoll, wenn du während des Intervallfastens die Anzahl der Stunden begrenzt, in denen du tagsüber isst. Wenn du dein Zeitfenster für die Nahrungsaufnahme auf vier bis acht Stunden begrenzt, sind mehr als zwei bis drei Mahlzeiten im besten Fall unpraktisch, im schlimmsten unmöglich. Daher ziehen die meisten unserer Kunden zwei bis drei Mahlzeiten vor und stellen dabei fest, dass es sehr gut zu ihrem Tagesablauf und ihrer Lebensweise passt. Wenn mehr Mahlzeiten nötig sind, ist das auch in Ordnung – solange es ins Intervallfasten und das eingerichtete Ess-Zeitfenster (an den meisten Tagen acht bis zehn Stunden) passt.

Wofür du dich auch entscheidest, diese beiden Lösungen bieten dir mehr Wahlmöglichkeit als andere Diäten, und die fehlende Gestaltungsfreiheit ist schließlich einer der häufigsten Gründe, warum Menschen Diäten aufgeben.

DIE GESÜNDESTE, WISSENSCHAFTLICH AM BESTEN ABGESICHERTE DIÄT ALLER ZEITEN

Die offensichtlichsten Argumente für Intervallfasten sind, dass es keine Nachteile hat und dass es die einzige Ernährungsstrategie ist, die zur Optimierung der Hormone beiträgt, soweit wir das in der wissenschaftlichen Literatur feststellen konnten. Zum einen verbessert Fasten die Insulinwirkung, besonders in Kombination mit dem Training in Teil 3. Fasten erhöht auch die Ausschüttung von Wachstumshormon, wirkt der Cortisolproduktion entgegen, trägt zur Regelung des Leptin- und Ghrelinspiegels für dein Sättigungsgefühl bei und schafft gesündere Bedingungen für deine Testosteronproduktion. Es ist ein Cocktail zur Hormonoptimierung, der von nur einer Maßnahme abhängt – einem Zeitfenster für die Nahrungsaufnahme. Und dieses Fenster lässt sich je nach Tagesablauf und Terminplan verschieben.

Wir geben offen zu, dass Intervallfasten nicht für jeden geeignet ist. So mancher wird es versuchen und nicht mögen. Doch in Anbetracht der gesundheitlichen Vorteile und der einfachen Anwendung wirst du nicht viele Diätstrategien mit weniger Regeln finden. Wie du bereits in der Anfangsphase feststellen wirst, kannst du Kohlenhydrate, Fette, Proteine, ja sogar Desserts essen. Du kannst frühstücken – oder auch nicht. Du kannst Alkohol trinken – auf die richtige Art und Weise –, und du solltest an Mogeltagen sogar Süßes essen. Alle anderen wissenschaftlich untermauerten Diätfakten sind mit dem Intervallfasten vereinbar. Neu ist nur, dass du ein »Fenster« festlegst, das gut zu deinem Tagesablauf passt, und einfach die Stunden reduzierst, in denen du isst. Ja, das ist eine Veränderung, aber eine, die viele Vorteile mit sich bringt. Du solltest es ausprobieren, bevor du annimmst, dass es bei dir nicht funktioniert.

Vielleicht hast du Vorbehalte. Bei den meisten Menschen besteht der größte Vorbehalt in der Angst vor dem Hungermodus oder der Vorstellung, lange nichts zu essen wäre ungesund. Aber wir können dir versichern, dass du nicht verhungerst, wenn du 12, 16 oder sogar 36 Stunden nichts isst. Die größten Blockaden während des Fastens sind mentaler Art. Wir werden dir Tricks und Methoden für längere Fastenperioden mit auf den Weg geben, die deine Hungergefühle verschwinden lassen.

Letztendlich wollen wir nur, dass Menschen gut aussehen, sich gut fühlen und gesünder leben. Und genau das ermöglicht das Intervallfasten. Wer abnehmen möchte, kann durch Intervallfasten seine Nahrungsaufnahme um 30 Prozent reduzieren, ohne hungriger zu sein. Weil du kleinere Mengen und weniger häufig isst, sucht dein Körper anderswo nach Energie, was die Zellreparatur begünstigt, denn die Zelle holt sich Energie aus ihren eigenen schadhaften Proteinen. Auf lange Sicht wäre das schlecht, aber du fastest immer nur für kurze Zeit; sobald du wieder isst, verjüngt sich dein Körper. Dieses Phänomen – das auf der Beschränkung der Kalorien beruht – trägt im Allgemeinen zur Vorbeugung von Krankheiten und Alterserscheinungen bei.

Beweise für diese gesundheitlichen Vorteile wurden hier schon genügend vorgelegt. Um es noch einmal zu unterstreichen, Forscher der Universität Utah stellten fest, dass Menschen, die nur *einen Tag* im Monat fasteten, mit einer um 40 Prozent geringeren Wahrscheinlichkeit an verstopften Arterien litten. In dieser auf Umfragen basierenden Studie wurden die Gewohnheiten von 500 Personen bewertet. Zu diesen Gewohnheiten gehörten der Essrhythmus, einschließlich des Fastens; das Rauchen oder Nichtrauchen; und der Konsum von oder der Verzicht auf Koffein oder Alkohol. Und nur eine dieser Gewohnheiten, das Fasten, korrelierte mit einer geringeren Häufigkeit von Herzerkrankungen. Auch unter der Berücksichtigung von Alter, Gewicht, Cholesterin, Diabetes oder Bluthochdruck blieb es beim Unterschied zwischen Fastenden und Nichtfastenden.

EINFACHE ANLEITUNG FÜR DAS INTERVALLFASTEN

Wir haben dir gerade viele Informationen dazu geliefert, warum Intervallfasten eine unglaublich effektive Ernährungsweise ist, die mehr gesundheitliche Vorteile bietet als jede andere. Wir scheinen einfach für diese Art zu essen gebaut zu sein. Auch wenn du es vielleicht nicht glaubst, dein Körper wird sich in weniger als einer Woche anpassen, die Hungergefühle werden verschwinden, und an ihre Stelle wird Entscheidungsfreiheit treten.

Falls du noch immer ein wenig verwirrt bist, dies hier sind die einzigen Regeln:

1. Faste: Verzichte über einen bestimmten Zeitraum hinweg auf Essen. An den meisten Tagen werden das nur 16 Stunden sein.

2. Iss: Wähle ein Zeitfenster von acht Stunden – *beliebigen* acht Stunden – als dein Ess-Zeitfenster. Du könntest um 9:30 Uhr mit dem Essen beginnen und dann um 17:30 Uhr deine letzte Mahlzeit einnehmen. Wir beginnen um 14 Uhr und essen bis 22 Uhr.

3. Sei flexibel: Wenn du an einem Tag um 10 Uhr essen möchtest oder zum Frühstück verabredest bist, dann nur zu. Idealerweise isst du dann nur zwischen 10 Uhr und 18 Uhr. Wenn du an einem anderen Tag beispielsweise vor 16 Uhr nichts essen möchtest, dann lass es.

Das Beste am Intervallfasten ist, dass es sich für deine Zwecke anpassen lässt. Die Einschränkungen zielen nur darauf ab, dass du deine mentalen Blockaden überwindest und lernst, deinen Hunger zu beherrschen. Dies wird von unschätzbarem Wert sein, wenn du erst weißt, dass deine Hungersymptome mehr mit deinem bisherigen Essrhythmus zu tun haben als mit dem Nahrungsbedarf.

Wenn du alles zusammennimmst, wirst du erkennen, dass Intervallfasten nicht bloß missverstanden wird, sondern auch das beste Programm für jeden Typ Mann ist. In Kombination mit dem Training sorgt es für ein optimales Hormonumfeld, das zu noch großartigeren Ergebnissen führt. Und auch wenn du dich *gegen* ein Training entscheidest (was wir dir nicht empfehlen), ist Intervallfasten nachweislich eine wirksame Methode zur Gewichtsabnahme und eine Strategie, mit der sich viele gesundheitliche Vorteile eines Trainings erzielen lassen, einschließlich einer besseren Immunabwehr und einer längeren Lebenserwartung. Bei allen, die aktiv sind – wie wir es empfehlen –, steigert das Intervallfasten die Erfolge im Fitnessstudio.

Wir wissen, dass das Aufgeben alter Überzeugungen schwer sein kann. Und wir geben zu, dass es bei manchen Menschen sieben bis zehn Tage dauern kann, bis sie sich an das Intervallfasten gewöhnt haben. Doch wenn du erst einen Rhythmus gefunden hast, der zu deiner Lebensweise passt, wirst du nie wieder nach einer neuen Diät suchen müssen.

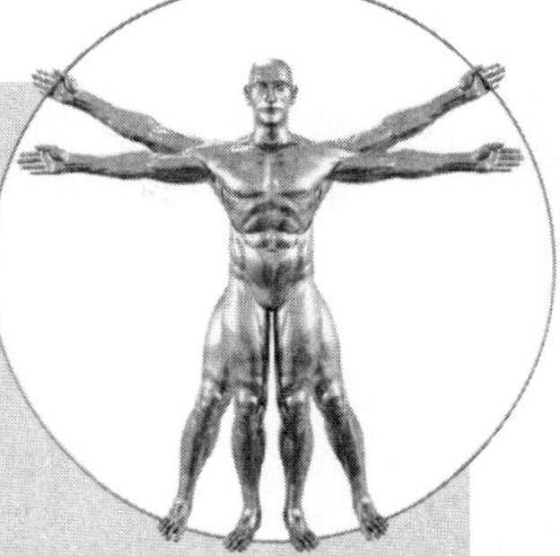

Teil 3

Auf dem Weg zum Alpha

»Aus Asche wird Feuer geschlagen,
aus Schatten geht Licht hervor.
Heil wird geborstenes Schwert,
und König, der die Krone verlor.«

J. R. R. Tolkien, *Die Gefährten*

KAPITEL 8

Der Weg zum Alpha-Status

ESSEN, TRAINIEREN, EINEN GÖTTLICHEN KÖRPER ERSCHAFFEN

»Ich hatte mehr als 9 000 Fehlschüsse im Laufe meiner Karriere. Ich verlor fast 300 Spiele; 26 Mal sollte ich den Siegestreffer landen und traf nicht. Ich versagte in meinem Leben immer und immer wieder. Und deswegen hatte ich Erfolg.«

Michael Jordan

Das Beste, was dir je passiert ist, war der Misserfolg. Das ist kein Witz. Es stimmt. Es mag frustrierend sein, aber es ist gut, dass der Weg zum Wunschkörper so steinig war, dass dich schlechte Diäten stranden ließen und dass du dieses Buch nun wirklich als letzte Chance ansiehst herauszufinden, ob ein Training dir hilft.

Für uns ist das okay. Nicht dass wir dir Schwierigkeiten, Rückschläge und eine zynische Weltsicht wünschen. Natürlich fühlen wir mit all den Menschen, deren Bemühungen über Jahrzehnte frustrierend waren (ihr jüngeren Leser hattet mit weniger Schwachsinn zu kämpfen), doch wir wissen auch, dass dieser Kampf sehr wichtig gewesen ist, wenn du wirklich ein unwirkliches Leben und einen umwerfenden Körper bekommen sollst. Es war ein notwendiger Abschnitt deiner Reise, vielleicht der wichtigste für deine Apotheose.

Die sechste Station der Heldenreise sind die Bewährungsproben. Man könnte sogar sagen, dies ist die wichtigste Phase, denn hier wirst du das Wissen und die Erfahrung sammeln, die für die Erreichung deiner Ziele erforderlich sind. Sich seine Lorbeeren zu verdienen, sich zu bewähren, durch Erfahrung klug zu werden – und gelegentlich auf die Schnauze zu fallen – ist ein Prozess von unschätzbarem Wert. Du hast dich damit beschäftigt, warum dieses Programm funktioniert, nun kannst du beginnen, es umzusetzen.

Das Stadium der Bewährungsproben dient als Prüfungsserie, die der Held bestehen muss, um sich auf die große Herausforderung vorzubereiten. Aber es geht nicht nur darum, das Spiel zu gewinnen oder die Prinzessin zu retten. Wir werden noch dazu kommen, dass die Prüfungen ein notwendiger Schritt in der Entwicklung des Helden sind, sie bereiten ihn auf das Leben nach der Herausforderung vor. Die Konfrontation mit den Prüfungen – und sowohl die Erfolge als auch die Misserfolge – lehren ihn einiges über die Welt und über ihn selbst. Die Erfolge erlauben ihm, seine Reise fortzusetzen. Doch die Misserfolge sind genau das, was ihn auf seine Fehler und Schwächen aufmerksam macht und ihn anhält, seine Bemühungen zu verstärken.

HOL DIR DAS AUGE DES TIGERS

Deine Prüfungen begannen schon lange, bevor du dieses Buch zur Hand nahmst. Zwar nicht wirklich in der Abfolge der Heldenreise, aber all diese Fehlschläge haben dich an diesen Punkt gebracht. Und es ist gut, dass du nun hier bist, denn dieser Abschnitt und alles Weitere werden zu dramatischen Veränderungen führen, zu denen du nur aus dieser Lage heraus fähig bist.

Wärst du nie in Schwierigkeiten geraten, hättest du niemals erkannt, was möglich ist. So werden frühere Fehlschläge letztlich zum Zündfunken für zukünftige Erfolge.

Ist das nicht der Kerngedanke beinahe jeder großen Story? Ob sie sich auf der Leinwand, auf den Seiten eines Buches oder sogar in einem Videospiel entfaltet. Auch in der antiken Mythologie musste Odysseus zehn Jahre lang durch die Hölle gehen und Hürden ohne Ende nehmen, um sein großes Ziel zu erreichen. König Artus musste, um auf den Thron zu gelangen, immer wieder Hindernisse überwinden, ebenso bei seiner Suche nach dem Heiligen Gral. Sogar Link aus *The Legend of Zelda* kämpfte mit immer größeren Gefahren, um Prinzessin Zelda und ihr Königreich zu retten.

Wir könnten auch Beispiele aus Sport und Film anführen, doch um die Sache kurz zu halten, werden wir beides verbinden und Sportfilme hernehmen, insbesondere die *Rocky*-Filme. Egal, welchen dieser Filme du nimmst, du wirst darin Beispiele für die Bewährungsproben aus der Heldenreise finden. Der bekannteste ist vielleicht *Rocky III*. (Es ist auch der erste, für den Sly wirklich top in Form war – und er ist die Geburtsstunde von »Eye of the Tiger«.)

Rocky III beginnt damit, dass Rocky jeden Gegner vernichtend schlägt. Allerdings stellt sich heraus, dass es sich um sorgfältig ausgewählte Gegner handelt, die für den alternden Boxer keine echte Herausforderung sind. Dieser Anfang ist für dich in vielerlei Hinsicht am wichtigsten.

Wir suchen uns im Leben gerne Gegner aus, von denen wir *wissen*, dass wir sie schlagen können. Erfolg macht abhängig. Und wir haben auch schon ziemlich oft erwähnt, dass Erfolg die Grundlage für weitere Erfolge ist. Aber es gibt eine Einschränkung. Erfolg ist nur wertvoll, wenn er verdient ist. Ein Hindernis zu überwinden oder sich zu verbessern verleiht dir echtes Selbstvertrauen – keine Macho-Fassade – und lässt dich die Herrschaft über deine Welt übernehmen. Geh nicht den leichteren Weg, nur weil er leicht ist. Fürchte Fehlschläge nicht. Auch Fehlschläge können zu immensen Fortschritten führen.

So war das auch bei Rocky. Als er einem echten Herausforderer gegenüberstand – »Clubber« Lang –, war er rasch besiegt.

Diesen Weg musste Rocky gehen, um ein echter Champion zu werden. Er musste etwas finden, das Angst erzeugte. Für ihn war das die Angst vor dem Verlieren. Erst dann war es ihm möglich, mit Apollo zu trainieren, das »Auge des Tigers« wiederzubekommen, eine lachhaft gute Form zu erreichen und zu boxen wie der Teufel.

Der Fehlschlag – und die Angst – ließen ihn besser werden. Und sie werden auch dich besser machen.

NIMM DEINE WIRKLICHKEIT AN: SEI DER »UNDERDOG«

Die Bewährungsproben sind der Grund, warum wir Underdog-Geschichten mögen. Sie sprechen uns psychologisch tief an. Wir mögen es, wenn ein Haufen Kids den Bösewicht besiegt, weil wir gerne eine Entwicklung sehen. Das inspiriert. Wir schätzen es, unmögliche Vorhaben Wirklichkeit werden zu lassen. Doch bevor wir Erfolge erzielen, müssen wir viele Schwierigkeiten überwinden. Unterwegs werden die Hindernisse immer größer und bereiten den Underdog so auf den Erfolg vor.

Dieses Konzept findet sich in allen Aspekten des Lebens wieder. Um den Super Bowl zu gewinnen, musst du die ganze Saison über gut sein, in den Play-offs eine ganze Reihe schwieriger Gegner besiegen und dann für ein 60-minütiges Spiel auf der größten aller Bühnen deine Höchstform erreichen. Beim Baseball beginnst du beim »Homeplate« –, und auch wenn du den Ball aus dem Spielfeld schlägst, musst du alle »Bases« passieren. Du heiratest auch nicht die erste Person, die du kennenlernst. Du lernst in jeder Beziehung etwas, das dir hilft, die Richtige zu finden.

Genauso ist das mit der Fitness. Du beginnst beim Bankdrücken nicht mit 140 Kilogramm. Du musst etappenweise vorgehen. Du musst Herausforderungen bestehen, einen Weg zurücklegen. Wenn du bei 60 Kilo beginnst, hast du als Ziel 100 Kilo vor Augen. Dann wirst du dich auf 115, auf 125 und schließlich auf 140 vorarbeiten.

Wir möchten in diesem Buch dafür sorgen, dass du tatsächlich die Erfahrung der Bewährungsproben machst, damit der Erfolg garantiert ist. Du sollst nicht frustriert sein, doch ähnlich wie Videospielentwickler bauen auch wir verschiedene Phasen ein, die dir bei der Vorbereitung auf die große Schlacht helfen – einen Körper zu bekommen, der umwerfend aussieht, und ein unwirkliches Leben zu führen. Da es große Ziele sind, musst du auf dem Weg dorthin große Prüfungen bestehen. Es sind mehr als nur harte Workouts. Du musst dir jeden Schritt auf dem Weg zu einem solchen Dasein verdienen. Und wenn du das tust, hast du nicht nur Erfolgserlebnisse. Was noch wichtiger ist: Du hast es auch in der Hand, ob das Erreichte bewahrt und der Weg fortgesetzt wird, damit dein unwirkliches Leben deine Wirklichkeit wird – und kein flüchtiger Augenblick bleibt.

AUF DEM WEG ZUM ALPHA

Im Mittelpunkt: ***Mitch Hurn***

DIE GEWÖHNLICHE WELT

Als all das begann, wog ich 133 Kilo. Ich hatte schon einmal eines von Romans Programmen durchlaufen, war aber dann wieder in alte Gewohnheiten zurückgefallen. Innerhalb von sechs schrecklichen Monaten hatte ich wieder viel zugenommen. Es war eine frustrierende Erfahrung, die nach einer Veränderung verlangte. Ich konnte entweder zu vorübergehenden Maßnahmen greifen oder meine grundsätzliche Einstellung ändern. Ich entschied, dass es an der Zeit war, mein altes Ich, meine Wohlfühlzone hinter mir zu lassen.

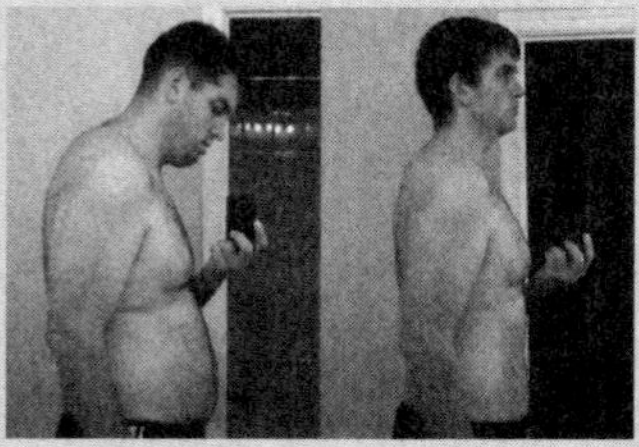

DER WECKRUF

Diesmal sollte es anders laufen: Ich hatte ein besseres Programm als vorher, mein Antrieb dazu, die beste Version meiner selbst zu werden, war größer. Ich wollte ein Alpha sein. Meine persönlichen Ziele waren schwierig, aber erreichbar, ich ließ mich sehenden Auges darauf ein. Ich wusste, dass eine Menge harte Arbeit nötig sein würde, neue Herausforderungen, neue Ernährungsstrategien und immer wieder der Antrieb für einen letzten Durchlauf, für noch eine Wiederholung. Ich ging neu an meine Gesundheit heran, ich glaubte an das, was ich werden konnte. Ich wusste, dass ich vorankam, als ich im Fitnessstudio bei den Kniebeugen mehr Gewicht stemmte, als ich schon abgenommen hatte.

ALPHA-STATUS

Es ist ein ganz neues Leben für mich. Ich fühle mich besser, sehe besser aus, habe viel mehr Energie als je zuvor, und ich freue mich darauf, abends noch ins Fitnessstudio zu gehen. Abgesehen von der Entscheidung für die Frau meines Lebens war Romans Programm der wichtigste Schritt, den ich je gemacht habe. Ich habe bereits 23 Kilo und 13 Zentimeter an der Taille abgenommen; während ich früher XXL trug, passe ich nun in ein T-Shirt der Größe L.

Als ich begann, hatte ich Schmerzen im unteren Rücken, meine Knie litten unter den Workouts. Nun sind beide Bereiche stärker als je zuvor, ich habe keine Schmerzen mehr. Ich kann gar nicht sagen, wie dankbar ich bin. Ich habe mich schon sehr verändert, doch es ist immer noch sehr spannend zu sehen, was alles möglich ist und was diese Veränderungen für mein Leben bewirken.

MACH DICH AUF: DIE VIER PHASEN AUF DEINEM WEG ZUM ALPHA-KÖRPER

Die Verwandlung deines Körpers erfolgt in vier Phasen. Jede Phase hat einen klaren Fokus und einen wissenschaftlichen Hintergrund, womit sich alle Probleme lösen lassen, die üblicherweise den Fortschritt hemmen, zu toten Punkten oder einfach einem Mangel an inspirierenden Erfolgen führen. Bevor du die genauen Details erhältst, solltest du auf die Erfahrungen, die du machen wirst, vorbereitet sein. Ebenso solltest du begreifen, was du tun wirst und warum du es tun wirst. Dann wirst du erkennen, warum unsere Methode einzigartig ist, und du wirst wissen, welche Art von Ergebnissen du erwarten kannst.

PHASE I: AUFTAKT

Das Fundament: Erschaffe deinen neuen Körper

Der weise Chinese Laotse sagte: »Auch die längste Reise beginnt mit dem ersten Schritt«, und meinte damit, dass dieser erste Schritt der schwerste und der wichtigste ist. Wir stimmen ihm zu. Auch auf dem Weg zum Alpha liegen die wichtigsten Schritte am Anfang: den Ruf des Abenteuers anzunehmen und den Mentor zu finden – alles, was wir bisher besprochen haben, ist entscheidend für den Erfolg dieses Programms.

Doch auch innerhalb des Trainings- und Diätprogramms selbst ist die erste Phase die allerwichtigste. Sie bereitet den Weg für alles, was in den nächsten Wochen und Phasen folgt. In Phase I geht es um das Insulin. Dieses Hormon ist ein Schwellenhüter, der zwischen dir und der nächsten Phase in deiner Entwicklung steht. So wie du den Fährmann Charon bezahlen musst, damit er dich über den Fluss Styx bringt, musst du dein Insulin in den Griff bekommen, um die Herrschaft über deinen Körper zu übernehmen.

Die Diät

Das Fundament der ersten Phase ist eine Neueinstellung des Insulins. Dabei handelt es sich um eine strategische Veränderung deiner Ernährung, die genau diese Neueinstellung bewirkt. Wir meinen das wortwörtlich. Auf lange Sicht lautet das Ziel Erhöhung der Insulinwirkung, denn sie ist der erste Schritt zu einem verbesserten Muskelauf- und Fettabbau. Die von uns eingesetzte Methode des Intervallfastens beschleunigt nachweislich den Stoffwechsel und verbrennt mehr Fett, wie aus einer im *American Journal of Clinical Nutrition* veröffentlichten Studie hervorgeht. Wichtig an dieser Studie ist, dass die Teilnehmer nicht fettleibig waren. Die meisten Studien beschäftigen sich nämlich hauptsächlich mit Fettleibigen – Menschen mit einem BMI von mehr als 30. Der BMI ist zwar nicht der beste Indikator für die Fitness einer Person, trifft es bei Menschen mit vorwiegend sitzender Betätigung aber ziemlich genau. Solche Personen werden ziemlich häufig untersucht.

Es wurde bereits erwähnt, dass in Forschungsarbeiten eine anhaltende (ein wichtiger Aspekt, denn die meisten Diäten sind kurzfristig) Gewichtsabnahme bei Fettleibigen durch Intervallfasten nachgewiesen werden konnte. Die oben genannte Studie zeigte jedoch, dass es auch bei normalgewichtigen und gesunden Personen funktionierte. Das bedeutet, die Wissenschaft bestätigt die Hypothese, dass eine Neueinstellung des Insulins bei jedermann zu einer erhöhten Fettverbrennung führt.

Da in gesunden Bevölkerungsgruppen das Intervallfasten nur wenig untersucht wurde, beschlossen wir, unser eigenes wissenschaftliches Experiment durchzuführen. Wir testeten die Neueinstellung des Insulins an *allen möglichen* Leuten. Dicken Kunden, dünnen Kunden, solchen, die abnehmen wollten, und solchen, die Muskelmasse zulegen wollten. Wir testeten die Neueinstellung sogar an Arnold Schwarzenegger selbst.

Die Ergebnisse waren unbestreitbar. Nach zwei Testjahren und Tausenden von Kunden hatten wir alle Beweise, die wir brauchten.

Es funktioniert.

Indem wir die Kohlenhydrate einschränken – und sie genau dann vorsehen, wenn du sie am meisten brauchst –, lernt dein Körper, mit diesem übergeordneten Hormon richtig umzugehen. Das heißt, es gibt einen direkten Zusammenhang zwischen Insulinsteuerung und Nährstoffaufnahme: Je größer deine Insulinwirkung ist, desto mehr Nährstoffe (besonders aus Kohlenhydraten) werden in deine Muskeln und nicht in deine Fettzellen gelangen.

Das wird dir letztlich erlauben, mehr Kohlenhydrate zu essen, ohne dick zu werden – und Mogeltage in Fett vernichtende Festessen zu verwandeln.

In dieser Anfangsphase wirst du etwas weniger als den Erhaltungsbedarf an Kalorien zu dir nehmen. Keine Sorge, sobald du den Speiseplan mit Steak, Speck und Eiern siehst, wirst du merken, dass du auf jeden Fall satt wirst. Wir senken die Kalorien nur, um mehr überschüssiges Fett zu verbrennen. Wir Jungs würden zwar meist gern zuallererst Muskelmasse auf- und dann Fett abbauen, am besten ist es jedoch, zuerst das Fett abzubauen und die Insulinwirkung zu verbessern. Genau das wirst du damit erreichen.

Ebenso wichtig ist, was die Einführung des Intervallfastens für dein Wachstumshormon bewirken wird. Noch bevor du dich überhaupt auf die Wirkung des Trainings konzentrierst, kannst du mit der Einführung des Intervallfastens einen *2000-prozentigen Anstieg* des Wachstumshormons bewirken, wie Forschungen von Kardiologen am Intermountain Heart Institute zeigen.

Wie erreicht man einen 2000-prozentigen Anstieg? Ganz leicht. Iss mehr vor dem Schlafengehen. Viel mehr. Und dann schlaf zumindest sechs Stunden. Iss *nichts*, wenn du aufwachst. Die Produktion von Wachstumshormon ist in der Nacht am höchsten und wird sofort eingestellt, wenn du dein Frühstücksei verdrückst. Trink lieber etwas Wasser, Tee oder Kaffee, und verschieb das Frühstück um ein paar Stunden nach hinten. Dein Wachstumshormonlevel ist nun angestiegen, und du hast günstigere Bedingungen für den Muskelauf- und Fettabbau sowie für die Abwehr von Alterserscheinungen geschaffen. Der Anstieg ist nicht nur intensiver, der Wert wird auch tagsüber häufiger ansteigen, was das Fett immer weiter schmelzen lässt.

Wir konnten beobachten, dass die Neueinstellung des Insulins in den ersten drei bis fünf Tagen bei manchen ein wenig schwierig ist, da man sich erst an die neue Ernährungsweise gewöhnen muss. Danach aber wirst du dich angepasst haben und fragst dich, warum du je anders gegessen hast – du wirst mehr Energie haben und dich besser konzentrieren können, immer satt sein und dabei abnehmen. Du wirst das Fasten sogar lieben, und dein Körper wird die größtmögliche Insulinwirkung erreichen, ohne dass du jahrelang auf Kohlenhydrate verzichten musst. Letzteres bedeutet bekanntlich, dass alles, was du zu dir nimmst, eher deine Armmuskulatur als deinen Hintern vergrößern wird.

Das Training

Wie bei allen Aspekten dieses Programms ist mit der Diät erst die Hälfte gewonnen. Dein erster Trainingsmonat (Phase I) soll die Insulinwirkung verbessern sowie die Produktion von Testosteron und Wachstumshormon steigern. Es beginnt damit, dass wir besonderes Augenmerk auf den Fettabbau legen, denn das ist die beste und schnellste Möglichkeit, das Insulin neu einzustellen. Die Workouts wirken auf den Stoffwechsel und erhöhen den Kalorienverbrauch – im Fitnessstudio und danach –, doch du erlernst nun auch die Bewegungsabläufe, die du beherrschen musst, um optimal vom Programm zu profitieren.

Das ist ein wesentlicher Unterschied zwischen unserer Methode und anderen Fitnessbüchern. Wir möchten hier vorgehen, als könnten wir persönlich mit dir arbeiten, und dir nicht bloß ein Programm an den Kopf werfen und erwarten, dass du automatisch Kniebeugen und Kreuzheben beherrschst wie ein Profi. Denn so etwas frustriert uns mehr als alles andere und verleidet uns das Training in kommerziellen Fitnessstudios. Dort wird nicht mehr gelehrt. Es ist nicht an dir zu wissen, wie man korrekt trainiert; es ist dein Job, es dir zeigen zu lassen und es zu erlernen. Die Workouts in Phase I bringen denselben Nutzen wie sehr schwierige Übungen, ohne dir in so einem frühen Stadium zu viel abzuverlangen. Auch wenn du ein Trainingsveteran bist, macht diese Abfolge deinen Körper effizienter und erhöht den Kraftzuwachs und die Fettabnahme. Vertrau uns. Das ist weniger ein Schritt zurück als drei Schritte vorwärts – ohne dass du es merkst.

Die Einstellung

In Phase I bereitet sich auch dein Kopf vor. Es ist vermutlich die schwierigste Phase, weil wir neue Strategien – wie das Fasten – einführen. Es ist deine Feuertaufe. Diese Phase steht zwar ganz am Anfang, zeigt aber schon, ob du dich für diese Mission eignest. Sieh sie als Ritterturnier oder als Jedi-Prüfung an. Diese Schwelle ist schwer zu überschreiten, sie bereitet dich aber auf größere Herausforderungen vor. Noch wichtiger ist: Sobald du diese Phase absolviert hast, passt sich dein Körper an, und das Ganze wird einfacher.

Diese Phase der Anpassung ist die Weggabelung, an der die meisten Menschen das Programm verlassen, denn es ist ihr erster Schritt aus der Wohlfühlzone und der gewöhnlichen Welt. Wenn du durchhältst, deinen Fokus nicht verlierst und die Augen weiterhin fest auf dein Ziel richtest, wird sich dein Körper anpassen. Und du wirst merken, dass du auch alles andere, was wir dir zumuten, aushalten kannst. Das gilt für das Training, aber auch für jede andere Lebenssituation. So werden wir ganz nebenbei eine Basis für Erfolg, Selbstvertrauen und Glück schaffen – dieser Kreislauf wird sich während des gesamten Prozesses wiederholen, bis sich dein Körper und deine Einstellung vollständig verwandelt haben.

Das soll dich nicht abschrecken. Im Gegenteil, es soll dich motivieren, die Herausforderung anzunehmen. Seien wir ehrlich: Die Art dieser Programmierung unterscheidet sich drastisch von dem, was die meisten anderen vorschreiben, und so ist das Ergebnis von Phase I schon ein erstaunlicher Fortschritt. Als wir das vorliegende Programm an unseren Kunden testeten, betrug die durchschnittliche Gewichtsabnahme während Phase I 4,5 Kilogramm. Als Arnold Schwarzenegger* erstmals die Insulineinstellung ausprobierte, nahm er in nur zwei Wochen 1,8 Kilo ab. Nicht schlecht für jemanden, der bereits gut in Form ist.

In puncto sexueller Antrieb sind die Ergebnisse gemischt. Bei einigen unserer Testpersonen verbessert sich die Wirkung auf das andere Geschlecht, was wir auf eine erhöhte Insulinwirkung zurückführten. Insulinresistenz führt ja zu einer schlechteren Durchblutung und wurde mit Erektionsstörungen in Zusammenhang gebracht. Wir können nicht abstreiten, dass bei manchen Menschen der sexuelle Antrieb ein wenig nachlässt. Das liegt sehr wahrscheinlich an der verringerten Kalorienzufuhr; doch in Phase II berichtete jeder der Betroffenen von einer deutlichen Erhöhung, denn dann rückt das Testosteron in den Mittelpunkt.

Letztlich geht es in Phase I um große Schritte, sowohl mental als auch körperlich. Bis du Phase II in Angriff nimmst, *wirst* du kräftiger und schlanker, selbstbewusster und zuversichtlicher sein.

PHASE II: AUFBAU

Neuland betreten: Definiere deine Fitnessregeln

Phase II bezeichnen wir als Aufbau – du bringst die Vorbereitungsphase hinter dich und befreist dich von den Mühen der Insulineinstellung. Was dir in Phase I vielleicht schwierig erschien,

* Ja, genau: Du hältst dich an dieselbe Diät, die wir für den Terminator entwickelten.

fühlt sich nun interessanterweise wie die beste Diät an, die du je ausprobiert hast.

Aber Fortschritte gibt es nicht nur bei der Diät. Nach der ersten Phase wirst du im Fitnessstudio wie eine effiziente Maschine arbeiten. Ein Teil der Effizienz kommt durch Vertrautheit. Du weißt mittlerweile gut, welche Intensität, welches Programm vonnöten ist, um echte körperliche Veränderungen zu bewirken. Und wir sprechen nicht von Intensität im Sinne der Workout-Dauer, sondern im Sinne des Trainingsziels. Du weißt, wie du deinen Fokus behältst, dich stärker und wirksamer forderst als zuvor. Und diese richtige Trainingsform wird tief in dir verankert sein, so wie das Radfahren; es gibt kein Zurück mehr.

Neues Selbstvertrauen wird deine Effizienz noch erhöhen. Die meisten physiologischen Veränderungen scheitern übrigens an psychischen Barrieren. Im gewöhnlichen Leben glauben wir nicht an unsere Möglichkeit zur Veränderung, dann suchen wir nach Gründen für unser Scheitern. Nicht umsonst sagt man, der Erste, der Motivation in Flaschen abfüllt und verkauft, wird damit wohl eine Milliarde Dollar verdienen. Wir können zwar keine genauen Zahlen nennen, wissen aber schon, dass Selbstvertrauen ebenso gut ist wie die hochwertigste Motivation aus der Flasche. Selbstvertrauen ist nämlich eine Droge – nach Phase I wirst du abhängig sein, immer mehr davon wollen.

Die Diät

Der aufregendste Teil von Phase II zeigt sich bei der Ernährung. Und es ist nicht bloß *irgendwie* aufregend – es ist eine Aufregung, wie sie normalerweise nur Teenager erleben, die erstmals die weibliche Anatomie erforschen. Genau. Was ist aufregender, als durch die Kleidung hindurch den Busen eines Mädchens zu ertasten? Nur eines: der Mogeltag, *Alter!*

Die gesamte harte Arbeit, die strenge Abstinenz und das strategische Timing der Kohlenhydrate in Phase I haben sich gelohnt. Dein Körper ist nicht nur auf die Aufnahme von Kohlenhydraten vorbereitet, er wartet darauf und wird sie gut einsetzen, wenn sie strategisch in größerer Menge zugeführt werden. Während des Mogeltages wirst du essen, worauf du Lust hast. Ganz egal was. Pizza, Burger, Chickenwings, Nachos. Das heißt natürlich nicht, du dürftest nicht auch vernünftig bleiben und Süßkartoffeln, Reis, Haferflocken und etwas mageres Fleisch essen.

Der Alpha bekommt, was der Alpha möchte.

Das Training

In Phase II wird es nun auch im Fitnessstudio ernst. Jetzt, wo du über Intensität und Leistungsfähigkeit Bescheid weißt und die Bewegungen beherrscht, drehen wir an anderen Schrauben, etwa der Trainingsdichte und -frequenz.

Mittels einer höheren Trainingsdichte erhöhen wir deine Leistungsfähigkeit, steigern Kraft und Ausdauer und vor allem dein Testosteron. Dem Testosteron gilt unser Hauptaugenmerk, nicht nur weil es dich mehr Muskelmasse auf- und Fett abbauen lässt, sondern auch weil Probleme mit Testosteron die meisten Männer einschränken. Forschungen zeigen, dass der Testosteronspiegel des Durchschnittsmannes in den vergangenen 20 Jahren um 30 Prozent gefallen ist. Veränderungen sind angesagt. Eine erhöhte Trainingsdichte mit Schwerpunkt auf Übungen für verschiedene

Muskeln (etwa Kniebeugen und Kreuzheben) ist das Gegenmittel schlechthin für eine zu lasche Testosteronausschüttung.

Sex und Leben

Während sich dein Körper verändert, wirst du auch enorme Veränderungen in deinem Liebesleben registrieren. Das Mehr an Kalorien und Kohlenhydraten hilft, aber der starke Anstieg des Testosteron und Wachstumshormons (welches die Wirkung des Testosteron verstärkt) ist verantwortlich für ein beinahe jugendliches Verlangen.

In Phase II wird auch dein Selbstvertrauen den größten Sprung machen. Das liegt teilweise an den unleugbaren und sichtbaren Verbesserungen deines Körperbaus und deiner Leistung sowie an dem günstigeren hormonellen Umfeld. Nicht bloß der Testosteron- und Wachstumshormonspiegel haben sich verbessert, auch das Insulin arbeitet nun für dich.

Das führt dazu – und du wirst es etwa in der Mitte von Phase II registrieren –, dass du nun ein wenig anders denkst. Die Hirnfunktion wird sich verbessern, und du wirst ein wenig klüger werden. Vermutlich wirst du das nicht merken, sehr wohl aber die erhöhte Konzentration und den stärkeren Fokus, welche auch deine Produktivität und Effizienz erhöhen. Du wirst dich in Diskussionen vielleicht auch früher zu Wort melden, deine Beziehung positiver erleben. Vielleicht trägst du ja auch einfach ein engeres T-Shirt! Entscheidend ist, dass sich deine Weltsicht zu verändern beginnt, sobald dein Selbstvertrauen steigt; du wirst der Verwirklichung deines Potenzials und der Schaffung eines glücklicheren, befriedigenderen Universums einen Schritt näher kommen.

PHASE III: AUFSTIEG

Strukturen aufbrechen: Neue Regeln für den Muskelaufbau

Jeder, der einmal ins Gewichtheben eingeführt wurde, weiß, dass der Aufbau von Muskelmasse mit ein wenig Fettzuwachs verbunden ist. In der Welt des Bodybuildings wurde das als »Bulking« bezeichnet. Und die Theorie erschien eigentlich hieb- und stichfest: Um nennenswert Muskelmasse aufzubauen, musst du mehr Kalorien zu dir nehmen. Es stimmt, dass diese Kalorien deine Muskeln wachsen lassen, aber es lässt sich nicht vermeiden, dass ein wenig davon als Fett gespeichert wird.

Wie du weißt, sind wir keine großen Fans von Bauchfett – oder jeder Art von Körperfett. Fett mögen wir nur an unseren Steaks. Wir ziehen es vor, die Muskeln wachsen zu lassen und Fett zu eliminieren. Der Schlüssel dazu ist das Wachstumshormon, das wir mithilfe einiger Gewichtübungen mit hoher Intensität und vielen Wiederholungen anregen werden. Darauf liegt unser Fokus in Phase III – ein starker Anstieg des Wachstumshormons, der dich schlank bleiben, aber dabei Muskelmasse aufbauen lässt und der dein Testosteron so optimiert, dass Kraft- und Muskelzuwachs ohne zusätzliches Körperfett möglich werden.

Die Diät

Laktattraining und eine Ankurbelung des Wachstumshormons sind natürlich sehr wirksam, doch sie allein würden dich nicht in die Lage versetzen, Muskeln aufzubauen und gleichzeitig schlank zu bleiben. Um dieses Ziel zu erreichen, werden wir die Menge, die du an Trainingstagen isst, strategisch *erhöhen*. Das heißt, Phase III ist die einzige Phase, in der du an jedem Workout-Tag wesentlich mehr Kalorien zu dir nimmst, als du brauchst. Du wirst zunächst hart mit Gewichten arbeiten, dann mit Messer und Gabel. Diese Kalorien werden für das Wachstum verwertet. Gleichzeitig wirst du an deinen trainingsfreien Tagen bedeutend weniger Kalorien aufnehmen.

Diese alternierende Methode hilft, das Gewicht zu halten, während die Muskeln wachsen, wie Wissenschaftler der Universität Virginia nachwiesen, und ist das Geheimnis unseres Erfolgs bei all unseren Kunden. Es liegt daran, dass über die Woche gerechnet deine Kalorienaufnahme immer noch nicht höher liegt als dein Verbrauch, vielleicht liegt sie sogar etwas darunter. Wie bereits beim »Aufbau« erwähnt, wirst du deinen Erhaltungsbedarf an Kalorien zu Beginn jeder Phase ermitteln, das ist beim »Aufstieg« nicht anders. Doch in dieser Phase wird die überhöhte Nahrungsaufnahme an Trainingstagen dir helfen, Kraft und Muskeln ohne Fett aufzubauen.

Das Training

Je nach Perspektive kann der »Aufstieg« entweder die spannendste oder die furchterregendste Phase des gesamten Programms für dich sein. Jeder Mann muss eine Herausforderung annehmen können, und um die Produktion von Wachstumshormon zu fördern, wirst du deinen Körper an seine Grenzen bringen.

Jedes Workout basiert auf einem Ganzkörperansatz, allerdings liegt der Fokus auf dem Ober- oder Unterkörper. Du könntest ein Workout beispielsweise mit einer Übung für mehrere Muskeln des

Unterkörpers beginnen, etwa mit Kreuzheben. Wir lassen dich davon 20 Wiederholungen machen und gehen dann zu einem Workout des gesamten Oberkörpers nach Art des Laktattrainings über.

Das Laktattraining ist dabei eine schwierige Steigerung, welche die Dauer der Muskelanspannung erhöht. Die Dauer der Anspannung ist eine der am häufigsten übersehenen Komponenten des Muskelaufbaus, und sie ist wichtig, weil diese Trainingsart die Produktion von Wachstumshormon nachweislich drastisch erhöht. Durch den zeitgleichen *Anstieg* von Testosteron und Wachstumshormon wird jede durchgeführte Wiederholung, jeder abgeschlossene Durchlauf und die aufgenommene Nahrung zur optimalen Voraussetzung für neues Wachstum. In Studien, die im *Journal of Applied Physiology* publiziert wurden, stellte man fest, dass die ergänzende Einnahme von beiden, Testosteron und Wachstumshormon, zu einem beinahe dreimal höheren Fettabbau führte als die Einnahme von entweder Testosteron oder Wachstumshormon. Zwar handelte es sich dabei um Ergänzungspräparate, doch die Wissenschaftler spekulierten, dass die natürliche Erhöhung beider Spiegel dieselbe synergistische Wirkung hätte.

Am Tag nach dem Laktattraining ist die Reihenfolge dann umgekehrt – zunächst eine zusammengesetzte Gewichtübung für den Oberkörper (etwa Bankdrücken oder Schulterdrücken), auf die Laktattraining für den Unterkörper folgt. Über Details musst du dir noch keine Gedanken machen. Du erhältst in Kapitel 11 einen leicht verständlichen, ausführlichen Plan.

PHASE IV: AUFLEBEN

Als wärst du der Größte

Phase IV ist die letzte Phase. Hier kannst du nun alle Elemente der ersten drei Phasen zu einem Metakonzept vereinen. Üblicherweise funktioniert das beim Training nicht, weil du es strategisch aufbauen musst, damit dein Körper aus verschiedenen, gleichzeitig angewandten Methoden einen Nutzen ziehen kann. In dieser Phase wird sowohl beim Training als auch bei der Diät ein Methodenmix angewandt, durch den sich das verändert, was mit deinem Körper möglich ist. Das »Aufleben« ist eine vierwöchige Phase. Folgendes erwartet dich dabei:

Das Training

Woche 1 und 2 dienen allein dem Muskelaufbau – du kommst in den Genuss von mehr Kalorien und Kohlenhydraten sowie einiger Spezial-Workouts, zusätzlich zur erhöhten Trainingsdichte. Aufgrund der Fortschritte in puncto Kraft und Leistungsfähigkeit, die in Phase II erzielt wurden, erreichst du nun rascher als üblich deutliche Verbesserungen. Und das sagt viel über die Gesamtstruktur dieses Programms aus. Jedes Workout ist auf einen nächsten Schritt und eine Steigerung hin ausgelegt. Dieser wissenschaftliche Hintergrund ist der Grund, warum unser Programm einzigartige und untypische Resultate erzielt.

In Woche 3 überraschst du deinen Körper, indem du die Kalorien reduzierst und zu einem allein auf Kraft basierenden Programm übergehst. Ziel ist nun, den Muskelaufbau so abzubremsen, dass es zu keinem Fettzuwachs kommt, der Muskelgewinn aber dennoch durch schwere Gewichte gefestigt und fein abgestimmt wird. Überraschenderweise wirst du feststellen, dass deine Kraft trotz der geringeren Kalorienzufuhr *nicht* abnimmt. Das liegt an den positiven Nebenerscheinungen des Intervallfastens, aber auch am hormonellen Umfeld durch verbessertes Insulin, Wachstumshormon und Testosteron. Diese Hormone erhalten und stützen die Leistung auch bei Kalorienmangel. Während deine Kraft zunimmt und die Kalorien reduziert sind, wirst du Fett beschleunigt abbauen.

In Woche 4 und darüber hinaus gehen wir zu einem Rotationsprogramm über – jeweils ein Workout jeder Art pro Woche. Du bleibst mit den Kalorien eine Spur unter dem Erhaltungsbedarf und daher schlank, gleichst das aber aus und behältst dein Leptin durch die herrlichen wöchentlichen Mogeltage im Griff.

Verwandlung

Am Ende von Phase IV wird dein Körper radikal anders aussehen. Du wirst schlanker und stärker sein, dein Körperbau aber auch fester und kompakter. Diese Veränderungen kann man unmöglich übersehen. Und ebenso positiv ist, dass du dich anders *fühlen* wirst. Du wirst mental und emotional geerdet sein, dein gestärktes Selbstvertrauen ist fest verwurzelt, und du wirst fortan Neues zuversichtlich in Angriff nehmen. Du wirst selbstsicherer und unabhängiger sein, dich nicht so leicht ablenken lassen. Und durch deinen sexuellen Antrieb wird einer der größten Stressfaktoren für Männer reduziert oder vollständig eliminiert – die Unlust.

Für über 3000 Männer, die dieses Programm durchlaufen haben, ist dies bereits Wirklichkeit geworden. Und nun bist du an der Reihe.

KAPITEL 9

Phase I: Auftakt

ALPHA-WERDUNG IN ANGRIFF GENOMMEN

»Die Menschen tun es täglich. Sie sprechen mit sich selbst. … Sie sehen sich so, wie sie gerne wären. Sie haben nicht so viel Mut wie du, einfach loszulegen.«

Tyler Durden in *Fight Club*

AUF DEM WEG ZUM ALPHA: DAS PROGRAMM

Das Trainings- und Ernährungsprogramm für Alpha-Männer besteht aus vier Phasen, von denen jede drei oder vier Wochen dauert. Jede Phase verfolgt eine eigene Absicht und konzentriert sich – mit Ausnahme von Phase IV – auf die Optimierung eines spezifischen Hormons durch Diät und Training. Phase IV ist ein wenig umfassender, sie ist nicht auf ein einzelnes Hormon oder eine Modalität gerichtet, sie vereint alle miteinander.

Erreicht wird dies, indem in jeder Phase ein anderer Trainingsstil eingesetzt wird, um den gewünschten Effekt zu erzielen. Natürlich haben alle Phasen auch Gemeinsamkeiten. Was das Training angeht, wirst du in jeder Phase zwar in anderer *Weise* trainieren, die Übungen werden aber sehr ähnlich sein. Das hat zwei Gründe. Erstens gibt es nicht unendlich viele wirkungsvolle Übungen; natürlich existieren etwa 1 000 unterschiedliche Varianten des Drückens, doch um einen umwerfenden, ausgeglichenen Körperbau zu erzielen, brauchst du nur drei bis fünf Versionen. Zweitens ist es unmöglich, 1000 Varianten des Drückens zu beherrschen, nun ja, vielleicht nicht unmöglich, aber kontraproduktiv.

Um von einer Übung maximal zu profitieren, musst du *gut* darin sein. Du brauchst ein hohes Maß an Kompetenz, wie man heute gerne sagt, wenn es ums Lernen geht.* Jeder Durchlauf und jede Wiederholung kommt also nicht nur deinen Muskeln zugute, sondern auch allen nachfolgenden Durchläufen. Wenn du dich an einen Kern von Bewegungen hältst und diese um einfache Variationen erweiterst, wirst du dich ständig verbessern, anstatt jedes Mal von vorne beginnen zu müssen.

Auch in puncto Ernährung wirst du einiges von einer Phase zur nächsten mitnehmen können. Mit Ausnahme der Mogeltage wirst du die Kohlenhydrate eher etwas einschränken (besonders in Phase I). Doch wie du schon bald herausfinden wirst, nämlich nach den ersten beiden Wochen, verstehen wir unter *kohlenhydratarm* deutlich mehr Kohlenhydrate, als die meisten Menschen denken. Du bist also nicht so eingeschränkt, wie du es von einem der üblichen kohlenhydratarmen Programme erwarten könntest.

* Du hast sicher schon mitbekommen, dass auch wir viele sehr wissenschaftliche Ausdrücke für einfache Dinge verwenden; das liegt daran, dass die Fitnessbranche zur Hälfte aus klugen Leuten besteht, die Wert darauf legen, nicht bloß Muskelprotze zu sein, und zur anderen Hälfte aus Muskelprotzen, die so tun, als wären sie klug. Das gehört zu den eher unterhaltsamen Aspekten der Branche. Andere Aspekte sind der Ernährungsfanatismus und eine merkwürdige Zurückhaltung der gesamten Branche, offen über Sex zu sprechen, obwohl die gesamte Werbung auf den Wunsch abzielt, nackt besser auszusehen. Aber wir kommen vom Thema ab.

Jeder Phase der Diät liegen zwei Ernährungsprinzipien zugrunde: Intervallfasten und zyklische Aufnahme.

Intervallfasten

Während des Programms wirst du zwischen 16 und 36 Stunden fasten (das ist nicht so schlimm, wie es klingt). Wie lange das Fasten dauert, hängt von der jeweiligen Phase ab, aber irgendeine Form von Fasten gibt es beinahe jeden Tag. Das Fasten sorgt nicht nur für bessere Ergebnisse, es vereinfacht das Leben auch enorm, ohne dir zusätzliche Einschränkungen bei der Auswahl und beim Timing aufzuerlegen. Natürlich gibt es Regeln, aber du legst das Ess-Zeitfenster fest, ebenso, wie oft du in diesem Zeitfenster isst und welche Nahrungsmittel du essen möchtest. Heißt das, du kannst von wertlosem Zeug leben? Natürlich nicht. Aber sieh dir die Liste der alphatauglichen Lebensmittel an – nicht einmal ein Starkoch könnte sich über die Wahlmöglichkeiten beklagen.

Zyklische Aufnahme

Was die Ernährung angeht, so meint *zyklische Aufnahme* hier einfach den strategischen Wechsel der aufgenommenen Nahrungsmenge von Tag zu Tag. An Trainingstagen isst du mehr; an trainingsfreien Tagen weniger. Die Menge an Kohlenhydraten und Gesamtkalorien wird während des gesamten Programms immer wieder wechseln.

In bestimmten Programmphasen wirst du an Trainingstagen bis zu dreimal so viele Kohlenhydrate essen wie an trainingsfreien Tagen. Dies wird Kohlenhydratzyklus genannt, er hängt mit der Energieverwertung und der Regeneration zusammen. So kurz wie möglich ausgedrückt heißt das, du brauchst mehr Energie, wenn du mehr Energie aufwendest.

Die zyklische Aufnahme von Kalorien und Kohlenhydraten ist sowohl für die Hormonoptimierung als auch für die Veränderung des Körperbaus (hin zu weniger Fett und mehr Muskelmasse) wichtig, hat aber noch einen Vorteil: Forscher der Louisiana State University fanden in einer Studie aus dem Jahr 2005 heraus, dass eine zyklische Aufnahme von Kalorien lebensverlängernd wirkt. Diese Schlussfolgerung wurde durch Forschungen der National Institutes of Health 2008 noch untermauert. Das bedeutet, die zyklische Aufnahme von Kalorien hat verlockende Vorteile … vorausgesetzt, du möchtest gerne länger leben.

BEGINNEN WIR MIT DEM »AUFTAKT«

Unser Auftakt ist, nun ja, ein Auftakt zu allem, was für deinen Körper noch folgt. Stell dir darunter aber keine kurze, kaum beachtete Note am Beginn eines Stücks vor; dies hier ist unter Umständen die allerwichtigste Phase. Keine der anderen Phasen wird ohne diesen Auftakt auch nur annähernd ihre Wirkung erreichen.

Die Diät, die wir gleich erklären werden, ist der wichtigste Aspekt in Phase I: Fast jeder, der mit dem Programm beginnt, wird ein *gewisses* Maß an Insulinresistenz haben. Daher ist das Ernährungsprogramm so ausgelegt, dass dein Hormonsystem rasch wieder ins Lot kommt und das Insulinproblem sofort vehement angegangen wird.

Beim Training verfolgt Phase I zwei sehr spezifische Ziele. Wer noch nie oder schon lange nicht mehr im Fitnessstudio war, wird mit dem Trainingsplan von Phase I schnell Ergebnisse sehen. Für jeden von euch bildet Phase I die Grundlage für die folgenden drei Phasen und sorgt so für exponentielle Verbesserungen. Auch wenn du regelmäßig trainierst, wirst du ein wenig Zeit brauchen, um die Bewegungen so auszuführen, wie wir es wollen. Was den Hormonhaushalt angeht, soll dieser »Auftakt« die Insulinwirkung erhöhen, was sowohl durch Bewegung als auch durch Diät erreicht wird.

Wir werden über diese Vorteile noch sprechen, aber zunächst müssen wir auf etwas Selbstverständliches verweisen: Synergie. Wenn du ein Ernährungsprogramm mit Training kombinierst und beide nachweislich den Insulinhaushalt verbessern, erhöhst du die Wirkung beider und kannst so nicht nur für eine rapide Hormonoptimierung, sondern auch für schnelle Resultate in puncto Fettabbau und Muskelzuwachs sorgen.

Trainingsprogramm

Phase I umfasst sogenanntes metabolisches Widerstandstraining. Diese Art des Trainings (unter Einsatz von Gewichten oder des eigenen Körpergewichts) ist ein schnelles Workout im Stil des Zirkeltrainings; zwischen den Übungen sind nur sehr kurze Pausen vorgesehen. Der Zirkel ist so ausgelegt, dass zwei aufeinanderfolgende Übungen niemals denselben Muskel ansprechen; die Reihenfolge sorgt für Abwechslung zwischen verschiedenen Körperteilen. Manchmal folgt eine Übung für den Oberkörper auf eine für den Unterkörper; dann wieder wechseln Drück- und Zugbewegungen einander ab.

Auf diese Weise läufst du nicht Gefahr, dass deine Muskeln vorzeitig ermüden; stattdessen wirst du anaerob *und* aerob gefordert – also deine Muskeln und dein Herz-Kreislauf-System trainieren. Das führt zu einer Erhöhung des Nachbrennwerts, auch als Sauerstoffmehraufnahme nach Arbeitsende bezeichnet.

Wie der Name schon sagt, handelt es sich dabei um die erhöhte Sauerstoffaufnahme nach einer anstrengenden Belastung. In der Regeneration begünstigt Sauerstoff einige Prozesse (wie Zellreparatur, Muskelwachstum und Hormonoptimierung), die den Körper an die eben durchgeführte Belastung anpassen; eine erhöhte Sauerstoffaufnahme kann diese Vorgänge daher beschleunigen. Die Erhöhung sorgt durch den belastungsbedingten Anstieg der Körpertemperatur auch für eine höhere Stoffwechselaktivität.

Im Grunde genommen bedeutet das alles nur, dass metabolisches Widerstandstraining den Stoffwechsel nachweislich drastisch und rapide erhöht, weshalb es sich hervorragend zum Fettabbau eignet.

Metabolisches Widerstandstraining hat sich auch als eine der besten Methoden für die Steigerung der Insulinwirkung erwiesen. Es ist richtig, dass jedes Gewichttraining die Insulinwirkung fördert, zwei verschiedene, im *Journal of Strength and Conditioning Research* veröffentlichte Studien demonstrierten jedoch spezifisch, dass die Wirkung des metabolischen Widerstandstrainings auf die Insulinwirkung höher ist als bei anderen Trainingsformen.

Jedes Workout in Phase I besteht aus zwei oder drei Zirkeln mit metabolischem Widerstandstraining, von denen jeder fünf Stationen umfasst.

Ernährungsprogramm

Deine Ernährungsrichtlinien für den »Auftakt« gehören zu den wirkungsvollsten und am gründlichsten erforschten Methoden, die je zur Diskussion standen. Wie alle anderen Phasen konzentriert sich der »Auftakt« auf das Intervallfasten und den Kohlenhydratzyklus, mit einem kleinen Extra: der Insulineinstellung.

Wie der Name schon sagt, soll ein spezieller Diätplan deine Insulinwirkung neu einstellen. Dafür wird der Kohlenhydratzyklus genutzt, und zwar in dem Sinn, dass du an Workout-Tagen mehr Kohlenhydrate isst. Das alles beginnt allerdings ziemlich intensiv: mit *null* Kohlenhydraten an drei Tagen der Woche.

Während der ersten beiden Auftaktwochen wirst du an Tagen, an denen du nicht mit Gewichten trainierst, überhaupt keine Kohlenhydrate zu dir nehmen. An Trainingstagen sind sie auf 30 Gramm beschränkt. Wir empfehlen dir, diese 30 Gramm Kohlenhydrate stets in Form eines Regenerationsgetränkes nach dem Workout zu dir zu nehmen.

Es ist zwar nicht wirklich lustig, einige Wochen lang Kohlenhydrate vollständig wegzulassen, aber es ist unglaublich effektiv, und man gewöhnt sich überraschend schnell daran. Das ist keine Masche! Bei manchen Diäten werden solche kohlenhydratarmen Phasen zu Beginn verordnet, damit du Wasser verlierst und *scheinbar* sehr gut unterwegs bist – was dann aber ebenso rasch wieder vorüber ist –, doch dies hier ist die erste Phase einer komplexen wissenschaftlichen Strategie, die die Kilos fernhalten soll. Nach den ersten beiden Wochen werden es mehr Kohlenhydrate sein, aber du wirst nicht dicker werden. Im weiteren Verlauf wirst du immer mehr Kohlenhydrate hinzufügen, weil dein Insulin sie besser verwerten kann und die Bedingungen für den Muskelaufbau und die Fettverbrennung gegeben sind.

Und wenn du diese Art Kohlenhydratbeschränkung für extrem hältst, bedenke, dass es streng genommen nicht null Kohlenhydrate sind. Du wirst reichlich ballaststoffreiches Gemüse essen, das bei uns »erlaubt« ist. Solche Nahrungsmittel werden dich – zusammen mit dem aufgenommenen Fett und Protein – viel besser satt machen, als du es bei einem Programm mit »null« Kohlenhydraten erwartet hättest.

Wir reduzieren die Kohlenhydrate in den ersten beiden Wochen sehr stark, weil das die schnellste Methode ist, das Insulin in den Griff zu bekommen. Du weißt ja: Wenn du die Kohlenhydrate minimierst, geschieht dasselbe mit der Insulinausschüttung. Bleibt der Insulinspiegel niedrig, wird dein Körper wieder *stärker* darauf reagieren – das heißt, du brauchst in der zweiten Phase des Programms schon weniger davon, um die gleiche Wirkung zu erzielen. Das allein wäre schon beeindruckend genug, aber diese erste Phase stabilisiert auch deinen Blutzuckerspiegel, damit du etwas später im Programm mit all deinen Lieblingsspeisen »mogeln« kannst.

Bedingungen für eine erhöhte Insulinwirkung zu schaffen ist großartig, aber sie müssen auch erhalten bleiben. Schließlich kannst du Kohlenhydrate nicht für immer meiden.* Du kannst dir nicht einen Donut nach dem anderen einwerfen und dabei erwarten, dass deine neue Insulinwirkung bestehen bleibt. Jeden-

* Vermutlich *könntest* du für immer auf Kohlenhydrate verzichten, aber dann würde das Leben nicht so viel Spaß machen. Das würde einen Verzicht auf Bier, Eiscreme und besonders auf Eiscreme mit Biergeschmack bedeuten. Genau. So viel steht fest.

falls noch nicht – die Gefahr eines Rückfalls wäre zu groß, und du würdest nicht nur deinen Insulinhaushalt wieder durcheinanderbringen, sondern auch alles wieder zunehmen, was du bis dahin abgenommen hast.

Aus diesem Grund ist die zweite Auftakthälfte auf die Wiedereinführung von Kohlenhydraten ausgerichtet.

In Woche 3 und 4 von Phase I wirst du deine Insulineinstellung durch die langsame Wiederaufnahme von Kohlenhydraten abschließen, wobei du mit dem wichtigsten Zeitpunkt beginnst: nach dem Workout.

In Woche 3 wirst du an trainingsfreien Tagen noch immer keine Kohlenhydrate essen, an Trainingstagen jedoch 75 Gramm, und zwar innerhalb der drei Stunden nach Abschluss des Workouts. 75 Gramm ist nicht viel, doch du wirst überrascht sein, wie anders du dich fühlen wirst, besonders in Hinblick auf die Regeneration. Der Großteil dieser 75 Gramm sollte in deinem Regenerationsgetränk stecken, der Rest aus Stärkelieferanten wie Süßkartoffeln stammen.

In der letzten Auftaktwoche wirst du noch ein Stück weitergehen. Du wirst an trainingsfreien Tagen bis zu 50 Gramm Kohlenhydrate, an Workout-Tagen sage und schreibe 100 Gramm Kohlenhydrate zu dir nehmen. So kannst du dir ein Nach-dem-Workout-Getränk und einen zweiten Kohlenhydratlieferanten gönnen.

TIMING UND STRUKTUR DER MAHLZEITEN

Fasten

In dieser Auftaktphase wird »16/8« zum Einsatz kommen.* Wir würden dir ja gerne erzählen, 16/8 wäre ein köstlich belegtes Baguette mit acht Sorten Fleisch und 16 Garnierungen, doch in Wahrheit heißt es einfach, dass du innerhalb von 24 Stunden jeweils 16 Stunden lang fasten wirst, während die verbleibenden acht Stunden dein Ess-Zeitfenster bilden.

Während es in gewisser Hinsicht keinen allzu großen Unterschied macht, wie du das gestaltest, empfehlen wir dir, dein Ess-Zeitfenster irgendwann zwischen der Mittagszeit (Ende dann um 20 Uhr) und 17 Uhr (Ende dann um 1 Uhr) beginnen zu lassen, je nachdem, wann du aufstehst und schlafen gehst. Oder anders gesagt, du solltest deine erste Mahlzeit etwa sechs bis acht Stunden nach dem Aufwachen einnehmen – aber das ist kein ehernes Gesetz**, schließlich handelt es sich um eine flexible Struktur.

Wie viele Mahlzeiten du in dieser Zeit einnimmst, bleibt dir überlassen, es können zwei sein, es können fünf sein. Wichtig ist lediglich, dass du auf die Zeiten achtest. Außerdem kannst du

* Wir ziehen den Hut vor Martin Berkhan. Er ist nicht bloß der Erfinder der 16/8-Methode, er zeichnet auch größtenteils verantwortlich für die Anerkennung, die dem Intervallfasten seit Kurzem als seriöse Diätstrategie zukommt. Er ist eine treibende Kraft hinter diesem Trend.

** Allgemein fällt es uns früh am Tag leichter zu fasten als später. Wir würden dir beispielsweise nicht empfehlen, dein Ess-Zeitfenster nach dem Aufwachen um 6 Uhr morgens beginnen und um 14 Uhr enden zu lassen. Damit bist du zum Scheitern verurteilt; psychologisch ist es viel einfacher zu warten, bis du essen darfst, als damit aufzuhören, wenn du bereits begonnen hast. Aber wenn du es so willst, lässt sich auch das machen.

dein Ess-Zeitfenster verschieben. Wenn du an einem Tag gegen Mittag zu essen beginnen möchtest und am nächsten erst um 15 Uhr, ist das auch okay – solange du 16 Stunden fastest und innerhalb von acht Stunden isst.

Training und Timing der Nährstoffe

Du wirst deine Kohlenhydrate später am Tag zu dir nehmen, um von deiner zu diesem Zeitpunkt von Natur aus höheren Insulinwirkung zu profitieren. Iss diese Kohlenhydrate an trainingsfreien Tagen drei bis vier Stunden vor dem Schlafengehen. (Wenn du um 22 Uhr schlafen gehst, gibt es Kohlenhydrate erst nach 18 Uhr.) Deine Mahlzeiten davor bestehen aus Protein und Fett.

An Trainingstagen nimmst du die Kohlenhydrate am besten nach dem Workout zu dir; deswegen würden wir dir auch empfehlen, eher später am Tag zu trainieren. Die erste Mahlzeit des Tages sollte aus Protein und Fett bestehen und im Idealfall drei bis vier Stunden vor dem Workout eingenommen werden. Die nächste Mahlzeit würde dann unmittelbar auf das Workout folgen und alle Kohlenhydrate für den Tag enthalten.

DAS EINMALEINS DES ESSENS: NAHRUNGSMITTELAUSWAHL UND ZUSAMMENSTELLUNG DER MAHLZEITEN

Deine neue Ernährungsweise soll so einfach wie möglich sein. Natürlich wird es eine Umstellungsphase geben, doch dies hier sollte von allen Diäten die mit den wenigsten Einschränkungen sein. Aus diesem Grund bleibt es allein dir überlassen, welche Nahrungsmittel du wählst. In diesem Abschnitt findest du eine große Auswahl an Nahrungsmitteln aufgelistet, die den Erfordernissen der Mahlzeitenzusammenstellung und des Makronährstoffbedarfs in den unterschiedlichen Programmphasen gerecht werden.

Mittlerweile sollte absolut klar sein, dass es uns hier in erster Linie darum geht, dir im Laufe des Programms möglichst viel Wissen über Training und Ernährung zu vermitteln. Sobald du nicht mehr unser Padawan* bist, werden dir Instinkt, Wissen und die Gewohnheit helfen, deine neue Körperform zu behalten.

Deswegen erhältst du hier zwar nur einige Beispiele für Mahlzeiten, aber buchstäblich *jedes* Werkzeug, das du brauchst, um dir jeden Tag selbst gesunde, figurfreundliche Mahlzeiten zusammenzustellen. Du weißt, ein Alpha ist

* *Padawan* ist die offizielle Bezeichnung für einen Jedi-Lehrling. Sollte dir das noch nicht aufgefallen sein, wir sind schlimme Nerds, *Star Wars* geht uns über alles.

selbständig – die Fähigkeit, sich selbst zu ernähren, ist eine menschliche Grundfunktion, die den Männern dieser Welt abhandengekommen ist. Als Alpha wird es deine Aufgabe sein, diesen Trend umzukehren. (Du solltest wohl auch lernen zu kochen, aber das ist wieder etwas anderes.)

Neben den klassischen Kalorientabellen findest du im Internet diverse Nährwertrechner, mit denen du ganz leicht Kalorien, Kohlenhydrate, Fett- und Proteinwerte berechnen kannst. Außerdem gibt es zahlreiche Apps zur Kalorienberechnung. Um wirklich genaue Angaben zu erhalten, musst du die Mengen abwiegen (empfohlen) oder zumindest abschätzen (Sei nicht so faul!). Natürlich, anfangs wird dir das lästig erscheinen, aber es hat auf lange Sicht enorme Vorteile: Wenn du deine Mahlzeiten so zusammenstellst, entwickelst du ein untrügliches Gespür für eine Portionsgröße, die deinem Körper und deinen Zielen guttut, auch wenn diese sich ändern sollten. Ebenfalls sehr hilfreich: ein Ernährungstagebuch. Auch dazu findest du im Internet entsprechende Websites.

Versetz dich in Daniel-san aus *Karate Kid* hinein – wir sind Mister Miyagi, geben dir scheinbar banale und sinnlose Aufgaben, und genau dann, wenn du meinst, du hättest bloß deine Zeit verschwendet, stellt sich heraus – *bam* – wir haben dich Karate gelehrt.* So in etwa funktioniert das hier.

* Der Mentor Miyagi führt den Helden Daniel während seiner Bewährungsprobe durch eine Reihe von Prüfungen. Daniel erwirbt dabei die Fähigkeit, sich selbst zu verteidigen, was gleichzeitig Wunderwaffe und Segen ist. Campbell ist überall. Das behaupten nicht bloß wir.

Wenn du für ein Lebensmittel schon auf der Verpackung genaue Nährwertangaben findest, musst du natürlich nicht noch auf eine Website gehen – halt dich immer an die detailliertesten Informationen. Aber du solltest die Mengen dennoch in dein Ernährungstagebuch eintragen.

Abschließend noch eine *Bitte*: Hab Verständnis, dass wir aus Platzgründen – und um nicht den Verstand zu verlieren – hier nicht jedes erdenkliche Lebensmittel anführen können, dafür gibt es die erwähnten Datenbanken. Die nachfolgenden Listen enthalten nur einen Bruchteil der Lebensmittel, die du in diesem Programm essen kannst; es sind nur ein paar Dutzend von jeder Art, die wir regelmäßig verzehren. Bedenke, dass wir laut Richtlinien weniger Wert darauf legen, *was* du isst, und mehr darauf, *wann* du es isst.

Der Weg zum Alpha wurde so gestaltet, dass er *auch* für Menschen zu bewältigen ist, die beim Essen eher wenig Disziplin an den Tag legen können. Ob Paläo-Diät, vegan, glutenfrei oder pescetarisch – solange die Anzahl der Kalorien und die einzelnen Makronährstoffe stimmen und du die Timing-Empfehlungen einhältst, kannst du essen, was du willst. In Maßen.*

Du hast hier sehr viel Freiraum, nutze ihn für kluge Alpha-Entscheidungen.

* Eine extremere Version dieses Diätansatzes ist IIFYM oder »If It Fits Your Macros«, bekannt geworden durch Alan Aragon und Layne Norton, zwei Ernährungsprofis, denen wir hiermit eine anerkennende Bro-Faust zukommen lassen.

Der Bedarf an Kalorien und Makronährstoffen (oder: Wie viel kann ich essen?)

So ermittelst du den täglichen Kalorienbedarf: Zunächst müssen wir den Tagesbedarf ermitteln – wie viel Nahrung du brauchst, um so zu bleiben, wie du bist. Das ist nur ein Ausgangswert, den wir verändern, um dich zum Alpha zu machen.

Es gibt verschiedenste Formeln für die Berechnung (die meisten sind nicht besonders gut), und du musst auf jeden Fall bedenken, dass keine Kalorienformel perfekt ist. Doch eine Formel, die dir bei der Festlegung der Menge hilft, hält dich auf Kurs und erspart dir viel Verwirrung. Roman verbrachte daher die letzten zehn Jahre damit, Formeln zur Ermittlung des Kalorienbedarfs zu testen und anzupassen, und entwickelte daraus ein Schema, das sich als unendlich genauer und wirkungsvoller im Fettabbau zeigte als die anderen.

Zur Ermittlung deines Erhaltungsbedarfes an Kalorien auf dem Weg zum Alpha werden wir folgendes Schema einsetzen:

Derzeitiger Körperfettanteil	Erhaltungsbedarf an Kilokalorien (kcal pro Kilogramm Magermasse)
6 %–12 %	37
12,1 %–15 %	35
15,1 %–19 %	33
19,1 %–22 %	31
22,1 % oder mehr	29

Für diese Berechnung musst du zunächst deinen Körperfettanteil und deine Magermasse ermitteln. Zur Erinnerung nochmals die Berechnung der Magermasse:

1. ***Ermittle deinen Körperfettanteil.***
2. ***Subtrahiere deinen Körperfettanteil (in Prozent) von 100. Du erhältst deine fettfreie Masse.***
3. ***Multipliziere deine fettfreie Masse (in Prozent) mit deinem Körpergewicht. Das Ergebnis ist deine Magermasse.***

Wie du siehst, umfasst das Schema eine ziemliche Bandbreite; jemand mit geringerem Körperfettanteil wird mehr Kalorien aufnehmen als jemand mit sehr hohem Körperfettanteil. Grund ist das Tempo des Fettabbaus – je mehr Körperfett du hast, desto rascher kannst du es abbauen. Und desto mehr kannst du entbehren, *ohne* Magermasse zu opfern. Daher kannst du weniger Kalorien zu dir nehmen und dennoch rasch Fett abbauen, ohne dass die für Fettab- und Muskelaufbau zuständigen Stoffwechselvorgänge in Mitleidenschaft gezogen werden. Wenn du zu wenige Kalorien aufnimmst, kann sich dein Fettabbau nämlich gewaltig verlangsamen, der Muskelaufbau wird immer schwieriger. Das ist auch der Grund, warum uns die Optimierung deiner Hormone so wichtig ist – nur dann kann dein Körper die von dir gewünschten Veränderungen vornehmen.

Wenn du Körperfettanteil und Magermasse kennst, suche deinen Prozentsatz im Schema, und multipliziere die zugehörige Zahl mit der Magermasse. Das ist dein *Erhaltungsbedarf.*

Nehmen wir einen Mann mit 90 Kilo und 20 Prozent Körperfett. Nennen wir ihn Steve.

90 Kilo x 20 % = 18 Kilo Körperfett

90 Kilo – 18 Kilo Fett = 72 Kilo Magermasse

72 x 31 (weil der Körperfettanteil unseres 90-Kilo-Mannes zwischen 19 und 22 Prozent liegt) = 2 232 Kilokalorien pro Tag für Steve

Auftakt: die Diät

Ermittle deinen täglichen Kalorienbedarf für den Auftakt

Du möchtest natürlich nicht »erhalten«, du möchtest Fett ab- und Muskeln aufbauen – in dieser Phase wirst du Ersteres erreichen und Letzteres vorbereiten.

Daher wirst du deine tägliche Kalorienaufnahme für diese Phase abändern:

- Für deine Kalorienmenge an Trainingstagen ziehst du 300 von deinem *Erhaltungsbedarf* ab.
- Für deine Kalorienmenge an trainingsfreien Tagen ziehst du 500 von deinem Erhaltungsbedarf ab.

Steve würde also an Trainingstagen 1 932 Kilokalorien zu sich nehmen, an trainingsfreien Tage 1 732.

Gewappnet mit diesen Zahlen können wir uns nun den einzelnen Makronährstoffen zuwenden.

Die Anteile der Makronährstoffe

Protein

Der Proteinanteil richtet sich nach deiner Magermasse, in dieser Phase wirst du nun weniger Protein zu dir nehmen als in jeder anderen des Programms. Ein Ziel der Auftaktphase besteht in einer möglichst geringen Insulinproduktion, und zu viel Protein kann eine Insulinspitze auslösen. Die Aminosäuren im Protein können deiner Bauchspeicheldrüse signalisieren, sie müsse mehr Insulin ausschütten.*

Die Proteinaufnahme wird so berechnet:

Trainingstage: 1,76 Gramm pro Kilo Magermasse

trainingsfreie Tage: 1,54 Gramm pro Kilo Magermasse

Nehmen wir wieder Steve als Beispiel. Unser 90-Kilo-Mann mit 20 Prozent Körperfett hat eine Magermasse von 72 Kilo. Dies nehmen wir als Ausgangswert:

72 x 1,76 = 127 Gramm Protein an Trainingstagen

72 x 1,54 = 111 Gramm Protein an trainingsfreien Tagen

Protein hat pro Gramm 4 Kilokalorien, das wären 508 Kilokalorien an Trainingstagen. Wenn wir das Bild eines Bankkontos verwenden, dann wäre dies Steves Kontostand an Trainingstagen:

Eröffnungsbilanz: 1932 Kilokalorien

Protein: –508 Kilokalorien

verbleiben: 1424 Kilokalorien

* Die Bezeichnung dafür ist *Gluconeogenese*. Ein naturwissenschaftlicher Fachausdruck war längst mal wieder überfällig ...

Kohlenhydrate

Kohlenhydrate wurden allgemein bereits besprochen, sehen wir sie uns nun bezüglich der Kalorien an. Wie das Protein haben auch Kohlenhydrate 4 Kilokalorien pro Gramm.

In der Auftaktphase würde das so aussehen:

Woche 1–2

- Trainingstage: 30 Gramm (120 Kilokalorien)
- trainingsfreie Tage: 0 Gramm (0 Kalorien)

Woche 3

- Trainingstage: 75 Gramm (300 Kilokalorien)
- trainingsfreie Tage: 0 Gramm (0 Kalorien)

Woche 4

- Trainingstage: 100 Gramm (400 Kilokalorien)
- trainingsfreie Tage: 50 Gramm (200 Kilokalorien)

Machen wir mit Steves Kalorienkonto an Trainingstagen weiter:

Eröffnungsbilanz: 1932 Kilokalorien
Protein: –508 Kilokalorien
Kohlenhydrate: –120 Kilokalorien
verbleiben: 1304 Kilokalorien

Fett

Du kennst nun deine Tageskalorien und hast davon die Werte für Protein und Kohlenhydrate abgezogen. Nun hast du immer noch mehrere Hundert Kalorien zur Verfügung; diese wirst du aus Fett erhalten – ja, das entspricht einer

Menge Fett. Doch du weißt schon, dass du mit gesunden Fetten aus hochwertigen Nahrungsmitteln wie Steaks, Eiern und Lachs einen weiteren Schritt in Richtung Hormonoptimierung machst.

1 Gramm Fett hat 9 Kilokalorien, du teilst dein Kalorienguthaben nun also durch neun. Dadurch erhältst du die Menge an Fett, die du essen wirst. Hier nehmen wir als Beispiel wieder Steves Trainingstag. Nach Abzug von Protein und Kohlenhydraten bleiben ihm 1304 Kilokalorien:

1304 : 9 = 145 Gramm Fett

Die Alpha-Ernährungsrichtlinien

Du möchtest wissen, was du essen sollst? Gut, denn wir möchten dich »füttern« – und dafür sorgen, dass du dich bei diesem Plan frei, flexibel und bereit zum Genießen fühlst. Hier ist unsere alphataugliche Einkaufsliste. Leg dir von diesen Lebensmitteln einen Vorrat an, und bringe sie nach deinen Vorlieben und analog zu den Richtlinien ein. Die Nahrungsmittel sind in Kategorien unterteilt: Protein, »erlaubtes« Gemüse, Fett und Kohlenhydrate. Du erhältst zwar sehr genaue Zahlen, aber auch eine Anleitung für die Erstellung deiner eigenen Speisepläne. Auf diese Weise kannst du also an jedem Tag das essen, was du besonders gerne magst. Guten Appetit!

Proteine					
Rindfleisch	**Geflügel**	**Schwein und Lamm**	**Krustentiere**	**Fisch**	**Eier und Milchprodukte**
Bruststück	Hähnchenbrust	Räucherschinken	Muscheln	Anchovis	Eiweiße
Schulterstück, Bug geschmort	Hähnchenkeule	Schinken, frisch, zu 95 % mager	Krabben	Blaubarsch	Hüttenkäse, fettfrei
gepökeltes, getrocknetes Rindfleisch	Hähnchenschenkel	Lammkeule, -kotelett	Hummer	Kabeljau	Mozzarella, fettfrei
Unterschale	Hähnchenflügel	Schweinekotelett, Lende, ohne Knochen	Austern	Flunder, Seezunge	Proteinpulver (Biotrust Protein)
Filet mignon	Putenbrust	Schweinelende	Jakobsmuscheln	Schellfisch	ganzes Ei
Flanksteak	Putenkeule	Schweinefilet	Garnelen	Heilbutt	
gehacktes Rindfleisch, zu 95 % mager	Putenwürstchen			Hering	
Clubsteak				Makrele	
Hochrippe				Kaiserbarsch	
Lende				Lachs	
Kronfleisch				Sägebarsch	
				Schnapper	
				Schwertfisch	
				Tilapia	
				Tunfisch, Konserve	
				Tunfisch, frisch	

Erlaubte Gemüsesorten						
Diese Gemüse können jederzeit gegessen und jeder Mahlzeit hinzugefügt werden. Zumindest drei Mahlzeiten pro Tag sollten Gemüse enthalten.						
Rucola	Spargel	Brokkoli	Rosenkohl	Kopfkohl	Blumenkohl	Gurke
Aubergine	Blattsalat	Pilze	Okra	Zwiebel	Paprika	Rettich
Zuckerschoten	Spinat	Tomate	Brunnenkresse	Zucchini		

Fette			
Eier und Milchprodukte	**Öle**	**Nüsse und Samen***	**Obst und Gemüse**
Schnittkäse (Edamer, Gouda, Tilsiter etc.) Butter Rahmfrischkäse Fetakäse Mozzarella, vollfett Parmesan, gerieben Ricotta, vollfett saure Sahne ganzes Ei	Rapsöl Kokosöl Olivenöl (extra vergine) Fischölkapseln Leinöl Hanföl Krillöl Nachtkerzenöl Kürbiskernöl	Mandeln, Mandelmus Paranüsse Cashewkerne, Cashewmus Leinsamen (unbedingt gemahlen, nicht im Ganzen) Haselnüsse Pekannüsse Pistazien Kürbiskerne Sonnenblumenkerne Walnüsse * Alle Nüsse und Samen sollten roh oder trocken (nicht in Öl) geröstet sein. Rohe Nüsse sind im Supermarkt, in Drogerie- oder Naturkostläden erhältlich.	Avocado Oliven

Kohlenhydrate mit niedrigem GI/GL (In jeder P+K-Mahlzeit erlaubt)				
Hülsenfrüchte	**Obst**	**Gemüse**	**Vollkornbrot****	**Andere Getreide**
Schwarze Bohnen Augenbohnen Kichererbsen Grüne Erbsen Kidneybohnen Linsen Limabohnen Weiße Bohnen Wachtelbohnen	Apfel Aprikose Brombeeren Blaubeeren Kantalup-Melone Kirschen Cranberrys Grapefruit Weintrauben Honigmelone Kiwi Mango Orange Pfirsich Birne Ananas Pflaume Himbeeren Rhabarber Erdbeeren	Artischocke Rote Bete Möhren Kürbis Steckrübe Kürbis Süßkartoffeln Jamswurzel	100 % Vollweizen Mehrkorn Haferkleie Pita, 100 % Vollweizen Pumpernickel Roggen Tortilla-Wrap, 100 % Vollweizen Tortilla-Wrap, 100 % Vollweizen, kohlenhydratarm, ballaststoffreich ** Genaue Nährwertinformationen entnimmst du den Packungsangaben.	Gerste Buchweizen Haferkleie Haferflocken Quinoa Reis: Vollkorn-, Jasmin- oder weißer

Die Alpha-Gleichung Ernährung: Auftakt

Trainingstage

- **Ermittle mithilfe des Schemas, wie viele Kalorien du für die Erhaltung deines Körpergewichts brauchst.**
- **Subtrahiere 300 von dieser Zahl. Du erhältst deine Kalorienzahl für Trainingstage.**
- **Multipliziere deine Magermasse mit 1,76. Diese Zahl entspricht der Menge Protein, die du täglich zu dir nehmen solltest.**
- **Je nachdem, in welcher Auftaktwoche du bist, setze die Kohlenhydrate mit 30, 75 oder 100 Gramm fest.**
- **Addiere die Gesamtzahl der Gramm Protein und Kohlenhydrate.**
- **Multipliziere diese Zahl mit 4. Das ist nun die Anzahl der Kalorien aus Protein und Kohlenhydraten.**
- **Subtrahiere diese Zahl von der Kalorienmenge für Trainingstage. Diese Zahl sagt dir, wie viele Kalorien du aus Fett benötigst.**
- **Teile diese neue Zahl durch 9. So viele Gramm Fett wirst du brauchen.**

Damit sich hier kein Fehler einschleicht, wollen wir das wieder am Beispiel Steve verdeutlichen. Du erinnerst dich, Steve wiegt 90 Kilo, hat 20 Prozent Körperfett und eine Magermasse von 72 Kilo.

Tägliche Kalorienmenge = 2232
2232 – 300 = 1932 Kilokalorien an Trainingstagen
72 x 1,76 = 127 Gramm Protein
Kohlenhydrate = 30 Gramm (Auftakt, Woche 1)
127 (Gramm Protein) + 30 (Gramm Kohlenhydrate) = 157
157 x 4 = 628
1932 – 628 = 1304 Kilokalorien aus Fett
1304 : 9 = 145 Gramm Fett pro Tag

Die anzustrebenden Zahlen für Auftaktwoche 1, Trainingstage:

1932 Kilokalorien | 127 Gramm Protein | 30 Gramm Kohlenhydrate | 145 Gramm Fett

Trainingsfreie Tage

Wir wiederholen den Vorgang für trainingsfreie Tage:

- **Ermittle mithilfe des Schemas, wie viele Kalorien du für die Erhaltung deines Körpergewichts brauchst.**
- **Subtrahiere 500 von dieser Zahl. Du erhältst deine Kalorienzahl für trainingsfreie Tage.**
- **Multipliziere deine Magermasse mit 1,54. Diese Zahl entspricht der Menge Protein, die du täglich zu dir nehmen solltest.**
- **Je nachdem, in welcher Auftaktwoche du bist, setze die Kohlenhydrate mit 0 oder 50 Gramm fest.**

- **Addiere die Gesamtzahl der Gramm Protein und Kohlenhydrate.**
- **Multipliziere diese Zahl mit 4. Das ist nun die Anzahl der Kalorien aus Protein und Kohlenhydraten.**
- **Subtrahiere diese Zahl von der Kalorienmenge für trainingsfreie Tage. Diese Zahl sagt dir, wie viele Kalorien du aus Fett benötigst.**
- **Teile diese neue Zahl durch 9. So viele Gramm Fett wirst du brauchen.**

Am Beispiel unseres 90-Kilo-Mannes mit 20 Prozent Körperfett und einer Magermasse von 72 Kilo:

Tägliche Kalorienmenge = 2232
2232 – 500 = 1732 Kilokalorien an trainingsfreien Tagen
72 x 1,54 = 111 Gramm Protein
Kohlenhydrate = 0 Gramm (Auftakt, Woche 1)
111 (Gramm Protein) + 0 (Gramm Kohlenhydrate) = 111
111 x 4 = 444
1732 – 444 = 1288 Kilokalorien aus Fett
1288 : 9 = 143 Gramm Fett pro Tag

Die anzustrebenden Zahlen für Auftaktwoche 1, trainingsfreie Tage:

1732 Kilokalorien | 111 Gramm Protein | 0 Gramm Kohlenhydrate | 143 Gramm Fett

So, das hätten wir.

Nun hast du eine umfassende Anleitung für deine Ernährung – geh einfach die Schritte durch, und du wirst sehen, wie einfach es ist. Nur ein wenig rechnen. Wir rechnen doch gerne, oder? *Oder?*

Damit ist die Ernährung abgehakt, und wir wenden uns den Workouts für Phase I zu.

BEISPIEL FÜR EINEN SPEISEPLAN

Damit du einen echten Bezug findest, sollten wir dir vielleicht ein Beispiel aus der Realität geben. Dies hier ist genau das Programm, nach dem Roman sich richtete, während er dieses Buch schrieb.

Mit seinen 87 Kilo und 8 Prozent Körperfett trägt Roman 6,96 Kilo Fett an seinem Körper, es verbleiben 80,04 Kilo Magermasse. Auf Grundlage unseres Schemas multiplizieren wir seine Magermasse mit 37,48, sein Erhaltungsbedarf beträgt daher 2 999,9 Kilokalorien.

Diese Werte nehmen wir nun als Basis und zeigen dir auf den folgenden Seiten, wie seine Ernährung aussieht, aber auch, wie Steves Ernährung während der Auftaktphase aussehen könnte.

Roman: Phase-I-Speiseplan für Trainingstage				
Bestandteile	**Protein** (g)	**Kohlenhydrate** (g)	**Fett** (g)	**kcal**
Erste feste Mahlzeit P+F 8 Eier, 1 mittelgroße Avocado, 2 EL Kokosöl, gegarter Spinat oder Grünkohl	48	0	96	1056
Para-Workout-Getränk P+K Workout-Getränk – 3 Messlöffel BioTrust Low-Carb mit 360 ml Magermilch. Trink in der zweiten Hälfte deines Workouts zwei Drittel dieses Getränks. Den Rest trinkst du sofort nach dem Workout.	50	30	5	365
Abendessen P+K+F 140 g Hochrippe, in 3,5 EL Biobutter gebraten, 150 g Süßkartoffeln, 50 g Nussmischung	44	70	96	1320
Tagesmenge	**142**	**100**	**197**	**2741**

Roman: Phase-I-Speiseplan für trainingsfreie Tage				
Bestandteile	**Protein** (g)	**Kohlenhydrate** (g)	**Fett** (g)	**kcal**
Erste feste Mahlzeit P+F 3 Scheiben Speck, 100 g extramageres Rinderhack (90 %), 2 EL Kokosöl (zum Braten), 2 EL Sahne für Kaffee oder Tee	42	0	60	708
Mittagessen P+K+F 270 g mageres Fleisch (Pute, Hähnchen, Filet), 100 g Beerenmischung, 30 g Mandeln, gemischter grüner Salat, 3 EL Olivenöl (extra vergine) und 2 EL Balsamico	42	20	65	833
Abendessen P+K+F 180 g gegartes Lachsfilet, 2 gekochte rotschalige Kartoffeln mit Biobutter, 25 g dunkle Schokolade, gedämpfter und gewürzter Brokkoli	42	30	80	1008
Tagesmenge	**126**	**50**	**205**	**2549**

Steve: **Phase-I-Speiseplan für Trainingstage**				
Bestandteile	**Protein** (g)	**Kohlen-hydrate** (g)	**Fett** (g)	**kcal**
Erste feste Mahlzeit P+F 6 Eier, ½ mittelgroße Avocado, 2 EL Kokosöl, gegarter Spinat oder Grünkohl	39	0	54	642
Para-Workout-Getränk P+K Workout-Getränk – 3 Messlöffel BioTrust Low-Carb mit 360 ml Magermilch. Trinke in der zweiten Hälfte deines Workouts zwei Drittel dieses Getränks. Den Rest trinkst du sofort nach dem Workout.	50	30	5	365
Abendessen P+K+F 140 g Hochrippe, in Biobutter gebraten, 150 g Süßkartoffel, 50 g Nussmischung	39	70	55	931
Tagesmenge	**128**	**100**	**145**	**1938**

Steve: **Phase-I-Speiseplan für trainingsfreie Tage**				
Bestandteile	**Protein** (g)	**Kohlen-hydrate** (g)	**Fett** (g)	**kcal**
Erste feste Mahlzeit P+F 2 Scheiben Speck, 100 g extramageres Rinderhack (90 %), 1 EL Kokosöl (zum Braten), 1 EL Sahne für Kaffee oder Tee	37	0	40	508
Mittagessen P+K+F 200 g mageres Fleisch (Pute, Hähnchen, Filet), 100 g Beerenmischung, 30 g Mandeln, gemischter grüner Salat, 1 EL Olivenöl (extra vergine) und 1 EL Balsamico	37	20	40	588
Abendessen P+K+F 200 g gegartes Lachsfilet, 2 gekochte rotschalige Kartoffeln mit Biobutter, 1 Stück dunkle Schokolade (= 10 g), gedämpfter und gewürzter Brokkoli	38	30	41	641
Tagesmenge	**112**	**50**	**143**	**1737**

WORKOUTS FÜR PHASE I

Wenn deine Ernährung der Motor ist, der die Hormonoptimierung antreibt, dann sind die Workouts der Hochleistungstreibstoff, der alles viel effizienter ablaufen lässt. Deine erste Trainingsphase besteht aus vier verschiedenen Workouts. Jedes Workout trainiert den ganzen Körper und besteht in erster Linie aus Verbundübungen, die gleichzeitig auf mehrere Muskeln wirken. Diese Übungen bilden die Basis aller Workouts, die du in diesem Programm machen wirst, aber die Varianten werden mit der Zeit schwieriger. Die Workouts wurden so zusammengestellt, dass dein Körper nicht weiß, was als Nächstes kommt. Gleichzeitig ähneln sich die Workouts aber und arbeiten mit dem Faktor Zeit, sodass du im Laufe einer Phase Fortschritte wahrnehmen kannst. Darin besteht schließlich das oberste Ziel eines jeden Workouts: bei jedem Training Fortschritte sichtbar zu machen. Versuch dich in puncto Gewichte jede Woche zu steigern, dann wirst du bis zum Beginn von Phase II auf dem Weg zu deinem neuen Körper ein gutes Stück weitergekommen sein.

Teile dir deine Workouts anhand des nachfolgenden Schemas ein. Wir zeigen dir hier eine einfache Vorlage, die jeweils montags beginnt. Auch wenn du an einem anderen Tag beginnen möchtest, musst du auf dieselbe Abfolge von Trainingstagen und Ruhetagen achten. Wenn du also mit Workout 1 an einem Dienstag anfängst, verschiebt sich das gesamte Schema einfach um einen Tag.

Trainingsplan Auftaktphase							
	Montag	Dienstag	Mittwoch	Donnerstag	Freitag	Samstag	Sonntag
Woche 1	Workout 1	Workout 2	frei	Workout 3	Workout 4	frei	frei
Woche 2	Workout 3	Workout 1	frei	Workout 4	Workout 2	frei	frei
Woche 3	Workout 4	Workout 3	frei	Workout 2	Workout 1	frei	frei
Woche 4	Workout 2	Workout 4	frei	Workout 1	Workout 3	frei	frei

WORAN MAN IM FITNESSSTUDIO ALPHAS ERKENNT: TEIL I

In unseren vier Phasen werden dir einige einzigartige Übungen auffallen. Wir betrachten sie als einen speziellen Teil der Alpha-Werdung. Sie helfen dir nicht nur, einen besseren Körper zu formen, sie lassen dich im Fitnessstudio auch andere Alphas erkennen. In der Auftaktphase lernst du die erste Alpha-Übung kennen: das **einarmige Langhantel-Schulterdrücken.**

- Du hältst eine Langhantel auf Schulterhöhe, die Hand in der Mitte der Hantel. Der andere Arm wird zur Seite ausgestreckt.
- Bauchmuskeln anspannen, die Hantel gerade nach oben heben, dabei Rumpf und Schulter gut stabilisieren.
- Der Körper darf nicht zur Seite ausweichen, die Hantel sollte in der Waage bleiben.
- Die Hantel am höchsten Punkt halten.
- Langsam in die Ausgangsposition zurückkehren.

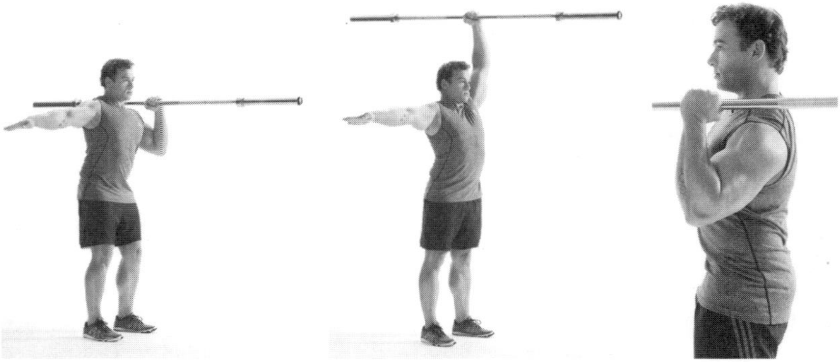

PHASE I, WORKOUT 1

A1 Goblet Squat – Kniebeuge mit Kurzhantel

10–12 Wiederholungen

- Halte eine Kurzhantel senkrecht eng vor deine Brust, beide Hände umfassen den Kopf der Hantel.
- Führe deine Hüfte nach hinten, und senke den Rumpf ab, bis deine Oberschenkel zumindest parallel zum Boden sind. In der tiefsten Position sollten deine Ellbogen die Innenseite der Knie berühren.
- Halte kurz inne, und drück dich dann wieder hoch.

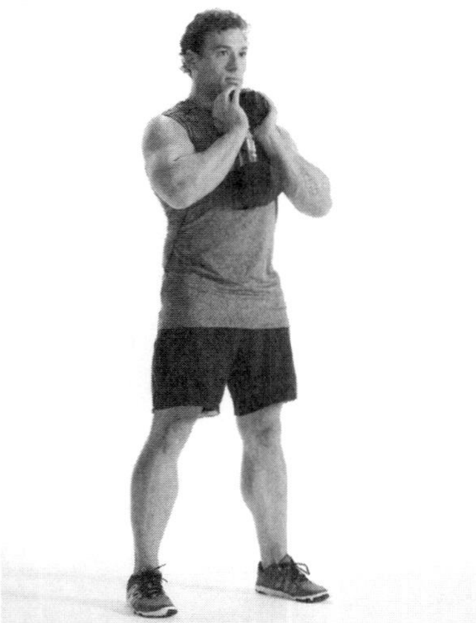

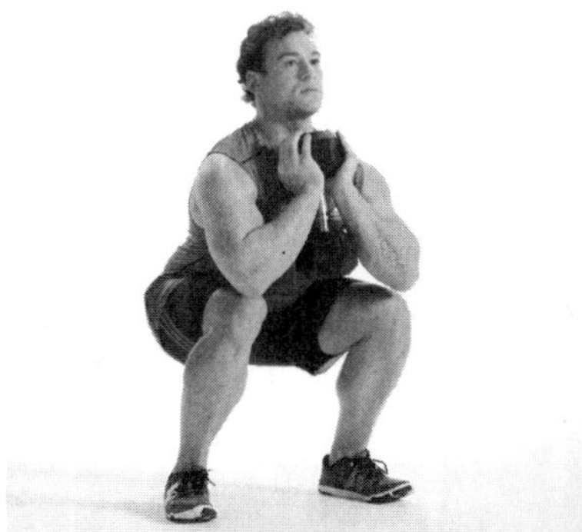

A2 Incline Dumbbell Chest Press – Schrägbankdrücken mit Kurzhanteln

8–10 Wiederholungen

- Stelle eine Schrägbank auf einen Winkel von 30 bis 45 Grad ein.
- Nimm zwei Kurzhanteln, und setz dich auf die Bank. Halte die Kurzhanteln mit gestreckten Armen direkt über der Schulter.
- Senke die Kurzhanteln seitlich auf Brusthöhe ab, halte kurz inne, und drücke die Gewichte wieder über deine Brust.

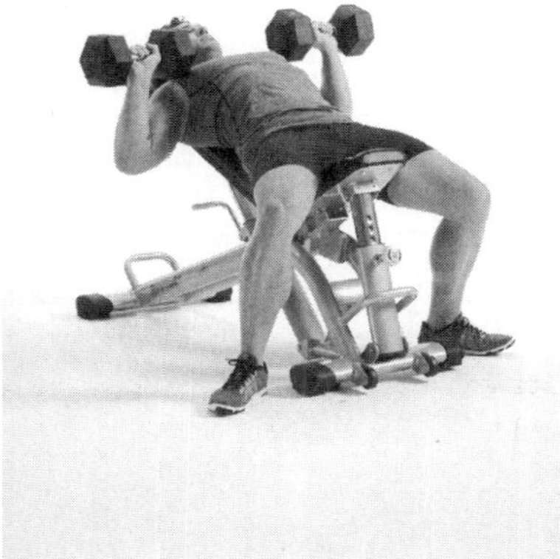

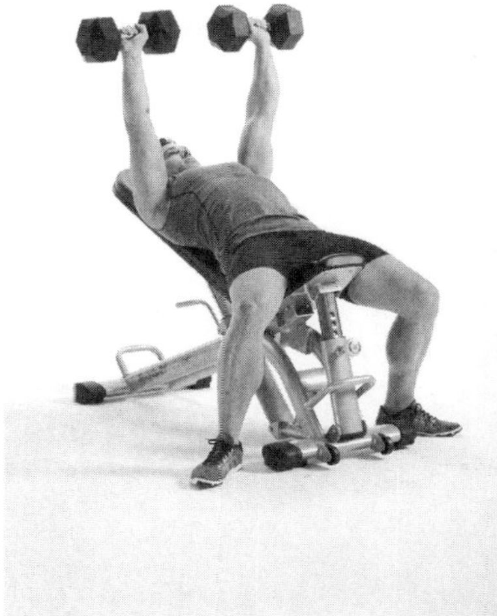

A3 Single-Arm Dumbbell Row – Kurzhantelrudern einarmig

8 Wiederholungen pro Arm

- Nimm eine Kurzhantel in die rechte Hand.
- Drück deine Hüfte nach hinten, und beuge den Rumpf, bis er fast parallel zum Boden steht. Leg deine linke Hand vor dem Körper auf eine Bank. Der rechte Arm hängt gerade hinunter, die Handfläche zeigt zum anderen Arm.
- Halte den Ellbogen nahe am Körper, und zieh die Kurzhantel hoch zur Brust, indem du das Schulterblatt nach hinten drückst.
- Halte kurz inne, senke den Arm dann wieder in die Ausgangsposition.
- Nach Durchführung aller Wiederholungen wechselst du die Seite.

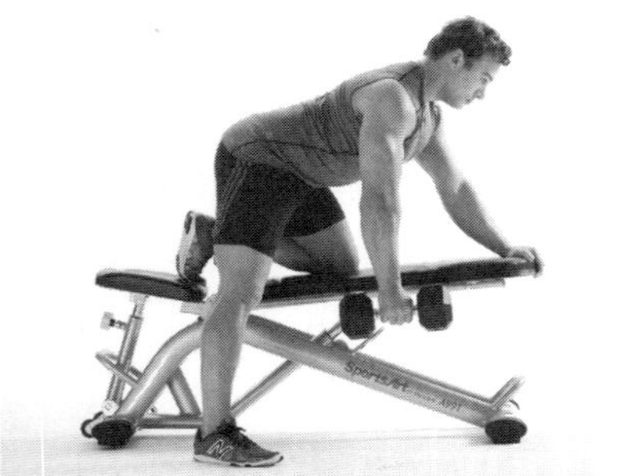
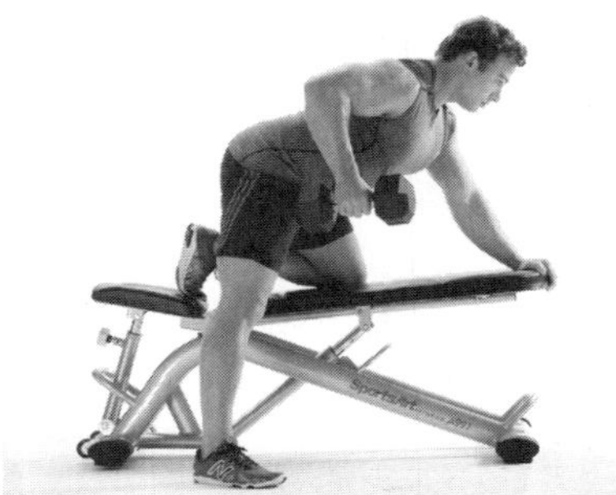

A4 Kettlebell Romanian Deadlift – Rumänisches Kreuzheben mit Kugelhantel

12–15 Wiederholungen

- Nimm eine Kugelhantel, und halte sie mit gestreckten Armen auf Höhe der Oberschenkel. Die Füße stehen hüftbreit auseinander, die Knie sind nicht durchgedrückt.
- Beuge nun, ohne die Beugung der Knie zu verändern, die Hüfte, und senke den Rumpf ab, bis er fast parallel zum Boden steht.
- Halte kurz inne, hebe den Rumpf dann wieder in die Ausgangsposition.

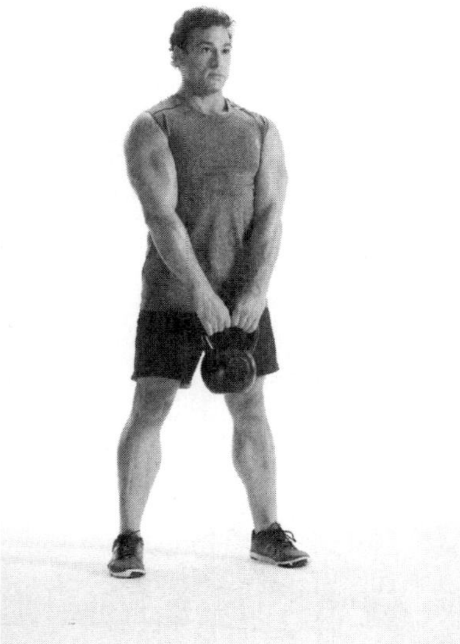

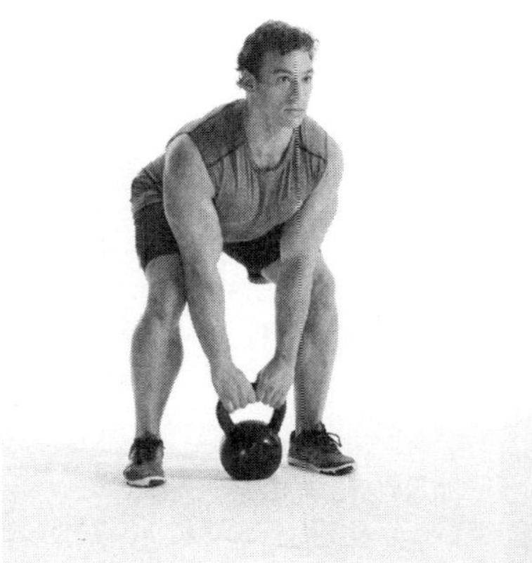

A5 Plank – Unterarmstütz

30 Sekunden

- Begib dich in Liegestütz-Position, aber mit gebeugten Ellbogen, sodass dein Gewicht nicht auf den Händen, sondern auf den Unterarmen ruht. Der Körper sollte von der Schulter bis zum Knöchel eine gerade Linie bilden.
- Stabilisiere das Becken durch Anspannen der Bauchmuskeln, so als müsstest du deinen Bauch vor einem Faustschlag schützen.
- Halte diese Position für die angegebene Zeit.

Führe A1 bis A5 im Zirkel aus, pausiere zwischen den Übungen nicht länger als 30 Sekunden. Führe diesen Zirkel viermal durch, pausiere jeweils drei Minuten zwischen den einzelnen Zirkeln. Warte nach dem letzten Durchlauf zwei Minuten, und geh dann zum nächsten Zirkel über.

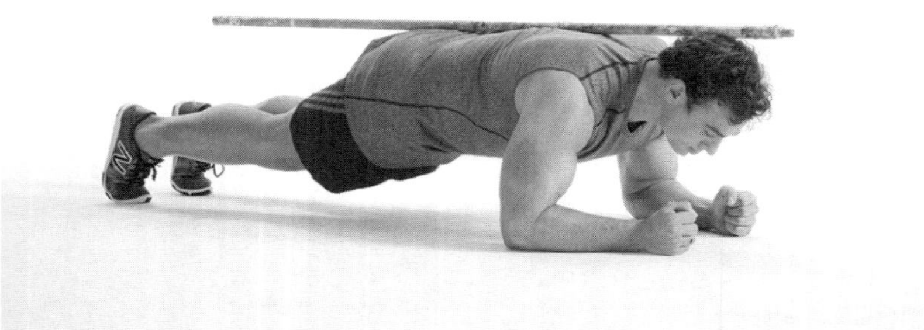

B1 Chin-Up – Klimmzug mit Kammgriff

Möglichst viele

- Greife die Klimmzugstange mit schulterbreitem Kammgriff.
- Du lässt dich mit ausgestreckten Armen hängen und ziehst die Schulterblätter nach hinten unten, sodass die Schultern möglichst weit von den Ohren entfernt sind.
- Drück die Schulterblätter nun zueinander, und zieh die Brust zur Stange hoch.
- Halte kurz inne, senke dann den Körper wieder in die Ausgangsposition ab.

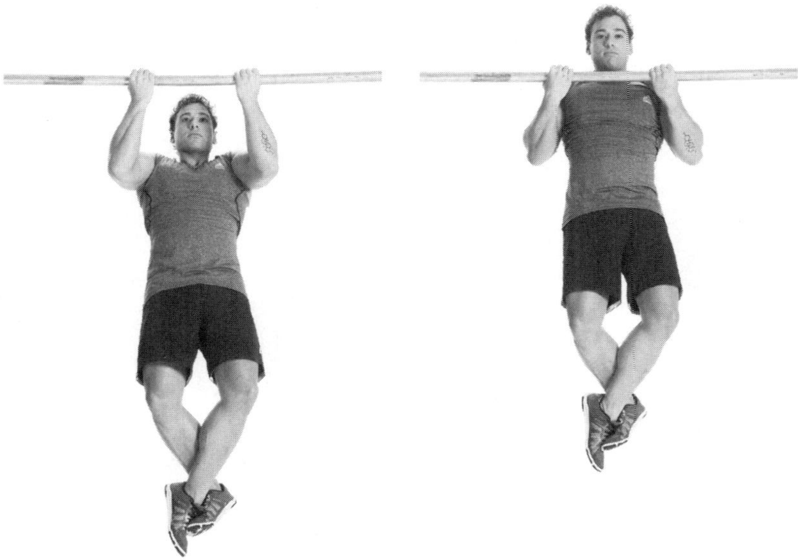

B2 Body-Weight Glute Bridge – Beckenlift

12 Wiederholungen

- Du liegst auf dem Rücken, die Knie sind angewinkelt, die Füße flach auf dem Boden.
- Heb die Hüfte an, sodass dein Körper von den Schultern zu den Knien eine schiefe Ebene bildet.
- Halte kurz inne, senke dann den Körper wieder in die Ausgangsposition.

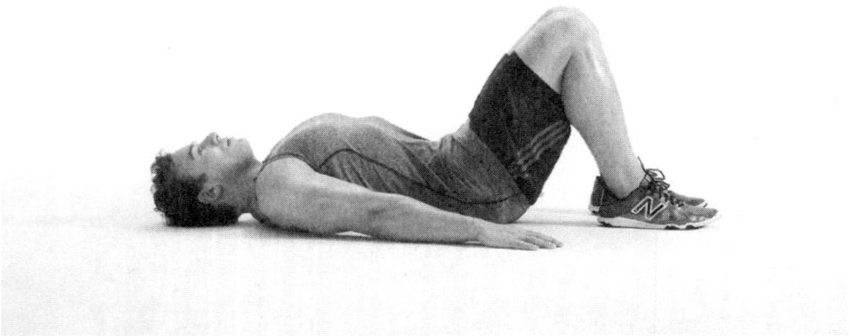

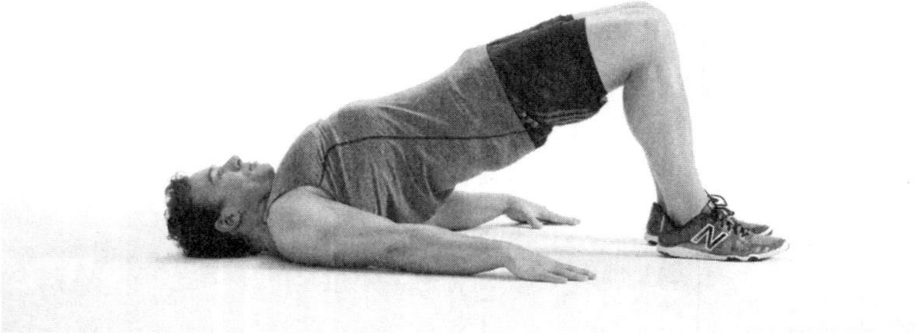

B3 Body-Weight Reverse Lunge – Ausfallschritt nach hinten

8 Wiederholungen pro Bein

- Leg die Hände an die Hüften, zieh die Schultern zurück, die Schädeldecke strebt senkrecht nach oben.
- Mach mit dem rechten Bein einen Schritt zurück, und senke den Körper langsam ab, bis das vordere Knie zumindest 90 Grad gebeugt ist.
- Halte inne, und drück dich dann in einer möglichst raschen Bewegung wieder in die Ausgangsposition hoch.
- Führe die angegebenen Wiederholungen zuerst mit dem rechten Bein durch, dann mit dem linken Bein.

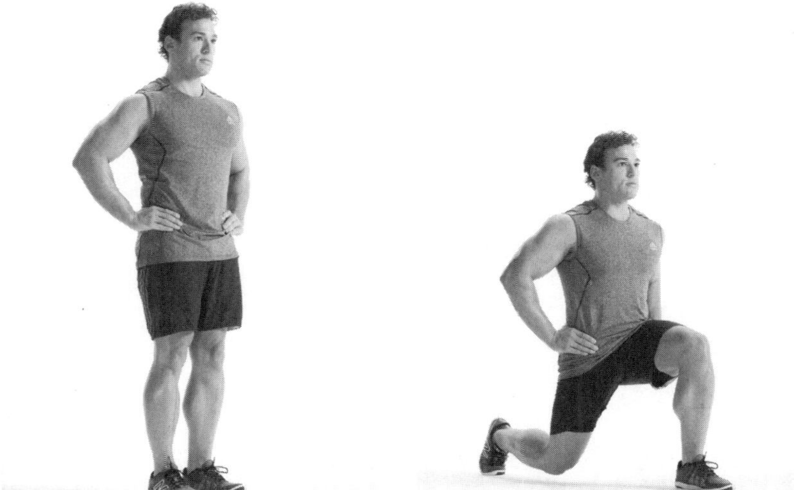

B4 Lateral Raise – Seitheben

12 Wiederholungen

- Nimm zwei Kurzhanteln, und stell dich aufrecht hin, die Knie nicht ganz durchgedrückt. Die Arme hängen gerade seitlich neben dem Körper, die Ellbogen sind nicht ganz durchgestreckt.
- Hebe, ohne deinen Rumpf zu bewegen, die Arme seitlich hoch, bis die Hände auf Schulterhöhe sind.
- Halte kurz inne, kehre wieder in die Ausgangsposition zurück.

Führe B1 bis B4 im Zirkel aus, pausiere zwischen den Übungen nicht länger als 20 Sekunden. Führe diesen Zirkel dreimal durch, pausiere jeweils 90 Sekunden zwischen den einzelnen Zirkeln.

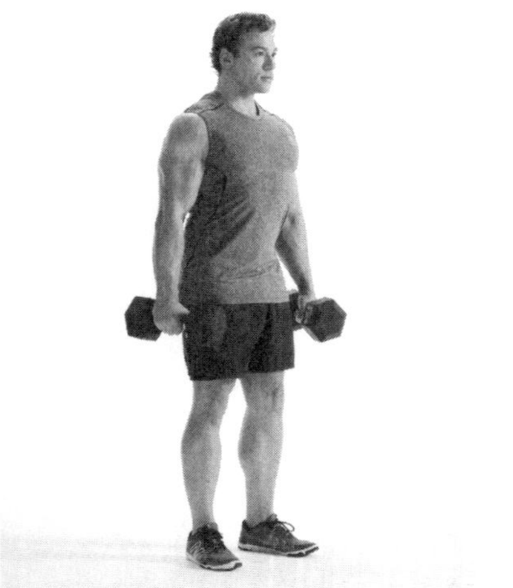

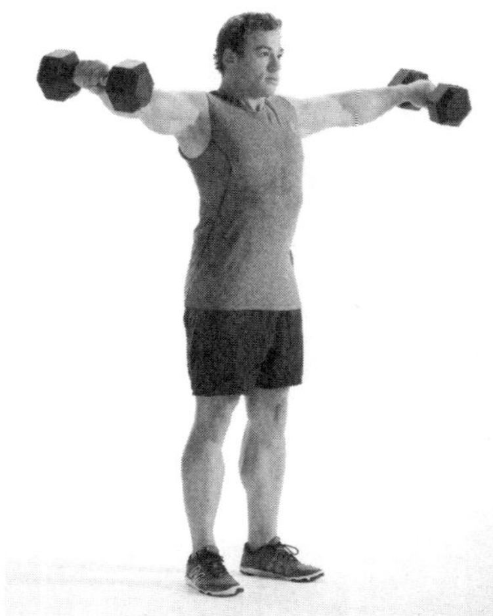

PHASE I, WORKOUT 2

A1 Dumbbell Overhead Press – Kurzhanteldrücken über Kopf

8 Wiederholungen

- Nimm ein paar Kurzhanteln, und hebe sie neben die Schultern, die Handflächen zeigen nach vorne.
- Drück die Gewichte senkrecht nach oben, bis die Arme ganz ausgestreckt sind.
- Halte kurz inne, senke die Hanteln wieder in die Ausgangsposition.

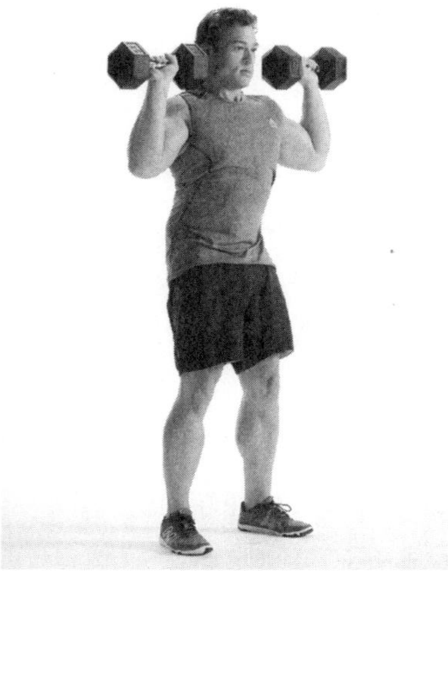

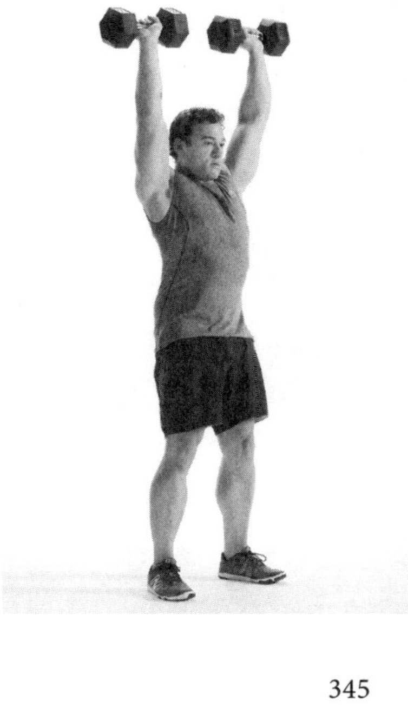

A2 Barbell Romanian Deadlift – Rumänisches Kreuzheben mit Langhantel

6 Wiederholungen

- Nimm eine Langhantel im Ristgriff, die Hände etwas mehr als schulterbreit auseinander, und halte die Hantel mit ausgestreckten Armen vor deine Hüfte. Deine Knie sollten leicht gebeugt, die Brust nach vorne gedrückt sein. Dies ist die Ausgangsposition.
- Beuge nun, ohne die Beugung der Knie zu verändern, die Hüfte, und senke den Rumpf ab, bis er fast parallel zum Boden ist.
- Halte kurz inne, hebe den Rumpf dann wieder in die Ausgangsposition.

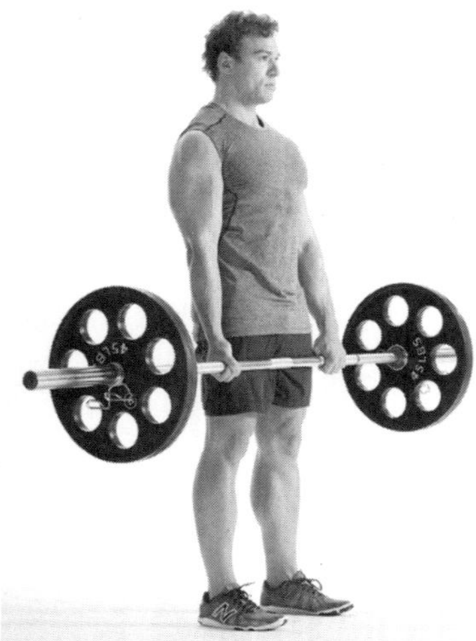
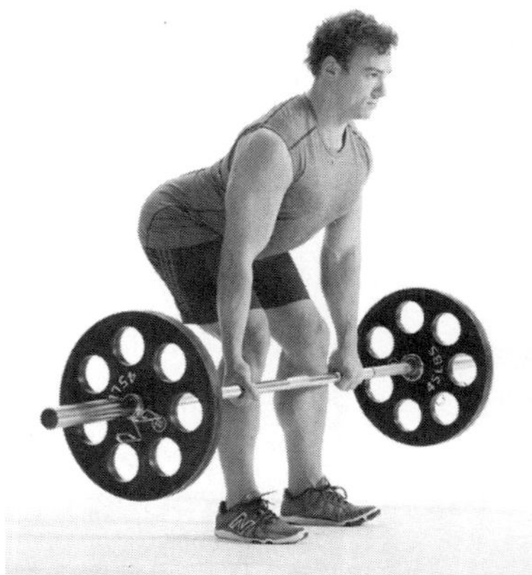

A3 Barbell Bent-Over Row – Langhantelrudern in Vorbeuge

8 Wiederholungen

- Nimm eine Langhantel im Ristgriff, die Hände etwa schulterbreit auseinander.
- Halte die Langhantel mit gestreckten Armen, beuge die Hüfte, und senke den Rumpf, bis er fast parallel zum Boden ist. Die Knie sind leicht gebeugt, der Bauchnabel zieht zur Wirbelsäule.
- Drück die Schulterblätter zusammen, und zieh die Hantel hoch zu deinen oberen Bauchmuskeln.
- Halte kurz inne, senke dann die Langhantel wieder in die Ausgangsposition zurück.

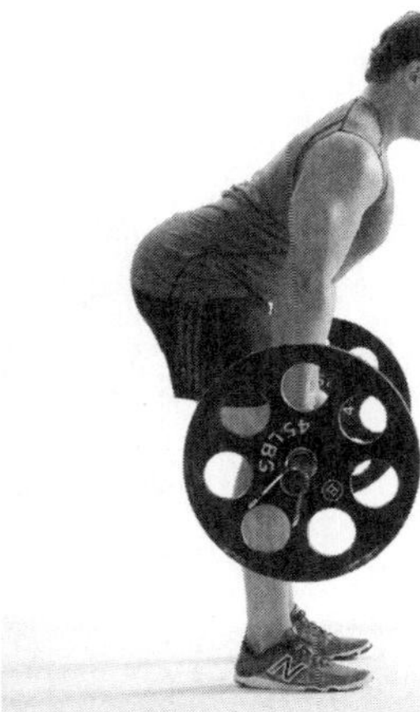

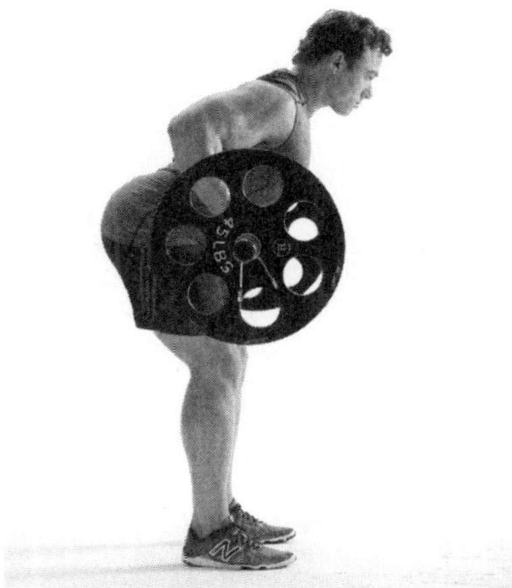

A4 Hanging Knee Raise – Beinheben hängend

10 Wiederholungen

- Greif die Klimmzugstange mit schulterbreitem Ristgriff. Wem das zu anstrengend wird, der nimmt Schlaufen zu Hilfe, die er an der Stange einhängt.
- Die Füße sind geschlossen, die Knie leicht gebeugt; so hebst du die Hüfte und führst die Oberschenkel zur Brust.
- Hebe die Oberschenkel etwas weiter als in die Parallele zum Boden, halte kurz inne, und senke die Beine dann wieder in die Ausgangsposition.

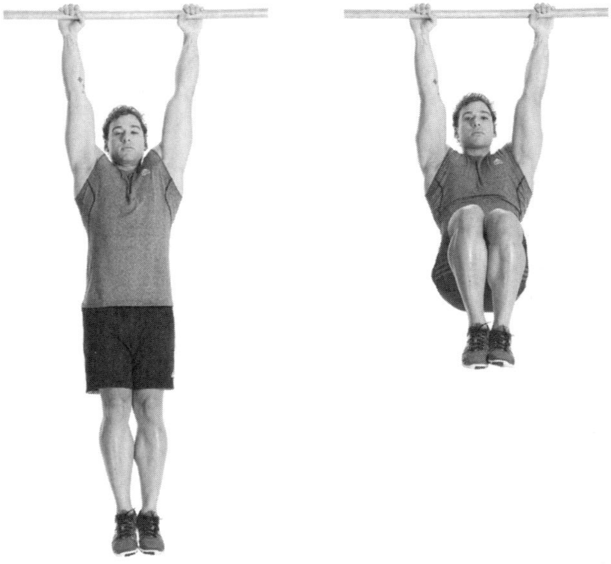

A5 Body-Weight Bulgarian Split Squat – Kniebeuge im Ausfallschritt

8 Wiederholungen pro Bein

- Du stehst aufrecht, Hände an den Hüften, die Ellbogen leicht nach hinten gezogen, sodass sich der Brustkorb hebt.
- Die Füße sind versetzt, der linke vor dem rechten; nun legst du den Rist des hinteren Fußes auf eine Bank.
- Senke deinen Körper so weit wie möglich ab, halte kurz inne, und drück den Körper wieder zurück in die Ausgangsposition.
- Führe die angegebenen Wiederholungen zuerst mit dem rechten Bein durch, dann mit dem linken Bein.

Führe A1 bis A5 im Zirkel aus, pausiere zwischen den Übungen nicht länger als 30 Sekunden. Führe diesen Zirkel fünfmal durch, pausiere jeweils drei Minuten zwischen den einzelnen Zirkeln.

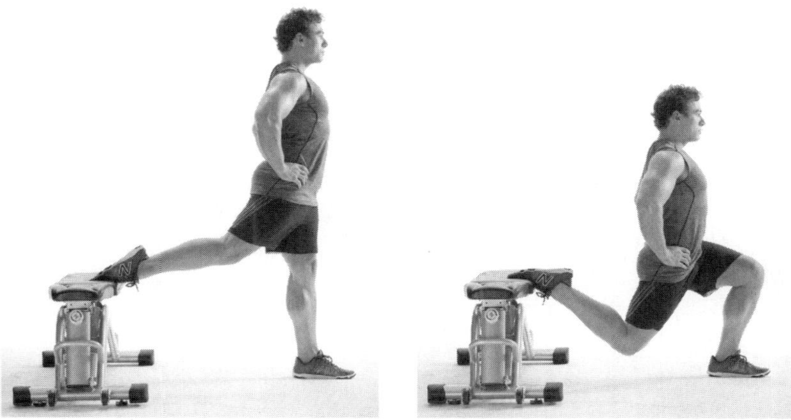

B Two-Arm Kettlebell Swing – Kugelhantelschwingen beidhändig

30–45 Sekunden

- Nimm eine Kugelhantel mit beiden Händen im Ristgriff, und halte sie mit gestreckten Armen vor die Taille. Die Füße stehen etwas mehr als schulterbreit auseinander.
- Zieh den Bauchnabel fest zur Wirbelsäule, beug Hüfte und Knie, und senke den Oberkörper, bis er im 45-Grad-Winkel zum Boden steht.
- Nun schwingst du die Kugelhantel zwischen deine Beine. Halte die Arme gerade, schwing die Hüfte nach vorne, strecke die Knie, und schwing die Kugelhantel zur Brust hoch, während du dich aufrichtest.
- Nun schwingt die Kugelhantel in umgekehrter Abfolge wieder zurück zwischen deine Beine. Das ist eine Wiederholung.

Führe drei Sätze dieses Hantelschwingens durch, pausiere dazwischen jeweils zwei Minuten. Warte nach dem letzten Durchlauf zwei Minuten, und geh dann zum nächsten Zirkel über.

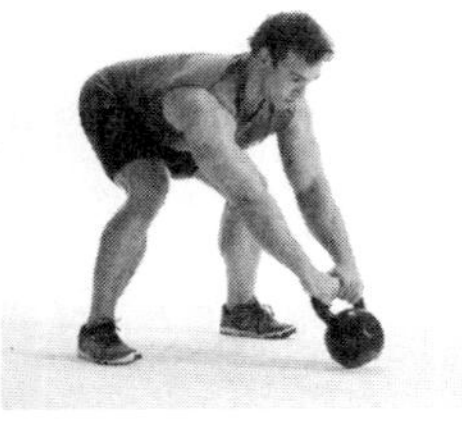

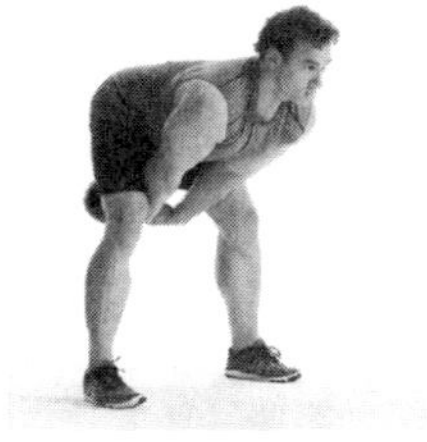

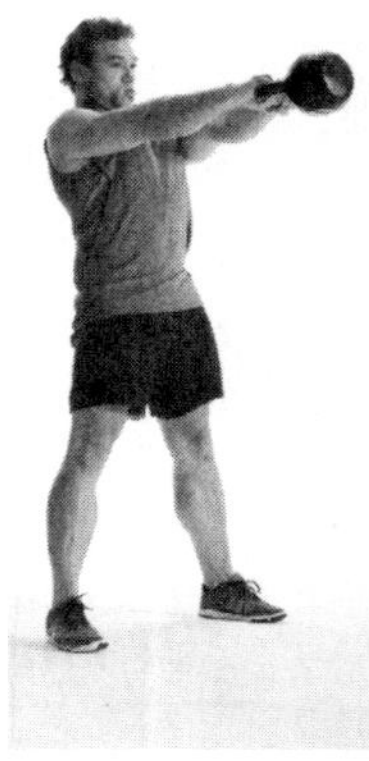

C1 Push-Up – Liegestütz

12–15 Wiederholungen

- Du gehst in den Liegestütz, die Hände befinden sind unter den Schultern, liegen aber etwas weiter auseinander. Der Körper sollte vom Knöchel bis zur Schulter eine gerade Linie bilden.
- Spann die Bauchmuskeln so fest wie möglich an, und lass sie während der gesamten Übung angespannt.
- Senke deinen Körper, bis die Brust beinahe den Boden berührt, die Ellbogen bleiben nahe am Rumpf.
- Halte kurz inne, hebe den Körper dann wieder in die Ausgangsposition.

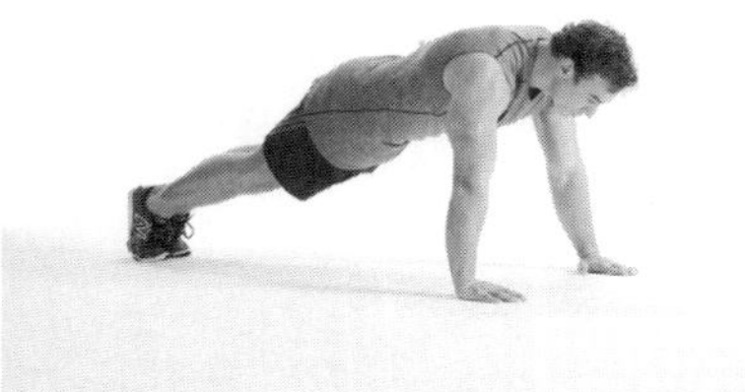

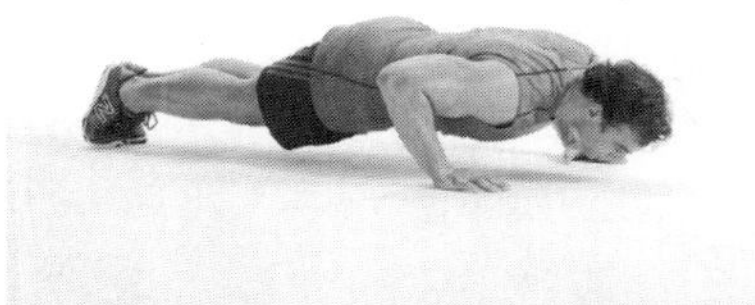

C2 Jump Squat – Strecksprung

10 Wiederholungen

- Leg die Finger auf den Hinterkopf, ziehe die Ellbogen so weit nach hinten, dass sie auf einer Linie mit dem Körper sind.
- Geh vor dem Sprung in die Hockstellung.
- Spring kräftig nach oben, so hoch du kannst, die Hände bleiben während des Sprungs hinter dem Kopf.
- Geh bei deiner Landung sofort in die Hockstellung, und spring nochmals.

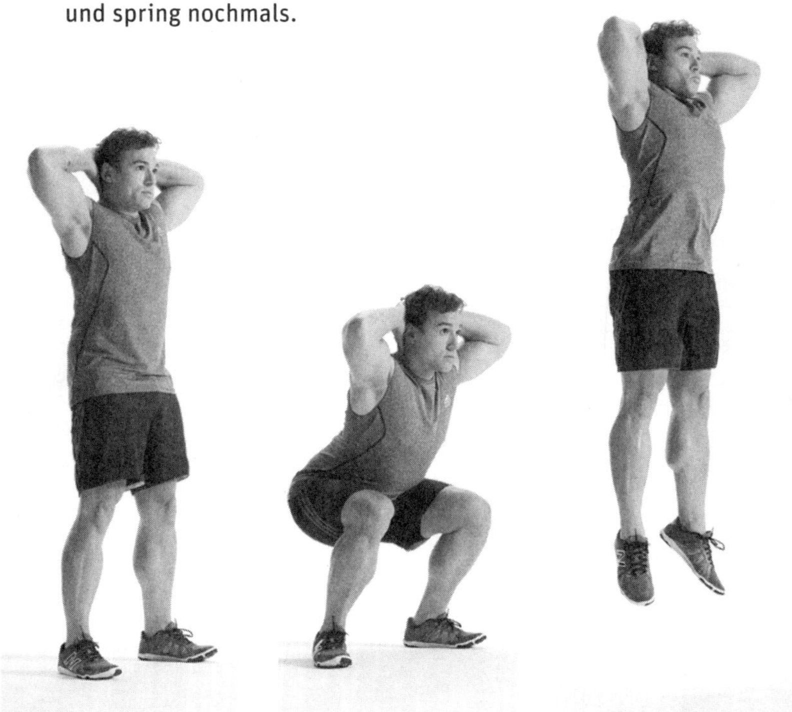

C3 Plank – Unterarmstütz

30 Sekunden

Führe C1 bis C3 im Zirkel aus, pausiere zwischen den Übungen nicht länger als 15 Sekunden. Führe diesen Zirkel zweimal durch, pausiere jeweils 30 Sekunden zwischen den einzelnen Zirkeln.

PHASE I, WORKOUT 3

A Barbell Deadlift – Kreuzheben mit Langhantel

6–8 Wiederholungen

- Belade eine Langhantel, und rolle sie vor deine Schienbeine.
- Beuge Hüfte und Knie, und nimm die Stange etwa schulterbreit im Ristgriff.
- Halte deinen unteren Rücken gerade, richte dich auf, schwing die Hüfte nach vorne, und spann die Gesäßmuskeln an.
- Halte kurz inne, senke dann die Hantel möglichst nahe am Körper ab bis auf den Boden.

Führe drei Sätze Kreuzheben durch, ruhe dazwischen jeweils drei Minuten. Beginne langsam, und arbeite dich bis zu deinem richtigen Trainingsgewicht vor. Warte nach dem letzten Durchlauf zwei Minuten, und geh dann zum nächsten Zirkel über.

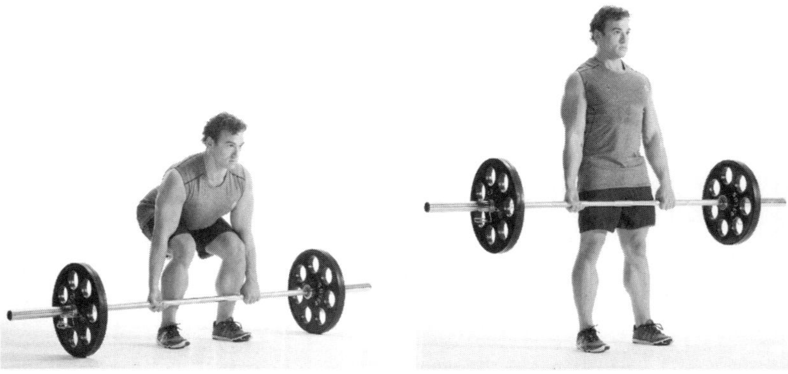

B1 Javelin Press – Einarmiges Langhantel-Schulterdrücken

6–8 Wiederholungen

B2 Goblet Squat – Kniebeuge mit Kurzhantel

10 Wiederholungen

B3 Inverted Row – Verkehrtes Rudern

6–10 Wiederholungen

- Greife eine fest montierte Stange mit schulterbreitem Ristgriff. Die Arme sind gestreckt, der Körper sollte von der Schulter bis zum Knöchel eine gerade Linie bilden.
- Drück die Schulterblätter zusammen, und zieh deinen Körper hoch, bis die Brust die Stange berührt.
- Halte kurz inne, dann senke den Körper langsam wieder in die Ausgangsposition ab.

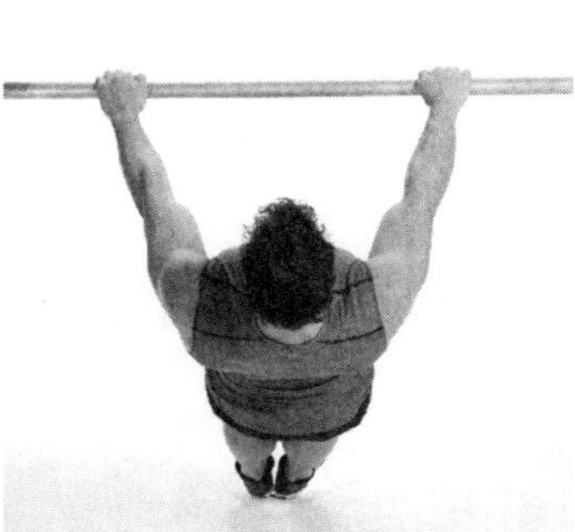

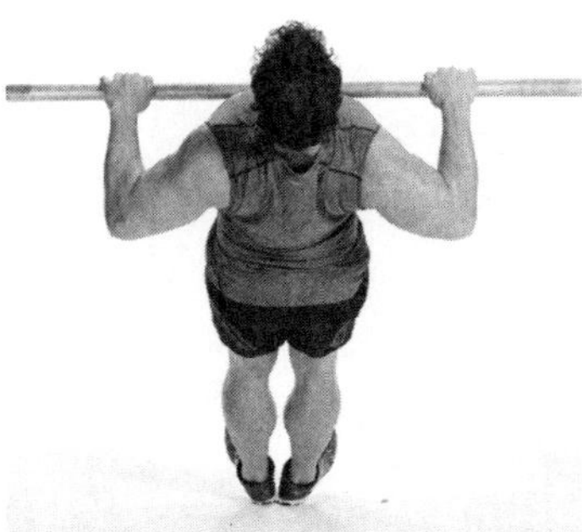

B4 Single-Leg Hip Raise – Beckenlift einbeinig

10 Wiederholungen pro Bein

- Du liegst auf dem Rücken, das linke Knie angewinkelt, das rechte Bein gestreckt.
- Zieh dein rechtes Bein an, bis es parallel zu deinem linken Oberschenkel steht, die Arme liegen gestreckt neben dem Körper.
- Drück die Hüfte nach oben, das rechte Bein bleibt in der Luft.
- Halte kurz inne, senke dann Körper und Bein langsam wieder in die Ausgangsposition ab.
- Führe zuerst die angegebenen Wiederholungen mit dem rechten Bein durch, wechsle dann das Bein, und führe die Wiederholungen mit dem linken Bein durch.

Führe B1 bis B4 im Zirkel aus, pausiere zwischen den Übungen nicht länger als 30 Sekunden. Führe diesen Zirkel viermal durch, pausiere jeweils 90 Sekunden zwischen den einzelnen Zirkeln. Warte nach dem letzten Durchlauf zwei Minuten, und geh dann zum nächsten Zirkel über.

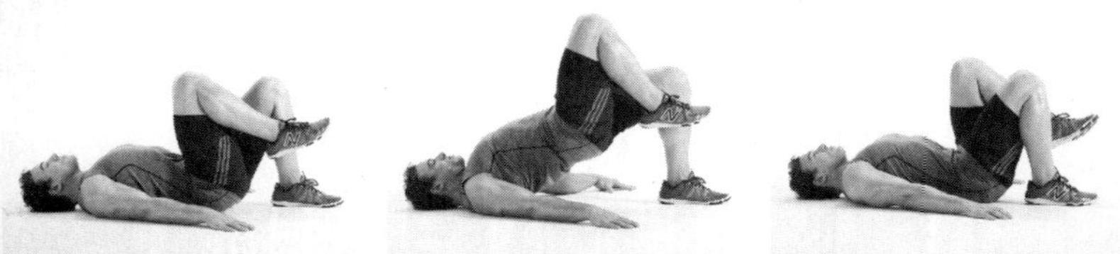

C1 Plank – Unterarmstütz

So lange wie möglich halten.

C2 Jumping Jack – Hampelmann

So viele, wie in fünf Minuten möglich sind.

- Du stellst dich gerade hin und lässt die Arme hängen.
- Spring hoch, grätsch die Beine, und führe die Arme über dem Kopf zusammen.
- Spring wieder, und kehr in die Ausgangsposition mit geschlossenen Beinen und seitlich herabhängenden Armen zurück.

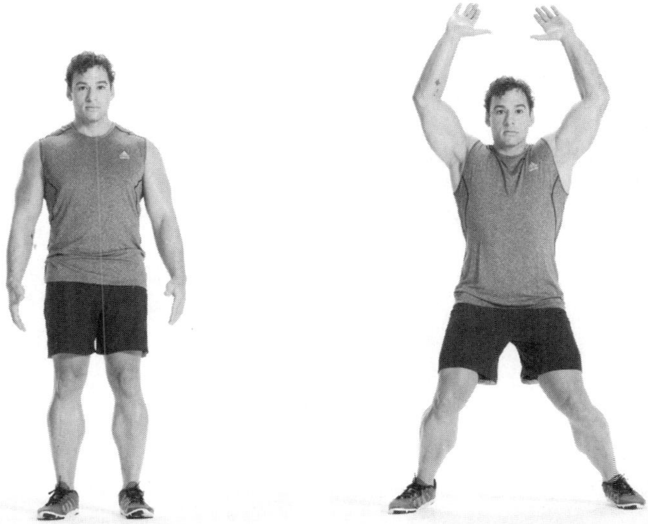

C3 Chin-Up – Klimmzug

Möglichst viele

Führe C1 bis C3 im Zirkel aus, pausiere zwischen den Übungen nicht länger als 15 Sekunden. Führe diesen Zirkel nur einmal durch.

PHASE I, WORKOUT 4

A1 Barbell Front Squat – Kniebeuge Langhantel vorne

8 Wiederholungen

- Halte eine Langhantel etwas mehr als schulterbreit im Ristgriff.
- Heb die Unterarme, bis sie parallel zum Boden stehen.
- Lass die Langhantel nach hinten rollen, bis sie vor deiner Schulter liegt.
- Geh so weit in die Knie, dass die Oberschenkel zumindest parallel zum Boden stehen.
- Halte kurz inne, kehr dann wieder in die Ausgangsposition zurück.

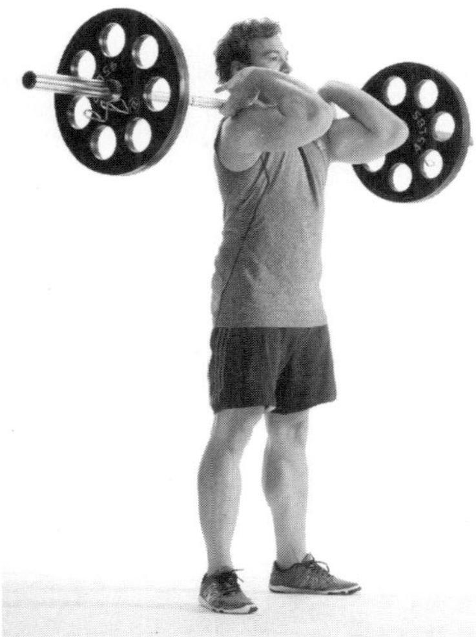

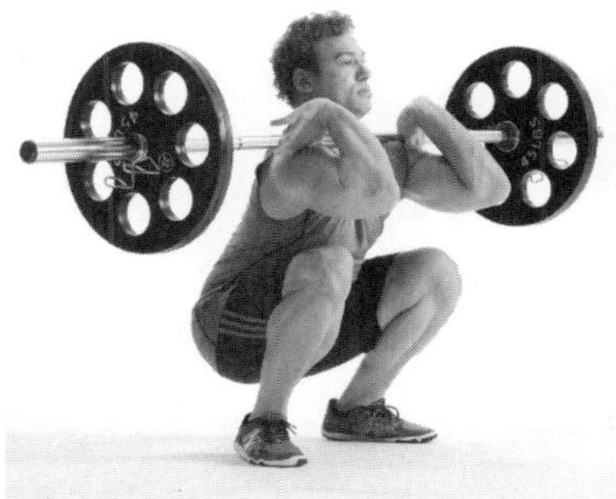

A2 Plank – Unterarmstütz

30 Sekunden

A3 Javelin Press – Einarmiges Langhantel-Schulterdrücken

10 Wiederholungen

A4 Plank – Unterarmstütz

30 Sekunden

Führe A1 bis A4 im Zirkel aus, pausiere zwischen den Übungen nicht länger als 30 Sekunden. Führe diesen Zirkel viermal durch, pausiere jeweils 90 Sekunden zwischen den einzelnen Zirkeln. Warte nach dem letzten Durchlauf zwei Minuten, und geh dann zum nächsten Zirkel über.

B1 Barbell Glute Bridge – Beckenlift mit Langhantel

6–8 Wiederholungen

- Du liegst auf dem Rücken, die Knie angewinkelt, die Füße flach auf dem Boden.
- Leg eine gepolsterte Langhantel quer über deine Hüfte, und fass sie etwas mehr als schulterbreit im Ristgriff.
- Halte die Langhantel knapp unterhalb des Beckens, und heb deine Hüfte an – Gesäßmuskeln anspannen –, bis der Körper eine gerade Linie bildet.
- Kehr in die Ausgangsposition zurück, dann wiederhole die Übung.

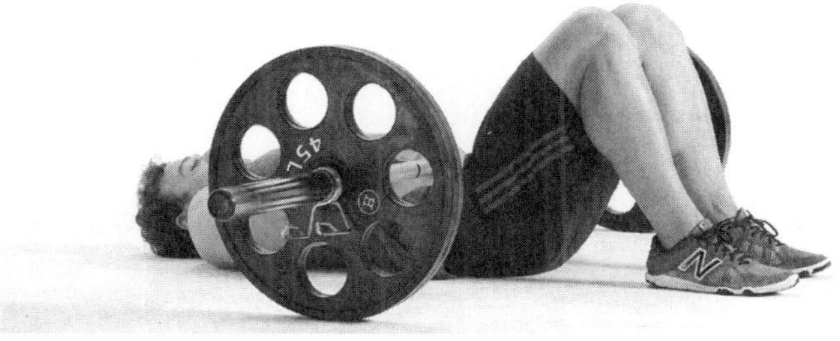

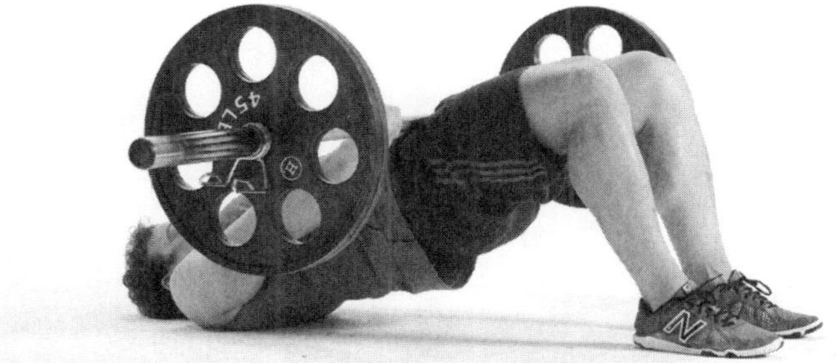

B2 Push-Up – Liegestütz

Möglichst viele

B3 Mountain Climber – Bergsteiger

30 Sekunden

- Geh in den Liegestütz, die Arme sind durchgestreckt. Der Körper sollte von der Schulter bis zum Knöchel eine gerade Linie bilden.
- Heb den linken Fuß vom Boden ab, und zieh das Knie möglichst nahe an die Brust.
- Kehr in die Ausgangsposition zurück, wiederhole die Bewegung mit dem rechten Bein.
- Mach die Übung abwechselnd so oft oder so lange, wie angegeben.

Führe B1 bis B3 im Zirkel aus, pausiere zwischen den Übungen nicht länger als 30 Sekunden. Führe diesen Zirkel viermal durch, pausiere jeweils 90 Sekunden zwischen den einzelnen Zirkeln. Warte nach dem letzten Durchlauf zwei Minuten, und geh dann zum nächsten Zirkel über.

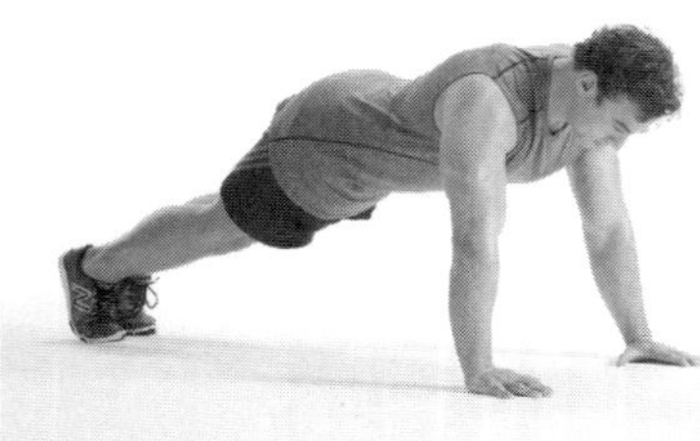

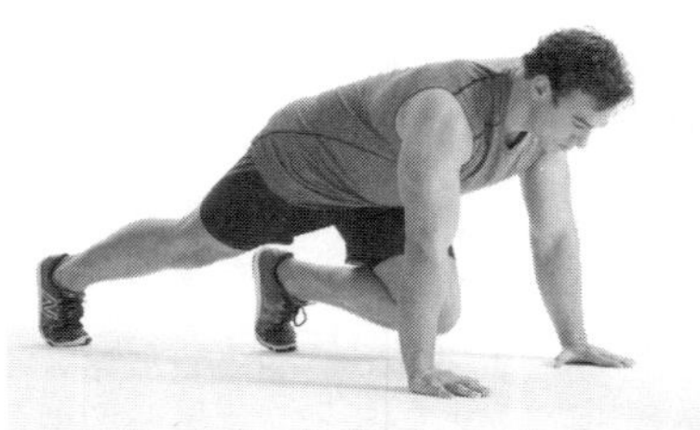

C Pull-Up – Klimmzug

20 Wiederholungen

Mach vom Klimmzug insgesamt 20 Wiederholungen. Es spielt keine Rolle, in wie vielen Sätzen du das schaffst, solange es insgesamt 20 sind. Manche werden das in drei Sätzen schaffen, andere sechs dafür brauchen. Mach einfach so viele Klimmzüge, wie du kannst, pausiere und mach weiter. Fahre so fort, bis du 20 Wiederholungen geschafft hast. Wenn du im ersten Satz bereits mehr als zehn schaffst, leg einen Gewichtsgürtel an.

KAPITEL 10

Phase II: Aufbau

DIE METAMORPHOSE ZULASSEN

»Die Schlange, welche sich nicht häuten kann, geht zugrunde. Ebenso die Geister, welche man verhindert, ihre Meinungen zu wechseln; sie hören auf, Geist zu sein.«

Friedrich Nietzsche

Phase II auf dem Weg zum Alpha ist der Punkt, an dem es wirklich interessant wird – bezüglich Ernährung und Training. Wir wenden uns zunächst der Ernährung zu, denn wie schon erwähnt kommst du nun in den Genuss von Mogeltagen, auch bekannt als »das Beste in Sachen Ernährung seit …« – ja, seit es Essen gibt. Also, wie funktioniert nun der Mogeltag?

Bevor wir dazu kommen, möchten wir noch die hormonellen Aspekte von Phase II besprechen. Diese Phase heißt nicht ohne Grund »Aufbau«: Wir haben deinen Stoffwechsel so weit aufgebaut, dass du mit Kohlenhydraten wieder richtig umgehst. Deine Insulinrezeptoren sind wieder empfindlicher geworden. Und natürlich hast du deinen Körper durch das Training und die Diät aufgebaut, du bist insgesamt kompetenter geworden.

Der »Aufbau« wird sich in hohem Maße dem Testosteron widmen, einem so großartigen Hormon, dass sich Roman die chemische Struktur auf den Unterarm tätowieren ließ.

Wie bereits beim Thema Störungen des Hormonsystems besprochen ist Testosteron an allem beteiligt, vom Fettabbau und Muskelaufbau bis zu Sex und Selbstvertrauen. In Phase II wirst du erste Auswirkungen deines gestiegenen Testosteronspiegels beobachten. Diese ergeben sich aus deiner neuen Freundschaft mit Insulin. Wenn du insulinresistent bist, speicherst du mehr Fett, was den Östrogenspiegel erhöht und den Testosteronspiegel senkt; wenn die Insulinwirkung wieder steigt, kehrt sich das um, du produzierst wieder mehr Testosteron und weniger Östrogen. Eine Win-win-Situation.

> *»Oh, das ist gut. Schreib das auf.«*
> *VAN WILDER*

Außerdem wird die Testosteronproduktion durch deine sportlichen Anstrengungen gefördert. Gewichttraining jeder Art erhöht den Testosteronspiegel, doch Studien zeigen, dass sich der Effekt noch steigern lässt, wenn die Trainingsdichte erhöht wird. In dieser Phase des Aufbaus widmet sich das Training gänzlich der Erhöhung der Dichte – und damit dem Testosteron.

Und schließlich werden wir uns die Hormone ansehen, die hauptsächlich für deinen Stoffwechsel verantwortlich sind: Leptin, T3 und T4. Um dir den nötigen Hintergrund zu liefern, befassen wir uns doch einmal damit, was mit dir passiert, wenn du auf Diät bist – auch wenn es sich um eine intelligente wie jener aus der Auftaktphase handelt.

Insgesamt geht es in der Aufbauphase um eine Erhöhung der Trainingsintensität und des -volumens. Du wirst also nicht bloß bei jedem Durchlauf härter arbeiten, sondern auch insgesamt mehr Wiederholungen und Sätze machen. Was die Ernährung angeht, wirst du – im Vergleich zur letzten Phase – an Trainingstagen *mehr* und an trainingsfreien Tagen *weniger* essen. Und dann gibt es natürlich den Mogeltag, an dem du alle möglichen Nahrungsmittel essen darfst, mit denen du bei einem Programm zur Fettreduktion niemals gerechnet hättest. Aber wir schlagen es dir nicht nur vor – wir *schreiben* dir vor zu genießen.

WAS PASSIERT, WENN DU DIÄT HÄLTST

Der menschliche Körper kann sich erstaunlich gut an verschiedenste Stressfaktoren anpassen, auch an stark reduzierte Kalorienmengen. Der Körper erkennt das Kaloriendefizit sehr rasch und nimmt umgehend die erforderlichen Umstellungen vor, um die Homöostase zu erhalten.

Diese Fähigkeit sichert während einer Hungersnot das Überleben unserer Art – das ist sehr beeindruckend, aber für Menschen, die schlanker werden möchten, ist diese Umstellung des Körpers nicht so wünschenswert. Wenn du die Kalorien reduzierst, passt sich dein Körper letztlich an und »sichert« das Körperfett, was du eigentlich vermeiden wolltest.

Eben haben wir angekündigt, dass du härter trainieren und an den Trainingstagen mehr und an den freien Tagen weniger essen wirst. Wie alles in diesem Buch hat auch dieser Wahnsinn Methode. Wenn du eine herkömmliche Diät machst und einfach weniger isst, passiert in deinem Körper Folgendes:

Senkung des T3 und T4

Die T3- und T4-Spiegel (wichtige Schilddrüsenhormone für die Stoffwechselsteuerung) von Mangelernährten imitieren beziehungsweise verursachen ein Euthyroid-Sick-Syndrom. Kurz gesagt: Niedrige Werte dieser Hormone sind für Personen, die Fett abbauen möchten, alles andere als wünschenswert.

Verringerter Grundumsatz

Der verringerte Grundumsatz, also weniger Stoffwechselaktivität, ist größtenteils auf die vorher erwähnte Reduktion der Ausschüttung von T3 und T4 zurückzuführen; jedoch spielen dabei auch zahlreiche andere Faktoren eine Rolle. Im Wesentlichen wird die Stoffwechselaktivität verringert, weil der Körper versucht, die reduzierte Kalorienaufnahme durch einen geringeren Energieverbrauch auszugleichen, um mehr Körperfett zu erhalten. Wenn du weniger Kalorien zu dir nimmst, tut dein Körper, was er kann, um weniger Kalorien zu verbrennen.

Dieser Effekt, in Kombination mit der oben erwähnten Reduktion der Schilddrüsenhormone, wird gemeinhin als *Hungermodus* bezeichnet – dein Körper fürchtet, du wärst am Verhungern, und tut sein Bestes, um dich zu retten.

Höherer Cortisolspiegel

Strenge Diäten führen zu sehr hohen Cortisolwerten und *verlängern* gleichzeitig dessen Halbwertszeit. Wir erwähnten bereits, dass Cortisol katabol wirkt – bleibt es über längere Zeit erhöht, wendet sich der katabole Effekt gegen deine Muskeln. Für Personen, die ihre magere Muskelmasse behalten und Fett abbauen möchten, ist das natürlich nicht optimal. Interessanterweise ähneln die Cortisolwerte im Serum bei Unterernährten denen von Personen mit klinischen Depressionen.

Niedrigere Leptin-Serumspiegel

Allgemein ausgedrückt steht Leptin in einem direkten Verhältnis zur Körperfettmenge. Bestimmte Studien zeigten jedoch eine dramatische Reduktion des Leptins bei stark verringerter Kalorienzufuhr, unabhängig vom Körperfettanteil. Werden die niedrigen Leptinspiegel den zuständigen Rezeptoren im Hypothalamus gemeldet, sendet dieser verschiedene steuernde Signale in den Körper und versucht, den Fettabbau zu verlangsamen und den Energieverbrauch zu verringern. Einfacher ausgedrückt: Ein niedriger Leptinspiegel verlangsamt deine Gewichtsabnahme, indem er deinen Stoffwechsel zurückschalten lässt.

Das erscheint irgendwie verkehrt: Je besser du in Form bist, desto schwieriger wird es, noch besser auszusehen. Mit anderen Worten, je weiter du dich von dem gewohnten Körpergewicht (deinem Set-Point) entfernst, desto mehr unternimmt dein Körper, um sich der Verwandlung zu widersetzen. Der Set-Point ist bei jedem Menschen ein anderer, aber immer gilt: Je schlanker du wirst, desto ärger werden die vorher erwähnten Probleme. Wenn du es schaffst, deinen Set-Point zu verändern, indem du einen geringeren Körperfettanteil über einen längeren Zeitraum hältst, passt sich dein Körper an, der Fettabbau wird wieder leichter – zumindest leichter als das Leben mit dauerhaftem Übergewicht.

Der Hauptgrund dafür, dass schlanke Menschen den letzten Fettüberschuss nicht loswerden, ist, dass ihr Stoffwechsel total am Boden ist. Cortisol hat freie Bahn, T3, T4 und Leptin kommen nur noch tröpfchenweise (wie das Blut im Genitalbereich eines 80-Jährigen, als es noch kein Viagra gab).

Es besteht jedoch Hoffnung – und die Hoffnung heißt »Mogeltage«.

DREI HORMONELLE VORTEILE DER MOGELTAGE

»All you need is love.
Ein wenig Schokolade ab und zu
schadet auch nicht.«

Charles Schultz

1. Erhöhung der Schilddrüsenhormone
Wenn dein Körper im Kaloriendefizit ist, schüttet er weniger T3 und T4 aus – wichtige Schilddrüsenhormone für die Steuerung des Stoffwechsels. Ein Mogeltag oder strategisches Überessen kann zur vermehrten Ausschüttung dieser Hormone beitragen.

2. Erhöhung des Energieverbrauchs in 24 Stunden
Ein Kalorienüberschuss nach einem Mogeltag veranlasst den Körper zu einer Erhöhung des Grundumsatzes, also jener Kalorien, die im Laufe eines Tages für die Aufrechterhaltung der Körperfunktionen verbraucht werden. Studien zeigten eine Erhöhung um beinahe 10 Prozent, es gibt Vermutungen, wonach ein noch deutlicherer Anstieg möglich wäre.

3. Anstieg des Serum-Leptinspiegels

Was den Fettabbau betrifft, könnte dies der wichtigste Vorteil der Mogeltage sein. Der Leptinspiegel sinkt, wenn du im Kaloriendefizit bist (bereits nach 72 Stunden), und ein periodischer Anstieg des Leptins durch einen Mogeltag hat mehrere Vorteile: Er erhöht die Ausschüttung der Schilddrüsenhormone, den Energieverbrauch und den Grundumsatz sowie die Thermogenese (als Fettverbrennung).

Der Mogeltag entfaltet seine Wirkung auf zwei Ebenen. Du erzielst damit sowohl körperliche als auch physiologische Effekte (siehe »Drei hormonelle Vorteile der Mogeltage«). Nicht zuletzt aber ist es eine Erholungspause von der Diät, die Geist und Seele guttut. Die meisten Menschen geben eine Diät auf, weil es sie frustriert, dass sie nicht essen können, was ihnen schmeckt. Wir sind zwar zuversichtlich, dass die Struktur des Intervallfastens dir wesentlich mehr Freiheit für die Auswahl köstlicher Lebensmittel lässt, aber der Mogeltag stellt sicher, dass nichts übersehen wird. Es hat psychologische Vorteile, wenn man sich von einer Diät freinehmen, nach Belieben essen und dennoch sicher sein kann, dass man dabei nicht zunimmt.

In der Aufbauphase gibt es jede Woche einen solchen Mogeltag. Viele Diäten verdanken ihren Erfolg solchen Mogeltagen, doch davon profitiert im Grunde jedes Ernährungsprogramm, wenn die Umstände stimmen. Bevor wir uns verzetteln, hier ist eine kurze Zusammenfassung – ein Spickzettel fürs Mogeln, wenn du so willst.

1. **Friss dich nicht voll; hör auf zu essen, bevor du zum Platzen voll bist.** Du darfst essen, was du willst, aber nicht so viel, dass dir übel wird.
2. **Kauf Mogelfutter nur an Mogeltagen.** *Schaff es fort*, wenn der Tag vorüber ist. Du weißt: Was da ist, wird gegessen. Wirf dein Mogelfutter weg, wenn der Mogeltag vorbei ist.
3. **Iss deine Mahlzeiten, und lass sie verboten gut werden.** Lass nichts unversucht. Iss, was du willst. Du musst natürlich kein Junkfood essen. Und wenn du eine glutenfreie Diät machst, musst du keine Kekse essen – oder du greifst einfach auf glutenfreie zurück. Die wichtigsten Dinge an Mogeltagen sind Kohlenhydrate und die Gesamtkalorien; solange du von diesen genug konsumierst, kannst du ruhig so essen, wie es deinen Gepflogenheiten entspricht. *Iss nur einfach mehr davon.*
4. **Hab Spaß dabei.** Iss, was dir schmeckt, ganz ohne Schuldgefühle. Das fällt unter »Strategie« und muss so gemacht werden, damit dein Körper wieder mehr Fett verbrennt.

DAS FEIERN/FASTEN-MODELL

Roman entwickelte das Feiern/Fasten-Modell 2004 und wendet es bei seinen Kunden und in seiner eigenen Ernährung seither beständig an. Die Feiern/Fasten-Methode ist sein Beitrag zur Fastenbewegung, wenngleich ihre Entstehung nichts mit den Vorteilen des Fastens zu tun hatte.

Roman merkte, dass er zwar in puncto Fettabbau und geistig-seelischer Erholung unglaublich von den Mogeltagen profitierte, die Folgen für die Verdauung aber unangenehm waren. Viele Menschen schildern das ebenso: Wer am Sonntag mogelt, bezahlt am Montag mit Verdauungsbeschwerden. Du wirst nicht bloß mehr Zeit mit »Händewaschen« verbringen, auch das Essen wird dir wie eine lästige Pflicht erscheinen.

Du kannst dir sicher vorstellen, dass jemandem, der am Vorabend Nudeln, Eiscreme, Schokokuchen und Steak gegessen hat (ja, alles auf einmal), am Morgen der Sinn nicht unbedingt nach Essen steht. Irgendwann warf Roman dann die Bodybuilding-Regel, man müsse ordentlich frühstücken, über Bord und verschob die erste Mahlzeit des Tages um ein paar Stunden nach hinten … und dann noch ein wenig. Letztendlich aß er am Tag nach dem Mogeltag gar nichts mehr.

Die Ergebnisse waren beeindruckend: Erhöhter Fettabbau. Schlankere Formen. Besser definierte Muskeln. Und natürlich ein zufriedener Bauch.

WARUM ES FUNKTIONIERT

Es scheint beinahe zu gut, um wahr zu sein: Gleiche einen Fresstag mit einem Tag ohne Essen aus, und du stehst am Ende besser da als zuvor. Unsere Nachforschungen förderten einige Ursachen zutage, warum das Feiern/Fasten-Modell so gut funktioniert; zum Teil liegt das natürlich am Fasten, doch andere Vorteile lassen sich direkt auf das Mogeln zurückführen.

Wie jede Art des Fastens kann auch der Verzicht auf Nahrung über einen längeren Zeitraum zu Fettabbau führen, weil er mit geringer Kalorienaufnahme einhergeht. Wirklich simpel. Das Feiern/Fasten-Modell funktioniert jedoch so gut, weil das Fasten unmittelbar auf einen Mogeltag folgt.

Du weißt, eine Diät lässt den Leptinspiegel abfallen, was den Fettabbau verlangsamt; strategisches *Überessen* erhöht den Leptinspiegel und die Fettverbrennung wieder. Ein Fastentag nach einem Mogeltag bewirkt daher zweierlei. Er

1. **verhindert die Fettspeicherung nach einem Kalorienüberschuss aus, sagen wir, 14 000 Kalorien Eiscreme*** **durch ein sofortiges Defizit;**
2. **beugt einem Stagnieren des Fettabbaus vor, sodass die hormonellen Vorteile des Fastens nicht unterbrochen werden.**

Und all das entstand aus einer praktischen Maßnahme, die das Wohlbefinden im Verdauungstrakt wiederherstellen sollte.

* Es *ist* tatsächlich möglich, 14 000 Kalorien Eiscreme zu essen, Roman hat sich bereits zweimal darangemacht. Es gibt hierzulande eine monströse Ben-&-Jerry-Kreation aus 20 Kugeln Eiscreme, vier Bananen, drei großen Schokokeksen, einem Brownie, mehreren Schöpflöffeln Karamellsauce und verschiedensten anderen Garnierungen. An sich ist es als Dessert für einen Kindergeburtstag gedacht, an dem sich alle laben können, für einen allein gilt es als Herausforderung. Nur wenige Menschen haben sich daran gemacht, dieses Monster alleine zu bezwingen, noch weniger haben es geschafft. Roman versuchte es zweimal und hatte einen Fehlschlag und einen Erfolg zu verzeichnen. Sein Erfolg wurde in Tim Ferriss' Bestseller *The 4-Hour Chef* festgehalten. Sowohl Roman als auch Ferriss nehmen ihre Mogeltage sehr ernst.

Das Feiern/Fasten-Modell ist zweifellos eine hochwirksame Methode für den Fettabbau, aber keineswegs perfekt. Der Hauptnachteil besteht darin, dass die Fastenperiode dann wirklich 32 bis 40 Stunden lang ist. Wenn du die letzte Mahlzeit am Mogeltag (Sonntag) vor dem Schlafengehen einnimmst (etwa um 22 Uhr) und den ganzen Montag nichts isst, wird das Frühstück am Dienstag deine erste Mahlzeit sein. Und wenn du dein 16/8-Schema einhalten möchtest (was wir empfehlen), könnte das erst um 13 Uhr geschehen.

Wie du dir denken kannst, erweist sich das für viele Menschen als Herausforderung. Doch wir glauben, dass so gut wie jeder mit einem gewissen Maß an Übung über einen längeren Zeitraum auf Essen verzichten kann, ohne wirklich zu leiden. Du weißt, wenn du fastest, arbeitest du auf eine seltenere Ghrelinausschüttung hin, das heißt, du hast den Hunger im Griff, nicht umgekehrt.

Für viele Menschen ist die Aussicht auf eineinhalb Tage ohne Nahrung eine äußerst trübe. Solltest du in diese Kategorie fallen, darfst du die Stützräder noch ein paar Wochen behalten. Anstatt den ganzen Tag zu fasten, darfst du am Montag ein kleines Abendessen einnehmen (maximal 400 Kalorien), um den Hunger zu entschärfen. Das schmälert die hormonellen Vorteile nicht (du fastest ja dennoch), aber es liefert zumindest einige Kalorien. Sie werden den Fettabbau zwar nicht zum Stillstand bringen, doch du wirst deinen Körper vielleicht auch nicht ganz so schnell verändern können.

FEIERN/FASTEN RICHTIG PLANEN

In unserem Schema für dich finden die Mogeltage am Sonntag statt, das ganztägige Fasten am darauffolgenden Montag. Das ist nicht in Stein gemeißelt; du kannst deinen Mogeltag abhalten, wann du willst – solange du am Tag darauf fasten kannst. Unser Trainings- und Ernährungsplan ist so aufgebaut, dass er sich möglichst leicht umsetzen lässt. Wenn du deinen Mogeltag verschiebst – und am Tag darauf programmgemäß fastest –, musst du auch alle Trainingstage verschieben. Mit unserem Schema gelingt das ohne viel Nachdenken.

Wir werden keine ehernen Gesetze aufstellen, empfehlen dir aber dringend, deinen Mogeltag am Sonntag (und nicht am Freitag oder Samstag) anzusetzen, und zwar aus drei Gründen:

1. **Sportliche Großereignisse: Wie wir gelegentlich vernehmen, sind Mogeltage wesentlich wirkungsvoller, wenn sie mit Sportübertragungen zusammenfallen.***
2. **Gesellschaftliche Aspekte: Für die meisten von uns sind Sonntage faule Tage – wir haben nicht viel vor und haben Zeit für Familie und Freunde.** Essen in Gesellschaft lässt sich an Mogeltagen wesentlich leichter bewältigen, daher sind Sonntage die logische Wahl. Ob du 15 bist oder 50 – es

* Roman schwört, dass das stimmt. Er empfindet es außerdem als äußerst tröstlich, dass er sich kulinarisch über Verluste hinweghelfen kann. Oder wie er es ausdrückt: »Richtig eingesetzt können Mogeltage das Leben eines Fans erträglicher machen.«

geht nichts über den sonntäglichen Brunch mit der Familie. Also lass dir ein paar Pfannkuchen schmecken, okay?!

3. Praktische Durchführbarkeit, Ablenkung: Wenn eine Fastenperiode 36 Stunden dauert, ist es günstig, sie so anzusetzen, dass du beschäftigt bist. Du kennst sicher die Redensart »Müßiggang ist aller Laster Anfang«. Wenn du an einem Tag fastest, an dem du untätig zu Hause sitzt, etwa an einem Sonntag, wirst du die Essensirenen aus der Küche wesentlich häufiger rufen hören.

Je mehr du zu tun hast, desto einfacher wird das Fasten. Wenn du das Fasten für einen Werktag vorsiehst, sorgst du dafür, dass du den ganzen Tag zu tun hast und es so wesentlich einfacher wird, die gesamte Fastenperiode durchzuhalten. Der Montag, der Wochentag, an dem für gewöhnlich die meiste Arbeit anfällt, eignet sich daher am besten zum Fasten. Glaub uns, dass Fasten am Sonntag eine undankbare Sache ist.

Grundsätzlich aber kannst du deine Fest- und Fastentage deinen Abläufen anpassen. Vergiss nur nicht, die Trainings- und Diätpläne entsprechend umzustellen. Wenn du etwa den Mogeltag auf Freitag setzt und am Samstag fastest, darf dein Training nicht auf den Samstag fallen. Mach stattdessen das Training, das wir für unseren Mogeltag vorgesehen haben, am Freitag. Und setz den Trainings- und Diätplan dann am Samstag einfach fort. Das Schema hat einen durchdachten Ablauf. Solange das Workout und die Diät, die für einen Tag vorgesehen sind, zusammenbleiben, ist alles in Ordnung.

AUFBAU: DIE DIÄT

Ermittle deinen täglichen Kalorienbedarf für den Aufbau

Vor deinem ersten Mogeltag musst du noch einmal deinen Erhaltungsbedarf an Kalorien ermitteln. Das machst du genauso wie in der Auftaktphase, nimmst aber *nicht* dieselben Zahlen. Dein Körper wird sich in den vier Wochen radikal verändert haben; du wirst zumindest Fett abgebaut haben und könntest dich nun in einer anderen Körperfettkategorie befinden. Es ist auch gut möglich, dass du Muskelmasse zugelegt hast. In beiden Fällen ist die Kalorienzahl betroffen, und um das Programm optimal nützen zu können, brauchst du die genauesten und aktuellsten Werte. Bevor du deine Zielwerte für den Aufbau festlegst, prüfe also bitte dein Gewicht, und lass deinen Körperfettanteil bestimmen, aus diesen Werten kannst du dann deine *neuen* Erhaltungskalorien berechnen.

Fertig? Großartig! Gehen wir weiter zu deiner täglichen Kalorienzufuhr. In der Aufbauphase wirst du an Trainings- und trainingsfreien Tagen weniger als den Erhaltungsbedarf zu dir nehmen.

- **Für deine Kalorienmenge an Trainingstagen ziehst du 200 von deinem Erhaltungsbedarf ab.**
- **Für deine Kalorienmenge an trainingsfreien Tagen ziehst du 600 von deinem Erhaltungsbedarf ab.**

Vielleicht ist dir aufgefallen, dass du in der Aufbauphase an trainingsfreien Tagen etwas weniger essen wirst als in der Auftaktphase; das liegt am Leptin. Mogeltage funktionieren wie gesagt, weil sie der Erhöhung des Leptinspiegels dienen; deine Leptinwerte brauchen nur einen kleinen Anreiz, um als Reaktion auf ein Kaloriendefizit zu fallen. Um die größtmögliche Wirkung zu erzielen, wirst du während der Woche etwas weniger essen, was du aber mit deinem Mogeltag *mehr* als ausgleichen wirst.

DIE ANTEILE DER MAKRONÄHRSTOFFE

Protein

Die Proteinaufnahme hängt wiederum von der Magermasse ab, ist in dieser Phase jedoch höher.

Die Proteinaufnahme wird so berechnet:

- **Trainingstage:** 2,2 Gramm Protein pro Kilo Magermasse
- **trainingsfreie Tage:** 1,76 Gramm pro Kilo Magermasse

Kohlenhydrate

- **Trainingstage:** 1,65 Gramm pro Kilo Magermasse
- **trainingsfreie Tage:** 0,66 Gramm pro Kilo Magermasse

Fett

Du kennst jetzt bereits deinen Erhaltungsbedarf und hast sowohl die Kalorien für deine Protein- als auch für deine Kohlenhydrataufnahme abgezogen. Nun hast du immer noch mehrere Hundert Kalorien zur Verfügung; diese wirst du aus Fett erhalten – ja, das entspricht einer Menge Fett. Doch du weißt schon, dass du mit gesunden Fetten einen weiteren Schritt in Richtung Hormonoptimierung machst.

Da 1 Gramm Fett 9 Kilokalorien hat, teilst du dein Kalorienguthaben nun also durch neun. Du erhältst die Gramm Fett, die du essen wirst.

DIE ALPHA-GLEICHUNG ERNÄHRUNG: AUFBAU

Trainingstage

Schritt für Schritt sieht das so aus:

1. **Ermittle mithilfe der Tabelle auf Seite 319, wie viele Kalorien du für die Erhaltung deines Körpergewichts brauchst.**
2. **Subtrahiere 200 von dieser Zahl.** Du erhältst deine Kalorienzahl für Trainingstage.
3. **Multipliziere deine Magermasse mit 2,2.** Diese Zahl entspricht der Menge Protein, die du täglich zu dir nehmen solltest.
4. **Multipliziere deine Magermasse mit 1,65.** Diese Zahl entspricht der Kohlenhydratmenge, die du täglich zu dir nehmen solltest.
5. **Addiere die Gesamtzahl der Gramm Protein und Kohlenhydrate.**
6. **Multipliziere diese Zahl mit vier.** Das ist nun die Anzahl der Kalorien aus Protein und Kohlenhydraten.

7. **Subtrahiere diese Zahl von der Kalorienmenge für Trainingstage.** Diese Zahl sagt dir, wie viele Kalorien du aus Fett benötigst.
8. **Teile diese neue Zahl durch neun.** So viele Gramm Fett wirst du brauchen.

Trainingsfreie Tage

Wir wiederholen den Vorgang für trainingsfreie Tage:

1. **Ermittle mithilfe der Tabelle auf Seite 319, wie viele Kalorien du für die Erhaltung deines Körpergewichts brauchst.**
2. **Subtrahiere 600 von dieser Zahl.** Du erhältst deine Kalorienzahl für trainingsfreie Tage.
3. **Multipliziere deine Magermasse mit 1,76.** Diese Zahl entspricht der Menge Protein, die du täglich zu dir nehmen solltest.
4. **Multipliziere deine Magermasse mit 0,66.** Diese Zahl entspricht der Kohlenhydratmenge, die du täglich zu dir nehmen solltest.
5. **Addiere die Gesamtzahl der Gramm Protein und Kohlenhydrate.**
6. **Multipliziere diese Zahl mit vier.** Das ist nun die Anzahl der Kalorien aus Protein und Kohlenhydraten.
7. **Subtrahiere diese Zahl von der Kalorienmenge für trainingsfreie Tage.** Diese Zahl sagt dir, wie viele Kalorien du aus Fett benötigst.
8. **Teile diese neue Zahl durch neun.** So viele Gramm Fett wirst du brauchen.

Und so kann die Ernährung in dieser Phase aussehen. Als Beispiele nehmen wir wieder Roman und den von uns erfundenen Steve. Du siehst, dass es nicht an guten Wahlmöglichkeiten mangelt.

Damit ist die Ernährung abgehakt, wir wenden uns den Workouts für Phase II zu.

Roman: Phase-II-Speiseplan für Trainingstage				
Bestandteile	**Protein** (g)	**Kohlen-hydrate** (g)	**Fett** (g)	**kcal**
Erste feste Mahlzeit P+F 1 Steak (ca. 200 g), in Biobutter gebraten, 3 Eier, 2 Tomatenscheiben, 2 Scheiben Speck, in Kokosöl gebratene, gehackte Zucchini	64	0	86	1030
Para-Workout-Getränk P+K Workout-Getränk – 3 Messlöffel BioTrust Low-Carb mit 360 ml Magermilch. Trink in der zweiten Hälfte deines Workouts zwei Drittel dieses Getränks. Den Rest trinkst du sofort nach dem Workout.	50	30	5	365
Abendessen P+K+F ca. 250 g Wild (Bison, Strauß, Rotwild etc.), in Kokosöl gebraten, 500 g gegarter Rundkornreis, in Butter gebratene Zwiebeln und Pilze, 100 g Erdbeeren, erlaubtes Gemüse	65	105	86	1454
Tagesmenge	**179**	**135**	**177**	**2849**

Roman: Phase-II-Speiseplan für trainingsfreie Tage				
Bestandteile	**Protein** (g)	**Kohlen-hydrate** (g)	**Fett** (g)	**kcal**
Erste feste Mahlzeit P+F 50 g gebratene Hähnchenbrust, ½ Avocado, 3 Spiegeleier, in Kokosöl gebraten, gehackte Gurke mit Salz und Pfeffer	46	0	49	625
Mittagessen P+K+F ca. 100 g Lammkeule, 1 gebratene Aubergine, 225 g Hüttenkäse, 4 EL Mandelmus, 100 g Beerenmischung	46	35	50	774
Abendessen P+K+F je 50 g gebratene Garnelen und Jakobsmuscheln mit 100 g Hüftsteak, 3 Portionen rotschalige Kartoffeln, gerösteter Spargel und Blumenkohl	51	100	50	1054
Tagesmenge	**143**	**153**	**181**	**2453**

Steve: **Phase-II-Speiseplan für Trainingstage**				
Bestandteile	**Protein** (g)	**Kohlen-hydrate** (g)	**Fett** (g)	**kcal**
Erste feste Mahlzeit P+F kleines Steak aus der Rolle (max. 200 g), in Biobutter gebraten, 1 Ei, 2 Tomatenscheiben, 2 Scheiben Speck, gebratene, gehackte Zucchini	55	0	48	652
Para-Workout-Getränk P+K Workout-Getränk – 3 Messlöffel BioTrust Low-Carb mit 360 ml Magermilch. Trinke in der zweiten Hälfte deines Workouts zwei Drittel dieses Getränks. Den Rest trinkst du sofort nach dem Workout.	50	30	5	365
Abendessen P+K+F 180 g Wild (Bison, Strauß, Rotwild etc.), in Kokosöl gebraten, 500 g gegarter Rundkornreis, in 1/2 Portion Butter gebratene Zwiebeln und Pilze, 100 g Erdbeeren, erlaubtes Gemüse	55	90	49	1021
Tagesmenge	**160**	**120**	**102**	**2038**

Steve: **Phase-II-Speiseplan für trainingsfreie Tage**				
Bestandteile	**Protein** (g)	**Kohlen-hydrate** (g)	**Fett** (g)	**kcal**
Erste feste Mahlzeit P+F 50 g gebratene Hähnchenbrust, ½ Avocado, 1 Spiegelei, in Kokosöl gebraten, gehackte Gurke mit Salz und Pfeffer	43	0	24	388
Mittagessen P+K+F 180 g mageres Fleisch (Pute, Hähnchen, Filet), 100 g Beerenmischung, 30 g Mandeln, gemischter grüner Salat, 1 EL Olivenöl (extra vergine) und 1 EL Balsamico	43	35	24	528
Abendessen P+K+F 50 g Lammkeule, 1 gebratene Aubergine, 225 g Hüttenkäse, 4 EL Mandelmus, 100 g Beerenmischung	43	85	24	728
Tagesmenge	**129**	**148**	**104**	**1644**

DAS TRAINING

Was ist die Trainingsdichte?

Bevor wir an deiner Trainingsdichte gezielt etwas ändern können, sollten wir vielleicht kurz darauf eingehen, was wir darunter verstehen, damit du die Wirkung begreifst. In die Trainingsdichte fließen zwei spezifische Trainingsfaktoren ein: das Volumen und die Dauer.

Volumen = wie viel du »arbeitest« – also die Sätze und Wiederholungen in einem Workout
Dauer = die Zeit, die dein Workout in Anspruch nimmt

Aus diesen beiden Zahlen ermitteln wir deine Trainingsdichte, die angibt, wie viel du pro Zeiteinheit (Dauer) arbeitest (Volumen).

Einfache Methoden zur Steigerung der Trainingsdichte

Im Grunde gibt es zwei einfache und relativ bekannte Wege zur Erhöhung der Trainingsdichte. Beide sind altbewährt.

Methode 1 – Verkürze die Dauer

Machst du beispielsweise zehn Sätze Bankdrücken mit jeweils zehn Wiederholungen, sind das insgesamt 100 Wiederholungen. Sagen wir, du brauchst dafür gewöhnlich 40 Minuten. Wenn wir nun vorgeben, du musst dieses Workout in 30 Minuten schaffen, verlangt das nach einer drastischen Steigerung der Trainingsdichte – wir erwarten von dir, dass du dieselbe Arbeit in einer um 25 Prozent kürzeren Zeitspanne bewältigst.

Methode 2 – Steigere das Volumen bei gleicher Dauer

Um bei diesem Beispiel zu bleiben: Du hast noch eine andere Möglichkeit. Lass die Dauer mit 40 Minuten unverändert, und erhöhe dafür die Anzahl der Sätze. Anstatt einfach zehn Sätze durchzuführen, machst du so viele Sätze wie möglich. Das könnten im Endeffekt 12 oder sogar 15 Sätze sein. (Dieser Trainingsstil wird als *Escalating Density Training* oder EDT bezeichnet. Das Konzept wurde 2001 von Charles Staley entwickelt und half seither Tausenden von Menschen beim Muskelauf- und Fettabbau. Wir bauen auf bestehenden Konzepten wie EDT auf und gestalten sie noch effizienter.)

Bei beiden Methoden musst du das Trainingstempo erhöhen und die Ruhepausen verkürzen, um den neuen Workout-Parametern gerecht zu werden.

Im Allgemeinen wählen Trainierende zur Steigerung ihrer Dichte eine der oben genannten Methoden. Letztlich läuft es darauf hinaus, dass du entweder in kürzerer Zeit gleich viel arbeitest oder in der gleichen Zeit mehr arbeitest. In besonders extremen Fällen könnte jemand mit extrem guter Kondition in kürzerer Zeit mehr arbeiten und damit phänomenale Erfolge erzielen.

Da eine Erhöhung der Trainingsdichte im Wesentlichen darin besteht, die Arbeit, die du in einer bestimmten Zeit verrichtest, zu intensivieren, kann man davon ausgehen, dass sich nach und nach auch deine Fähigkeit *zu arbeiten* in jeder beliebigen Zeitspanne steigern wird.

Dieses Phänomen bezeichnen wir als deine Leistungsfähigkeit, sie entscheidet darüber, wie viel du im Fitnessstudio realistisch erreichen kannst. Ein auf Dichte basierendes Training erhöht insgesamt deine Kraftausdauer und deine Leistungsfähigkeit und verbrennt jede Menge Kalorien.

All das bedeutet, dass diese Art Training nicht bloß hervorragend für den Fettabbau geeignet ist – eine erhöhte Leistungsfähigkeit und Kraftausdauer wirken sich auch auf das Tempo der Muskelhypertrophie aus. Im Klartext: Es wird *sehr viel* einfacher, Muskeln aufzubauen, etwas, das für die meisten Männer normalerweise die größte Hürde darstellt. Hier hast du die Lösung!

Schon diese Vorteile allein würden ein solches Training zu einem guten Programm für den Fettabbau machen. Das reicht uns aber nicht. Was wir daraus gemacht haben, hebt die Fettverbrennung auf eine völlig neue Ebene.

Beim herkömmlichen Dichtetraining versuchst du einfach, in einer Abfolge von Workouts jeweils die Anzahl der Wiederholungen für jede Übung zu steigern. Du bemisst den Fortschritt also von Training zu Training. Das ist gut, doch wir würzen das Dichtetraining noch mit einer Prise Alpha. Beim Alpha-Dichtetraining siehst du die Fortschritte *während* des Workouts. Du machst im zweiten Durchlauf nicht bloß mehr Wiederholungen, du erhöhst auch das Gewicht.

Besagtes Alpha-Dichtetraining besteht aus drei Zirkeln: A, B und C. Jeder sollte in der vorgeschriebenen Länge ausgeführt und dann wiederholt werden. Bei Zirkel A und B sollte für die Wiederholung das Gewicht erhöht werden. Bei Zirkel C bleibt das Gewicht dasselbe.

Zirkel A

Zwei kombinierte Bewegungen (eine für den Oberkörper, eine für den Unterkörper) werden fünf Minuten lang abwechselnd ausgeführt. Wähle für jede Übung ein Gewicht, das du acht- bis zwölfmal heben kannst. Ziel ist es, innerhalb einer fünfminütigen

Einheit so viele Wiederholungen wie möglich zu schaffen – geh also *nicht* bis an die Grenze zum Muskelversagen. Wiederhole die Unterkörperübung nicht mehr als vier- bis sechsmal; leg dann das Gewicht ab, und führe nun vier bis sechs Wiederholungen der Oberkörperübung durch. Wechsle auf diese Weise ab, bis die fünf Minuten vorüber sind.

Ruhe nach diesem Zirkel drei bis fünf Minuten. Erhöhe dann das Gewicht um 5 bis 10 Prozent, und wiederhole den Zirkel für weitere fünf Minuten. Mach nach diesem Zirkel wieder fünf Minuten Pause, und gehe zu Zirkel B über.

Zirkel B

Drei kombinierte Bewegungen (zwei Ober-, eine Unterkörperübung) werden sechs Minuten lang abwechselnd ausgeführt. Wähle Gewichte, die du 10 bis 15 Mal heben kannst. Ziel ist es, innerhalb einer sechsminütigen Einheit so viele Wiederholungen wie möglich zu schaffen – geh also *nicht* bis an die Grenze zum Muskelversagen. Wiederhole die erste Übung nicht mehr als vier- bis sechsmal; leg dann das Gewicht ab, und führe vier bis sechs Wiederholungen der nächsten durch und schließlich vier bis sechs Wiederholungen der letzten Übung. Führe diese drei Übungen sechs Minuten lang abwechselnd durch.

Ruhe nach diesem Zirkel drei bis fünf Minuten. Erhöhe dann das Gewicht um 3 bis 5 Prozent, und wiederhole den Zirkel für weitere sechs Minuten. Mach nach diesem Zirkel wieder fünf Minuten Pause, und gehe zu Zirkel C über.

Zirkel C

Zwei Isolationsbewegungen werden vier Minuten lang abwechselnd ausgeführt. Wähle Gewichte, die du 10 bis 15 Mal heben kannst. Ziel ist es, innerhalb einer vierminütigen Einheit so viele Wiederholungen wie möglich zu schaffen – geh also *nicht* bis an die Grenze zum Muskelversagen. Wiederhole die erste Übung nicht mehr als vier- bis sechsmal; leg dann das Gewicht ab, und führe vier bis sechs Wiederholungen der nächsten Übung durch. Führe diese beiden Übungen vier Minuten lang abwechselnd durch.

Ruhe nach diesem Zirkel zwei Minuten, wiederhole den Zirkel dann mit dem gleichen Gewicht.

Es ist natürlich schwer zu glauben, dass du im zweiten Zirkel dieser Übungen mehr Gewicht und mehr Wiederholungen schaffen wirst – und es wird, ehrlich gesagt, auch nicht immer gelingen. Du wirst jedoch sehr häufig die Wiederholungen aus dem vorherigen Durchlauf übertreffen und fast immer mehr Gesamtwiederholungen schaffen als im Workout zuvor. Das macht dein Alpha-Dichtetraining zu etwas Besonderem – wir machen uns die Tatsache zunutze, dass du *während* eines Workouts oft stärker wirst, um eine besseres Gesamtergebnis zu erzielen.

Dichtetraining hilft dir nicht nur, tonnenweise Fett zu verbrennen, es erhöht auch deine Leistung und macht dich stärker, während du gleichzeitig deine Magermasse halten kannst. Und natürlich fördert es deine Testosteronproduktion und bekämpft die östrogenbedingte Fettspeicherung.

WORAN MAN IM FITNESSSTUDIO ALPHAS ERKENNT: TEIL II

Einarmiges Langhantel-Schulterdrücken kennst du nun, doch wir wollen zwei weitere Übungen hinzufügen, die dich über die Auftaktphase hinausführen und integraler Bestandteil deiner Workouts bleiben werden. Diese beiden neuen Alpha-Übungen sind: Alpha-Drücken und Alpha-Kreuzheben.

Alpha Press – Alpha-Drücken

- Platziere eine Langhantel längs auf deiner Schulter.
- Fass die Hantel mit beiden Händen in der Mitte, eine Hand liegt unmittelbar vor der anderen.
- Drück die Hantel waagrecht nach oben.
- Drück sie über deinen Kopf hinweg zur anderen Seite, und senke sie auf der anderen Schulter ab.

Wenn du diese Übung ausführst, sollte es aussehen wie ein Ritterschlag im Do-it-yourself-Verfahren – du berührst eine Schulter, dann die andere. Wechsle bei jedem Durchlauf die Position der Hände (zunächst die linke Hand nach vorne, dann die rechte Hand nach vorne und so weiter).

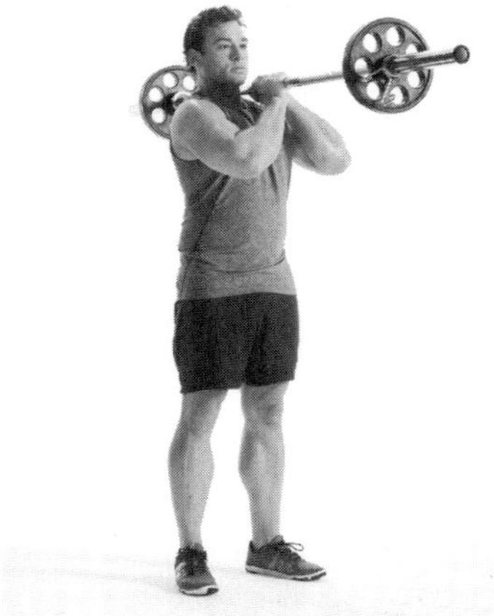

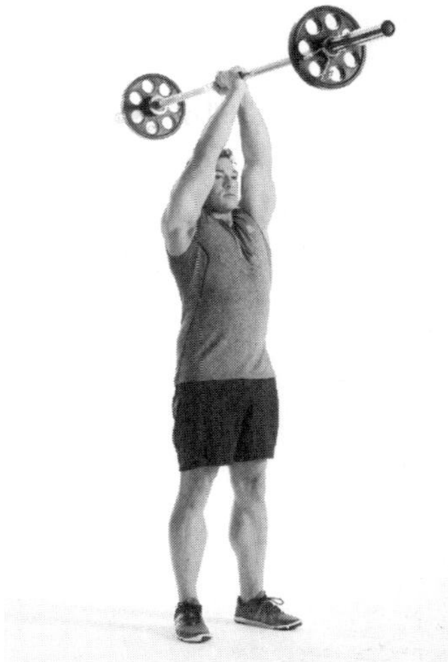

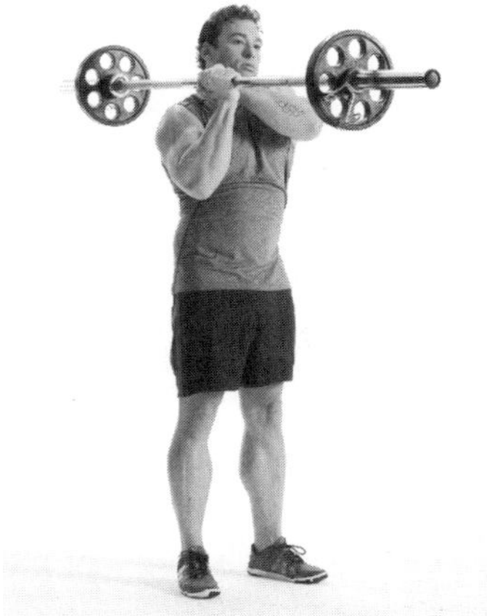

Alpha Deadlift – Alpha-Kreuzheben

Aufwärts

- Fass eine Langhantel im doppelten Ristgriff.
- Geh in die Knie, etwa zwei Drittel des Weges zum Boden.
- Nun halte den Rücken gerade, und zieh die Schulterblätter zurück.
- Beginn mit dem Heben, indem du die Fersen fest in den Boden stemmst und nach *hinten* ziehst, während sich deine Hüfte aufrichtet.
- Am höchsten Punkt der Bewegung spannst du die Gesäßmuskeln fest an und drückst die Knie durch.

Abwärts

- Geh leicht in die Knie, und drück die Hüfte langsam nach hinten.
- Senke die Hantel in Richtung Boden ab, ohne die Knie stärker zu beugen.
- Schieb deine Hüfte nach hinten, lass die hinteren Oberschenkelmuskeln angespannt und den Rücken gerade.
- Fahr damit fort, bis die Hantel den Boden berührt.

Diese beiden Bewegungen wirst du als anstrengender und ganz anders als alles Bisherige empfinden. Natürlich wirst du im Fitnessstudio damit auffallen, aber wenn sich dein Körper in einem beinahe unrealistisch erscheinenden Tempo verändert, wird sich Neid in den Blicken der anderen bemerkbar machen. Sobald das eintritt, wirst du den anderen Alphas im Studio nur noch zunicken und die Botschaft weitergeben. Denn du verdienst dir deinen Alpha-Status auch dadurch, dass du andere an deinem Wissen teilhaben lässt.

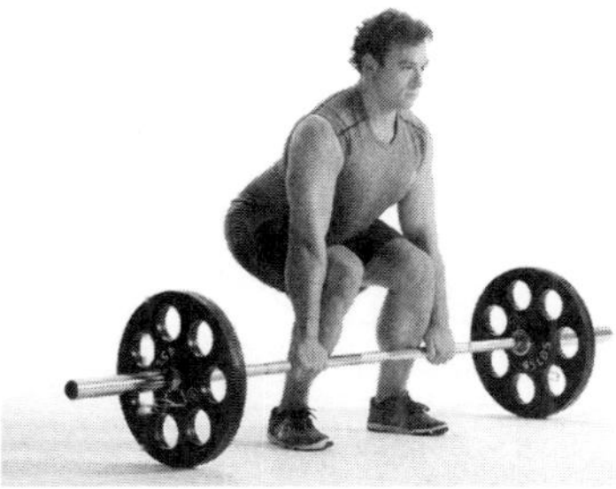

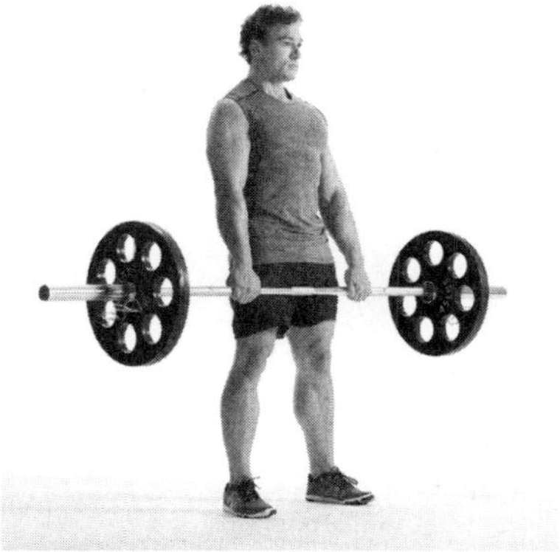

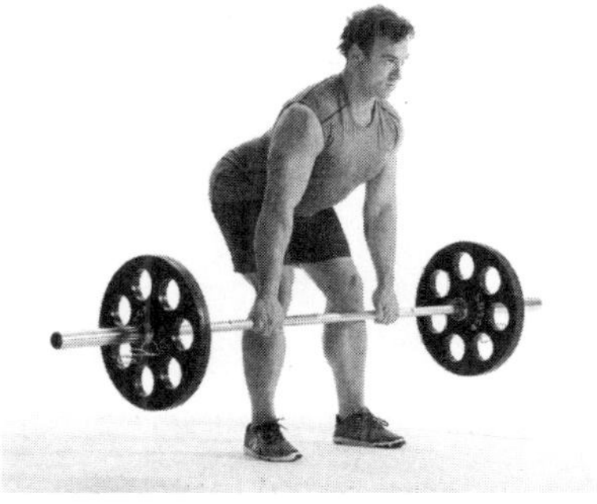

WORKOUTS FÜR PHASE II

Trainingsschema Aufbauphase							
	Montag	Dienstag	Mittwoch	Donnerstag	Freitag	Samstag	Sonntag
Woche 1 Training	Workout 1	Workout 2	frei	Workout 3	frei	frei	Workout 4
Woche 1 Ernährung	16/8	16/8	16/8	16/8	16/8	16/8	Mogeltag
Woche 2 Training	Ausdauer	Workout 2	Workout 4	frei	Workout 1	frei	Workout 3
Woche 2 Ernährung	ganztägiges Fasten	16/8	16/8	16/8	16/8	16/8	Mogeltag
Woche 3 Training	Ausdauer	Workout 4	frei	Workout 3	Workout 1	frei	Workout 2
Woche 3 Ernährung	ganztägiges Fasten	16/8	16/8	16/8	16/8	16/8	Mogeltag
Woche 4 Training	Ausdauer	Workout 4	Workout 1	frei	Workout 3	Workout 2	frei
Woche 4 Ernährung	ganztägiges Fasten	16/8	16/8	16/8	16/8	16/8	16/8

PHASE II, WORKOUT 1

A1 Barbell Back Squat – Kniebeuge mit Langhantel hinten

4–6 Wiederholungen

- Halte eine Langhantel im Ristgriff quer zum oberen Rücken, die Füße stehen schulterbreit auseinander.
- Zieh den Bauchnabel fest zur Wirbelsäule, geh so weit in die Knie, wie du kannst, indem du deine Hüfte nach hinten drückst.
- Halte kurz inne, kehr im umgekehrten Bewegungsablauf wieder in die Ausgangsposition zurück.

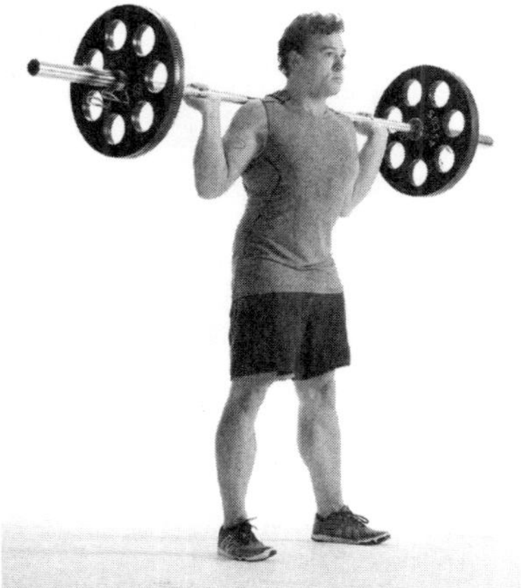

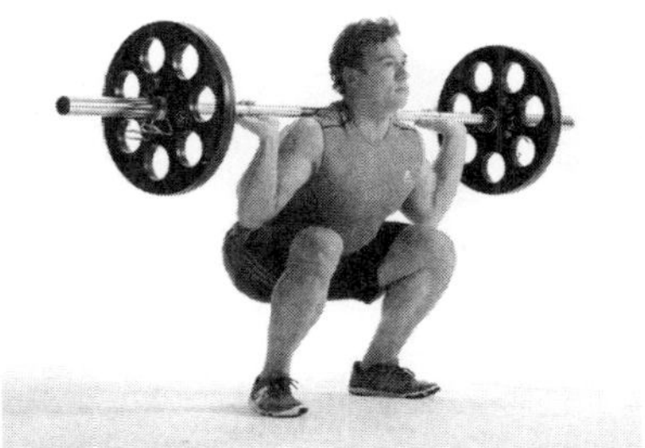

A2 Bent-Over Row – Rudern in Vorbeuge

4–6 Wiederholungen

- Wahl des Gewichts: Wähle ein Gewicht, das du 8 bis 12 Mal heben könntest.

Führe A1 und A2 fünf Minuten lang abwechselnd durch. Ziel ist, es auf möglichst viele Wiederholungen zu bringen. Ruhe nach diesem Zirkel drei bis fünf Minuten. Erhöhe dann das Gewicht um 5 bis 10 Prozent, und wiederhole den Zirkel für weitere fünf Minuten. Pausiere nach dem zweiten Durchlauf weitere fünf Minuten, und geh dann zu Workout B über.

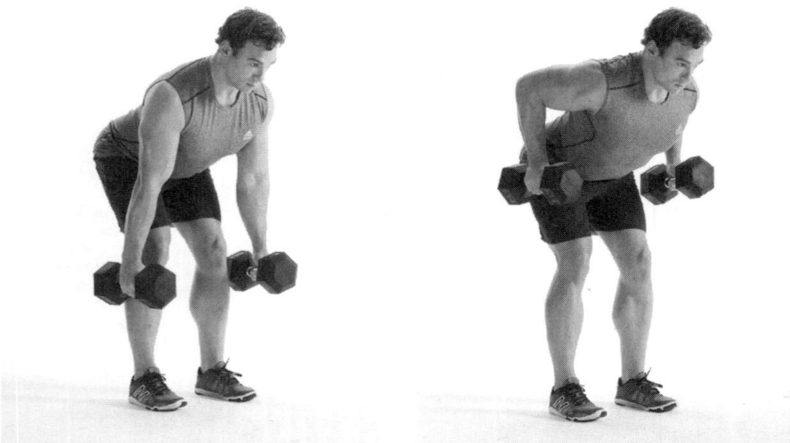

B1 Dumbbell Reverse Lunge – Ausfallschritt nach hinten mit Kurzhanteln

4–6 Wiederholungen

- Nimm ein paar Kurzhanteln, und halte sie mit gestreckten Armen seitlich am Körper, die Handflächen zeigen zueinander.
- Mach mit dem linken Bein einen Schritt nach hinten.
- Senke den Körper in einen Ausfallschritt ab, bis das vordere Bein 90 Grad gebeugt ist. Halte kurz inne, kehr dann wieder in die Ausgangsposition zurück.
- Führ deine Anzahl an Wiederholungen durch, und wechsle dann das Bein.

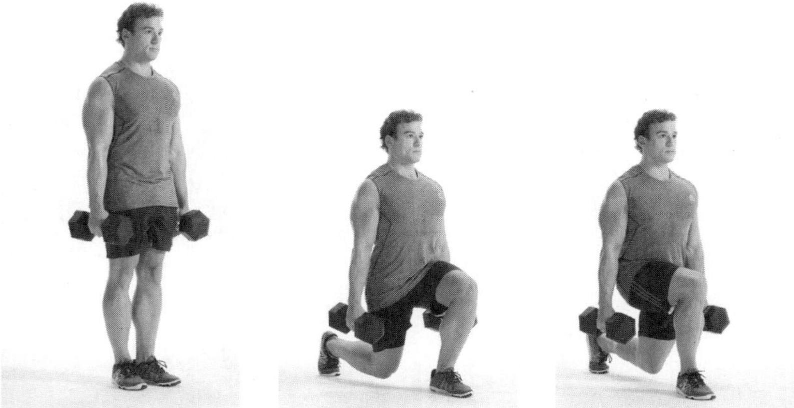

B2 Dumbbell Upright Row – Aufrechtes Rudern mit Kurzhanteln

4–6 Wiederholungen

- Nimm ein Paar Kurzhanteln im Ristgriff, und halte sie vor deine Oberschenkel, die Handflächen weisen zum Körper.
- Halt die Gewichte möglichst nahe am Körper, und zieh sie zur Brust hoch. Die Ellbogen sollten während der Bewegung außen bleiben.
- Wenn die Kurzhanteln auf Brusthöhe (nicht Kinnhöhe) sind, halte ein bis zwei Sekunden inne, und senk sie wieder in die Ausgangsposition ab.

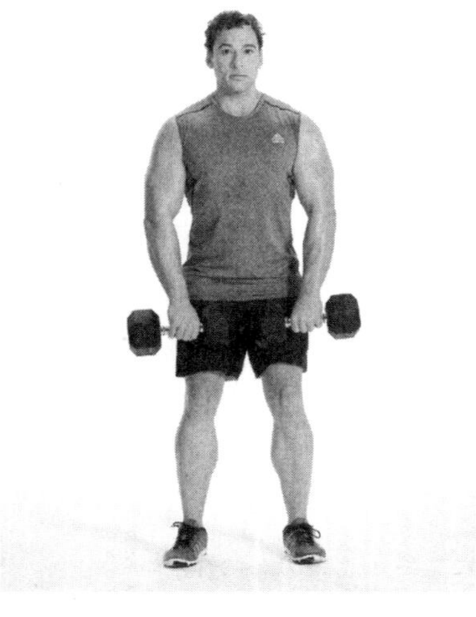

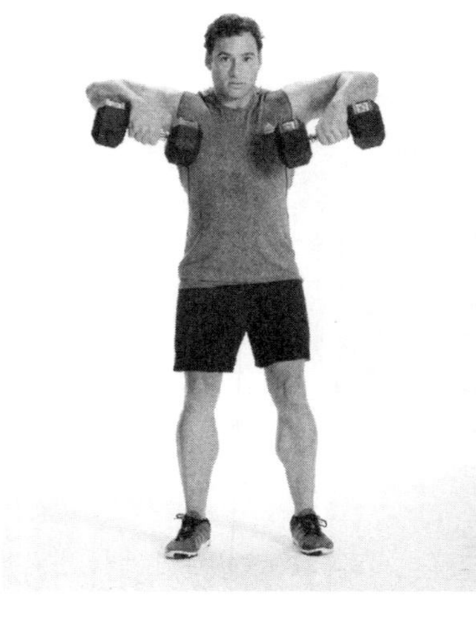

B3 Flat Chest Press – Flachbankdrücken mit Kurzhanteln

4–6 Wiederholungen

- Nimm zwei Kurzhanteln, und leg dich mit dem Gesicht nach oben auf eine flache Bank.
- Halt die Kurzhanteln mit gestreckten Armen über der Brust. Die Hanteln sollten nahe beisammen sein, die Handflächen nach vorne weisen.
- Beug die Arme, indem du die Ellbogen dicht am Körper lässt, und senk die Gewichte zu beiden Seiten des Brustkorbs ab.
- Wahl des Gewichts: Wähle ein Gewicht, das du 12 bis 15 Mal heben könntest.

Führe B1, B2 und B3 sechs Minuten lang abwechselnd durch. Ziel ist, es auf möglichst viele Wiederholungen zu bringen. Ruhe nach diesem Zirkel drei bis fünf Minuten. Erhöhe dann das Gewicht um 3 bis 5 Prozent, und wiederhole den Zirkel für weitere sechs Minuten. Pausiere nach dem zweiten Durchlauf weitere fünf Minuten, und geh dann zu Workout C über.

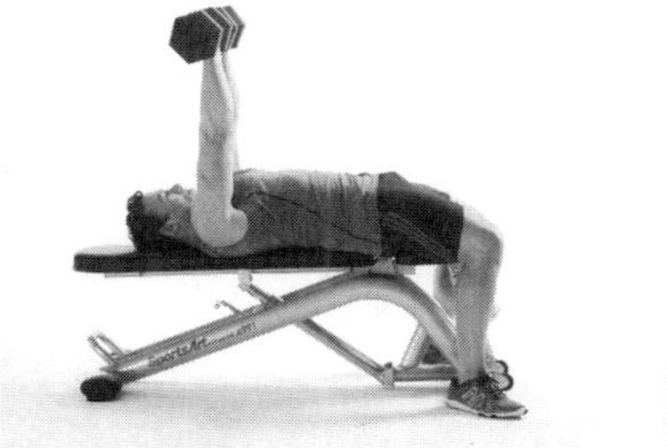

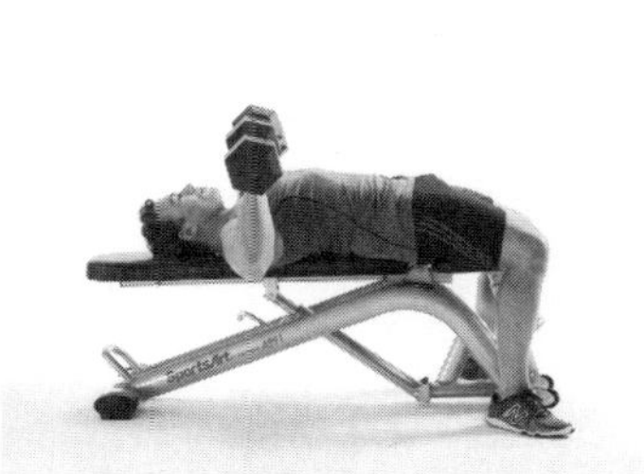

C1 Dumbbell Biceps Curl – Armbeugen mit Kurzhantel

4–6 Wiederholungen

- Nimm zwei Kurzhanteln, und halte sie mit gestreckten Armen seitlich am Körper, die Handflächen zeigen zueinander.
- Beug, ohne die Oberarme zu bewegen, die Ellbogen, und zieh die Kurzhanteln dabei so nahe wie möglich an die Schultern.
- Halte kurz inne, senk die Hanteln dann wieder in die Ausgangsposition ab.

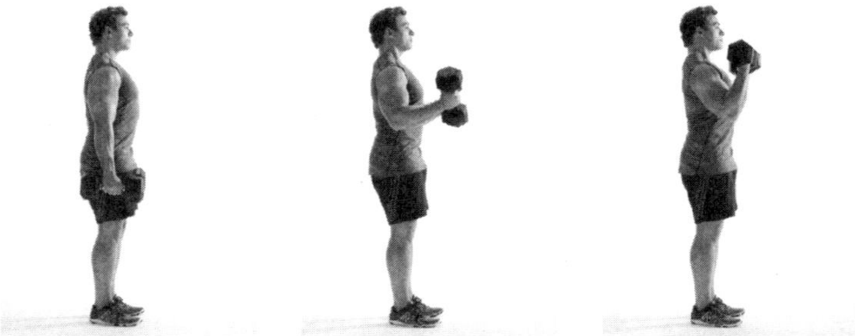

C2 Lateral Raise – Seitheben

4–6 Wiederholungen

- Wahl des Gewichts: Wähle ein Gewicht, das du 8 bis 12 Mal heben könntest.

Führe C1 und C2 vier Minuten lang abwechselnd durch. Ziel sind möglichst viele Wiederholungen. Ruhe nach diesem Zirkel zwei Minuten, wiederhole den Zirkel dann mit demselben Gewicht.

PHASE II, WORKOUT 2

A1 Alpha Deadlift – Alpha-Kreuzheben

4–6 Wiederholungen

A2 Alpha Press – Alpha-Drücken

4–6 Wiederholungen

- Wahl des Gewichts: Wähle ein Gewicht, das du 8 bis 12 Mal heben könntest.

Führe A1 und A2 fünf Minuten lang abwechselnd durch. Ziel ist, es auf möglichst viele Wiederholungen zu bringen. Ruhe nach diesem Zirkel drei bis fünf Minuten. Erhöhe dann das Gewicht um 5 bis 10 Prozent, und wiederhole den Zirkel für weitere fünf Minuten. Pausiere nach dem zweiten Durchlauf weitere fünf Minuten, und geh dann zu Workout B über.

B1 Pull-Up or Lat Pull-Down – Klimmzug im Ristgriff oder Latziehen

4–6 Wiederholungen

Klimmzug:

- Greife die Klimmzugstange mit schulterbreitem Ristgriff.
- Du lässt dich mit ausgestreckten Armen hängen und ziehst die Schulterblätter nach hinten unten, sodass die Schultern möglichst weit von den Ohren entfernt sind.
- Drück die Schulterblätter nun zueinander, und zieh die Brust zur Stange hoch.
- Pausiere, senk den Körper dann wieder in die hängende Position ab.

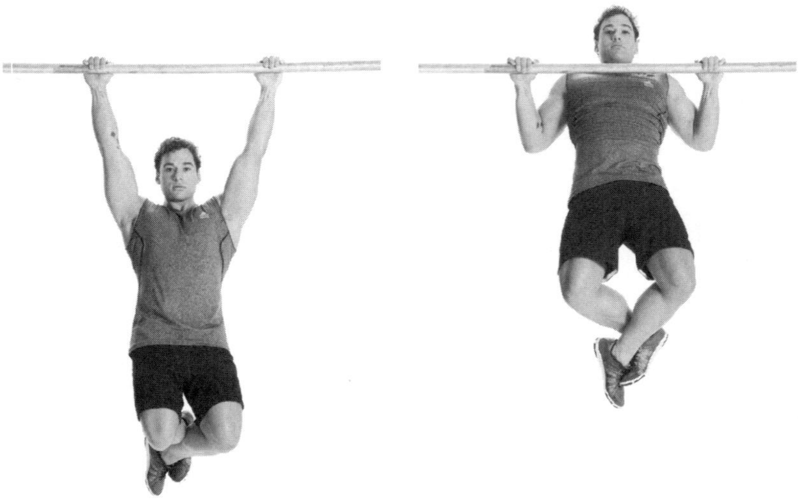

Latziehen:

- Setz dich an die Latzugstation, und fass die Stange etwas mehr als schulterbreit im Ristgriff. Deine Arme sollten ganz gestreckt, der Oberkörper aufrecht sein.
- Zieh die Schulterblätter nach hinten unten und die Latzugstange an die Brust.
- Halte kurz inne, kehr dann wieder in die Ausgangsposition zurück.

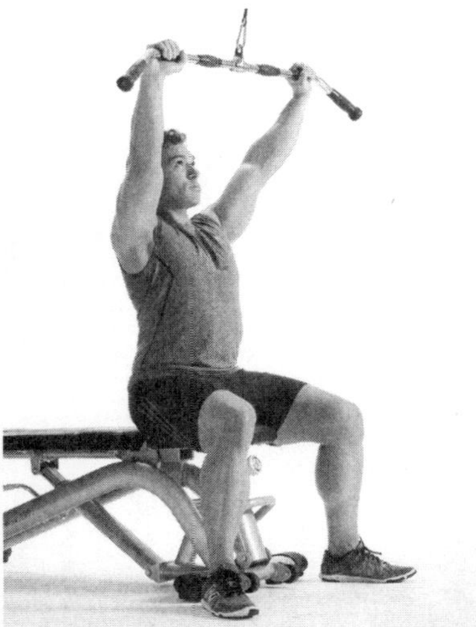

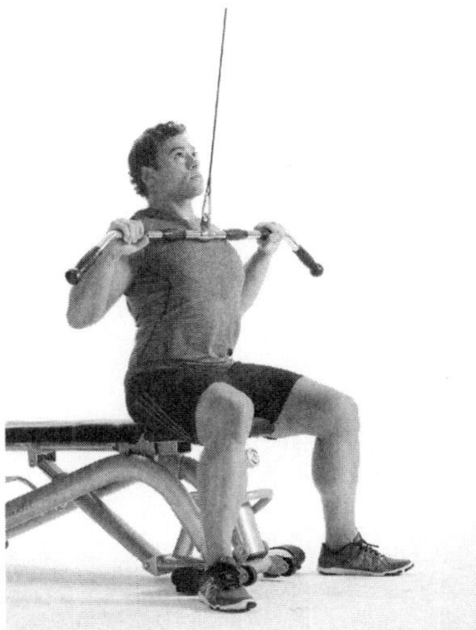

B2 Goblet Squat – Kniebeuge mit Kurzhantel

4–6 Wiederholungen

B3 Push-Up – Liegestütz

4–6 Wiederholungen

- Wahl des Gewichts: Wähle ein Gewicht, das du 12 bis 15 Mal heben könntest.

Führe B1, B2 und B3 sechs Minuten lang abwechselnd durch. Ziel ist, es auf möglichst viele Wiederholungen zu bringen. Ruhe nach diesem Zirkel drei bis fünf Minuten. Erhöhe dann das Gewicht um 3 bis 5 Prozent, und wiederhole den Zirkel für weitere sechs Minuten. Pausiere nach dem zweiten Durchlauf weitere fünf Minuten, und geh dann zu Workout C über.

C1 Barbell Calf Raises – Fersenheber mit Langhantel

4–6 Wiederholungen

- Halte eine Langhantel im Ristgriff quer zum oberen Rücken, die Füße stehen schulterbreit auseinander.
- Lass die Bauchmuskeln angespannt, und heb die Fersen, so hoch du kannst.
- Pausiere, geh dann zurück in die Ausgangsposition, und wiederhole die Übung.

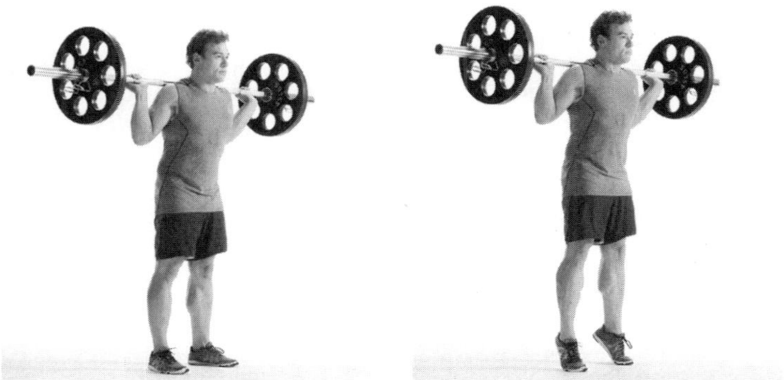

C2 Dumbbell Fly – Kurzhantelflieger

4–6 Wiederholungen

- Nimm zwei Kurzhanteln, und leg dich mit dem Rücken auf eine schräge Bank.
- Streck die Arme gerade über dem Brustkorb aus, die Handflächen zeigen nach vorne, die Ellbogen sind leicht gebeugt.
- Senk die Kurzhanteln seitlich langsam in einem Bogen vom Körper weg.
- Sobald die Kurzhanteln beinahe auf Brusthöhe sind – aber noch darüber –, drückst du die Hanteln zurück in die Ausgangsposition, am höchsten Punkt ist die Brustmuskulatur angespannt.
- Wahl des Gewichts: Wähle ein Gewicht, das du 8 bis 12 Mal heben könntest.

Führe C1 und C2 vier Minuten lang abwechselnd durch. Ziel ist, es auf möglichst viele Wiederholungen zu bringen. Ruhe nach diesem Zirkel zwei Minuten, wiederhole den Zirkel dann mit demselben Gewicht.

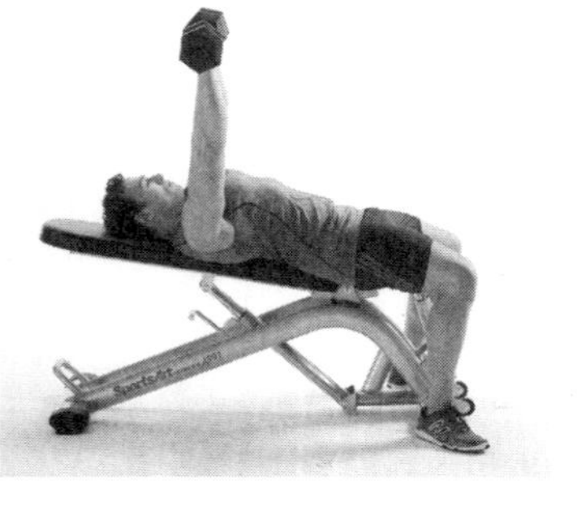

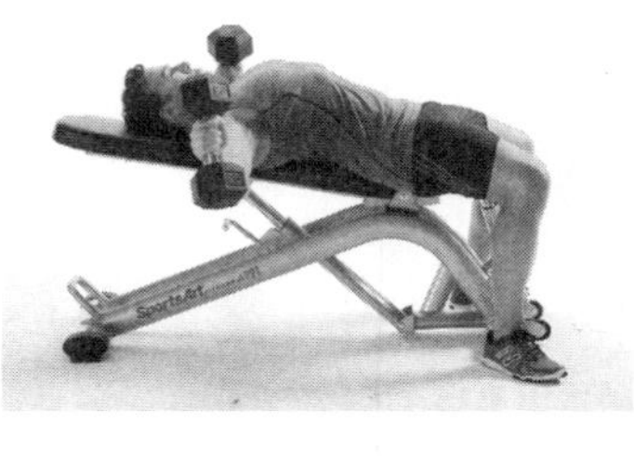

PHASE II, WORKOUT 3

A1 Trap Bar Deadlift – Kreuzheben mit Trap-Bar

4–6 Wiederholungen

- Belade eine Trap-Bar mit Gewichten, und stell dich zwischen die Griffe der Trap-Bar, die Füße etwa hüftbreit auseinander.
- Beug dich nach unten, und fass die Trap-Bar an der Außenseite deiner Knie. Die Schultern sollten oberhalb der Trap-Bar sein.
- Der Bauchnabel zieht fest zur Wirbelsäule, du stemmst deine Fersen in den Boden, drückst die Hüfte nach vorne und hebst dabei die Hantelstange an, bis sie vor deinen Oberschenkeln ist.
- Senk die Hantel dann wieder in die Ausgangsposition ab, und wiederhole die Übung.

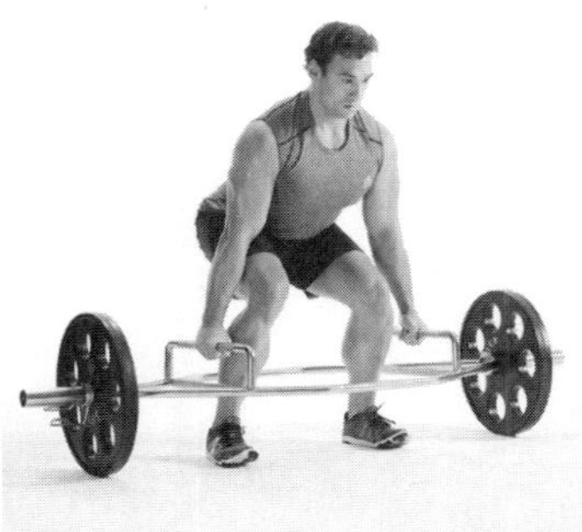

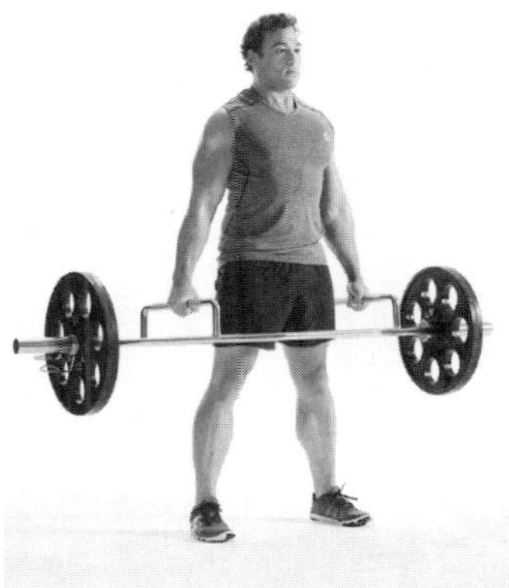

A2 Barbell High Pull – High Pull mit Langhantel

4–6 Wiederholungen

- Nimm eine Langhantel im Ristgriff, und halte sie etwas unterhalb der Knie.
- Zieh die Hantel in einer explosiven Bewegung hoch, stell dich auf die Zehen, und beug deine Ellbogen, während du das Gewicht auf Schulterhöhe hebst. In die Ausgangsposition zurückkehren.
- Wahl des Gewichts: Wähle ein Gewicht, das du 8 bis 12 Mal heben könntest.

Führe A1 und A2 fünf Minuten lang abwechselnd durch. Ziel ist, es auf möglichst viele Wiederholungen zu bringen. Ruhe nach diesem Zirkel drei bis fünf Minuten. Erhöhe dann das Gewicht um 5 bis 10 Prozent, und wiederhole den Zirkel für weitere fünf Minuten. Pausiere nach dem zweiten Durchlauf weitere fünf Minuten, und geh dann zu Workout B über.

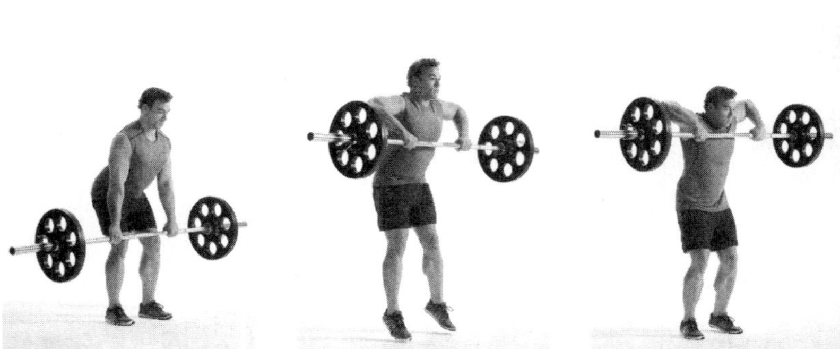

B1 Reverse Lunge – Ausfallschritt nach hinten

4–6 Wiederholungen

B2 Face Pull

4–6 Wiederholungen

- Befestige ein Seil an der hohen Rolle einer Seilzugstation, und nimm in jede Hand ein Seilende, sodass die Handflächen zueinanderweisen, die Daumen zu dir.
- Geh ein paar Schritte zurück, weg vom Gewichtsblock, bis deine Arme gestreckt sind und du den Zug des Seils spürst.
- Zieh das Seil in Richtung deiner Augen, sodass sich deine Hände direkt neben deinen Ohren befinden. Du solltest nun in der klassischen »Doppelbizepspose« der Bodybuilder stehen.
- Führ deine Arme wieder langsam in die gestreckte Position zurück, und geh zurück in die Ausgangsposition.

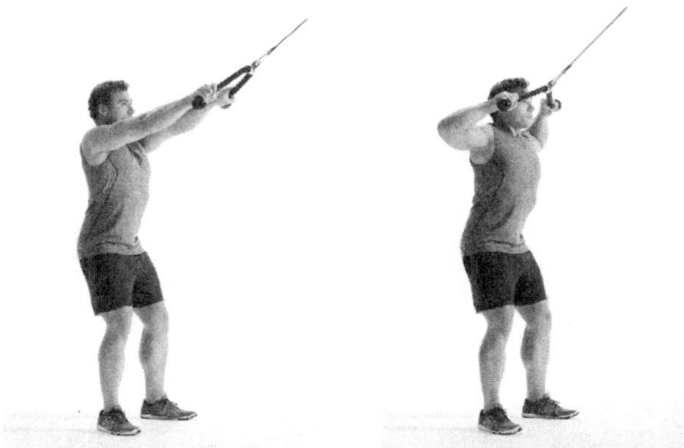

B3 Barbell Push Press – Langhantel-Schulterdrücken mit Schwung

4–6 Wiederholungen

- Nimm eine Langhantel im fast schulterbreiten Griff. Zieh die Hantel etwas mehr als auf Schulterhöhe hoch, die Ellbogen bleiben nahe am Körper.
- Geh in die Knie, in eine halbe Kniebeuge.
- Drück, während du dich aufrichtest, das Gewicht explosiv nach oben, stoß dich mit den Fersen ab.
- Halte kurz inne, senk dann die Hantel langsam wieder in die Ausgangsposition.
- Wahl des Gewichts: Wähle ein Gewicht, das du 12 bis 15 Mal heben könntest.

Führe B1, B2 und B3 sechs Minuten lang abwechselnd durch. Ziel ist, es auf möglichst viele Wiederholungen zu bringen. Ruhe nach diesem Zirkel drei bis fünf Minuten. Erhöhe dann das Gewicht um 3 bis 5 Prozent, und wiederhole den Zirkel für weitere sechs Minuten. Pausiere nach dem zweiten Durchlauf weitere fünf Minuten, und geh dann zu Workout C über.

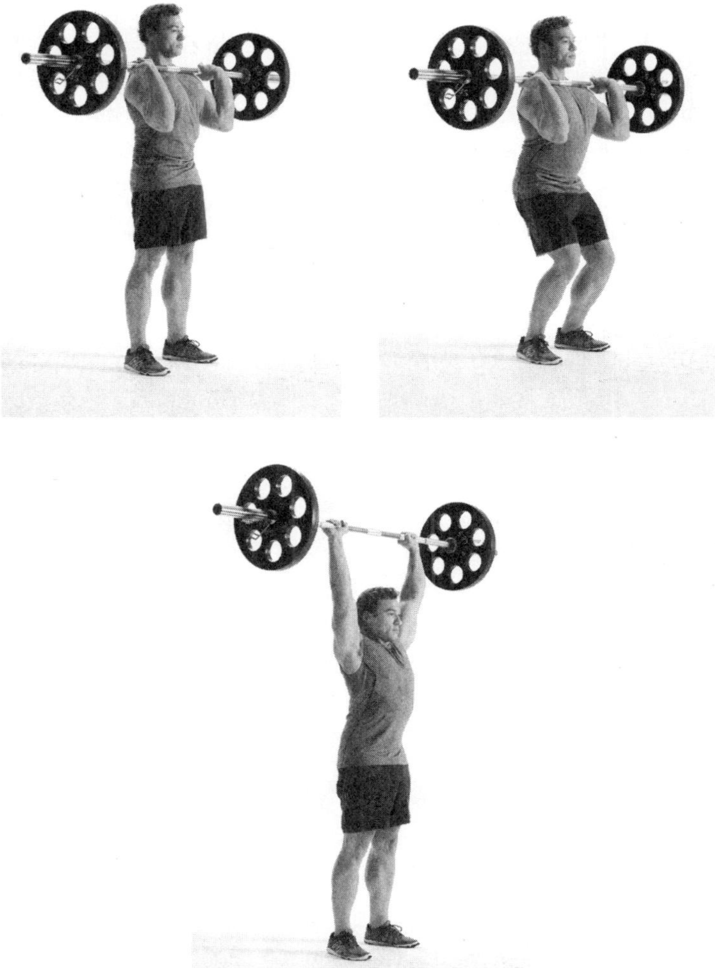

C1 Dumbbell Rear Delt Fly – Seitheben

4–6 Wiederholungen

- Nimm zwei Kurzhanteln, beuge die Hüfte, bis dein Rücken fast parallel zum Boden ist. Die Arme hängen gerade seitlich neben dem Körper, die Ellbogen sind nicht ganz durchgestreckt.
- Heb, ohne deinen Rumpf zu bewegen, die Arme seitlich hoch, bis die Hände auf Schulterhöhe sind.
- Halte kurz inne, kehr dann wieder in die Ausgangsposition zurück.

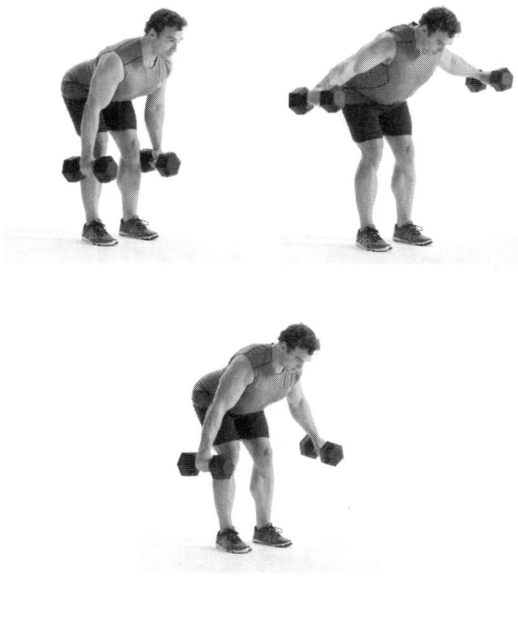

C2 Barbell Reverse Curl – Langhantel-Curl im Ristgriff

4–6 Wiederholungen

- Wahl des Gewichts: Wähle ein Gewicht, das du 8 bis 12 Mal heben könntest.

Führe C1 und C2 vier Minuten lang abwechselnd durch. Ziel ist, es auf möglichst viele Wiederholungen zu bringen. Ruhe nach diesem Zirkel zwei Minuten, wiederhole den Zirkel dann mit demselben Gewicht.

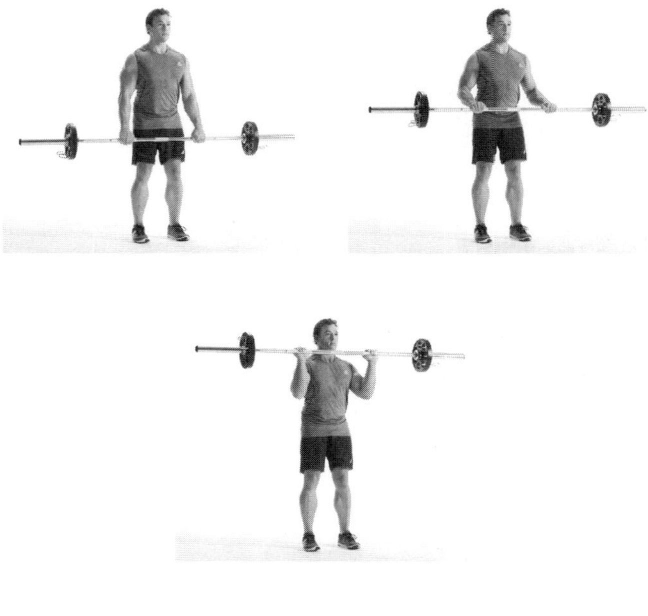

PHASE II, WORKOUT 4

A1 Alpha Deadlift – Alpha-Kreuzheben

4–6 Wiederholungen

A2 Alpha Press – Alpha-Drücken

4–6 Wiederholungen

- Wahl des Gewichts: Wähle ein Gewicht, das du 8 bis 12 Mal heben könntest.

Führe A1 und A2 fünf Minuten lang abwechselnd durch. Ziel ist, es auf möglichst viele Wiederholungen zu bringen. Ruhe nach diesem Zirkel drei bis fünf Minuten. Erhöhe dann das Gewicht um 5 bis 10 Prozent, und wiederhole den Zirkel für weitere fünf Minuten. Pausiere nach dem zweiten Durchlauf weitere fünf Minuten, und geh dann zu Workout B über.

B1 Inverted Row – Verkehrtes Rudern

4–6 Wiederholungen

B2 Hack Squat – Hackenschmidt-Kniebeuge

4–6 Wiederholungen

- Du hältst eine Langhantel mit gestreckten Armen im Wechselgriff (eine Hand im Ristgriff, die andere im Kammgriff) hinter deinem Rücken. Die Füße stehen schulterbreit auseinander.
- Zieh den Bauchnabel fest zur Wirbelsäule, und geh so weit wie möglich in die Knie. Beginne mit der Bewegung, indem du zuerst die Hüfte nach hinten drückst und dann die Knie beugst.
- Die Oberseiten der Oberschenkel sollten zumindest parallel zum Boden stehen, der Rumpf so aufrecht wie möglich sein.
- Halte kurz inne, kehr dann im umgekehrten Bewegungsablauf wieder in die Ausgangsposition zurück.

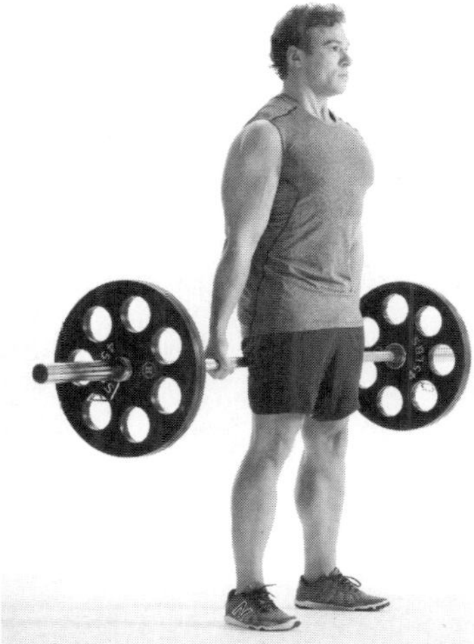

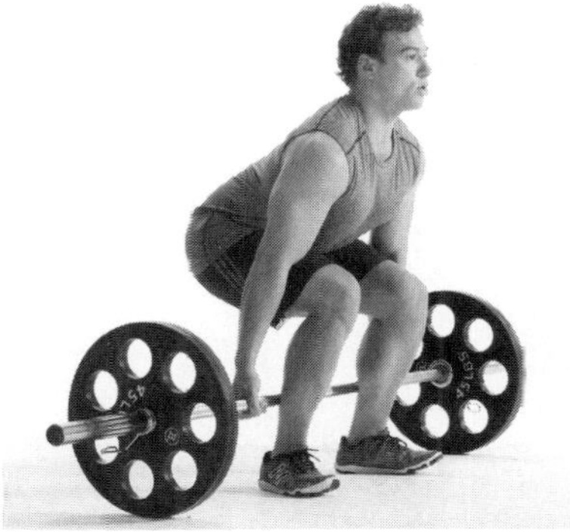

B3 Dumbbell Squeeze Press – Squeeze Press mit Kurzhanteln

4–6 Wiederholungen

- Nimm zwei Kurzhanteln, und leg dich mit dem Gesicht nach oben auf eine leicht schräg gestellte Bank.
- Halte die Kurzhanteln mit gestreckten Armen über der Brust, die Handflächen weisen zueinander.
- Drück nun die Kurzhanteln so kräftig wie möglich gegeneinander.
- Beug die Arme, während deine Ellbogen möglichst dicht am Körper bleiben, die Kurzhanteln berühren einander weiterhin, und senk die Gewichte vor die Brust.
- Halte kurz inne, drück dann die Kurzhanteln wieder hoch.
- Wahl des Gewichts: Wähle ein Gewicht, das du 12 bis 15 Mal heben könntest.

Führe B1, B2 und B3 sechs Minuten lang abwechselnd durch. Ziel ist, es auf möglichst viele Wiederholungen zu bringen. Ruhe nach diesem Zirkel drei bis fünf Minuten. Erhöhe dann das Gewicht um 3 bis 5 Prozent, und wiederhole den Zirkel für weitere sechs Minuten. Pausiere nach dem zweiten Durchlauf weitere fünf Minuten, und geh dann zu Workout C über.

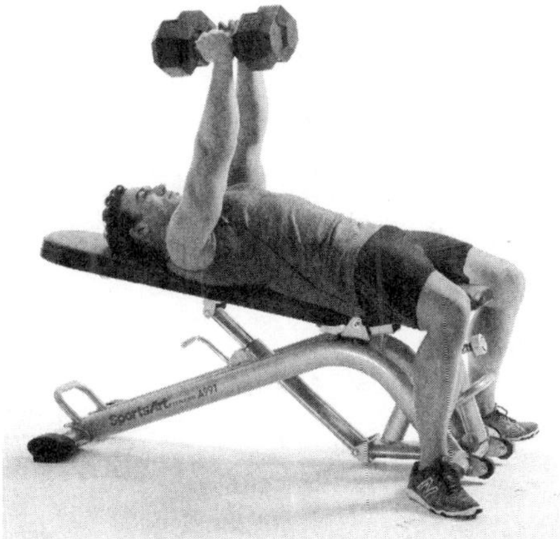

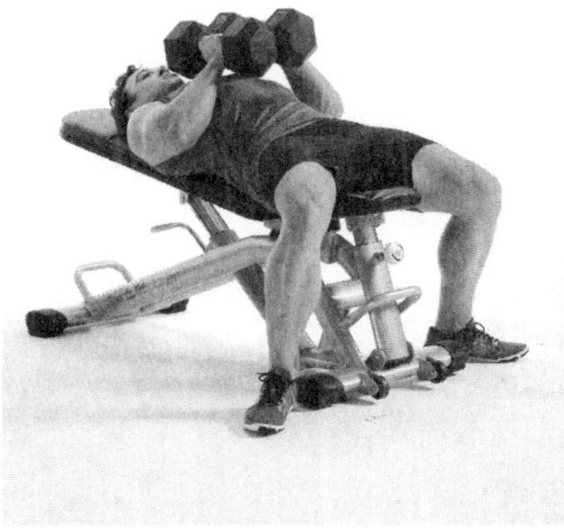

C1 Seated Calf Raise – Wadenpressen im Sitzen

4–6 Wiederholungen

- Stell eine Fußbank vor die Bank, nimm zwei Kurzhanteln, und setz dich auf die Bank. Platziere beide Fußballen auf der Fußbank, stell die Kurzhanteln senkrecht auf die Knie.
- Senk beide Fersen so weit wie möglich ab, ohne den Boden zu berühren.
- Stoß dich mit den Fußballen ab, und heb die Fersen möglichst weit an.

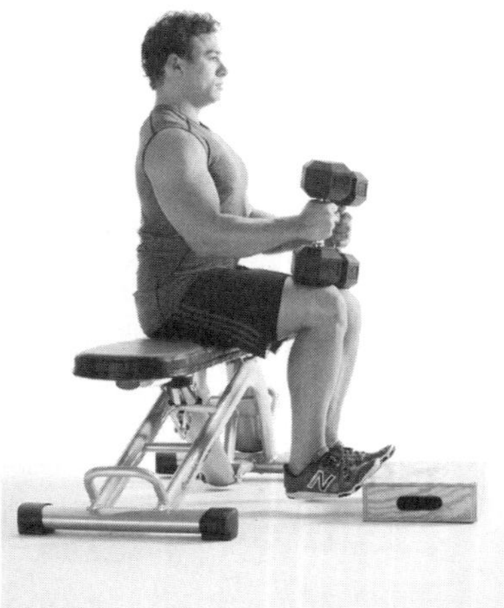

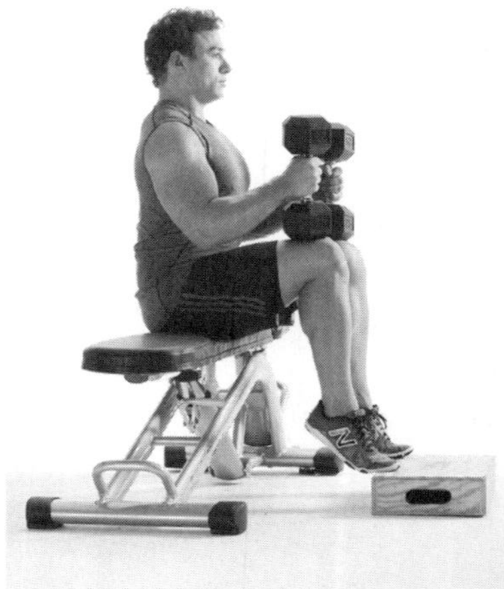

C2 Dumbbell Shrugs – Schulterheben mit Kurzhanteln

4–6 Wiederholungen

- Nimm ein paar Kurzhanteln, und halte sie mit gestreckten Armen seitlich am Körper, die Handflächen zeigen zueinander.
- Heb nun in einer explosiven Bewegung die Schultern möglichst weit nach oben, die Arme bleiben gestreckt an den Seiten.
- Wahl des Gewichts: Wähle ein Gewicht, das du 8 bis 12 Mal heben könntest.

Führe C1 und C2 vier Minuten lang abwechselnd durch. Ziel ist, es auf möglichst viele Wiederholungen zu bringen. Ruhe nach diesem Zirkel zwei Minuten, wiederhole den Zirkel dann mit demselben Gewicht.

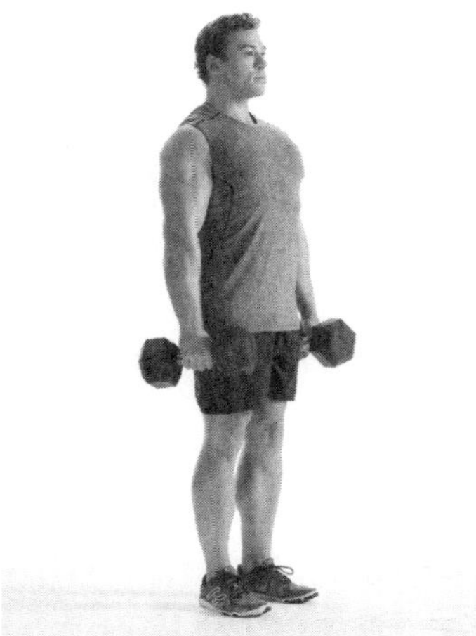

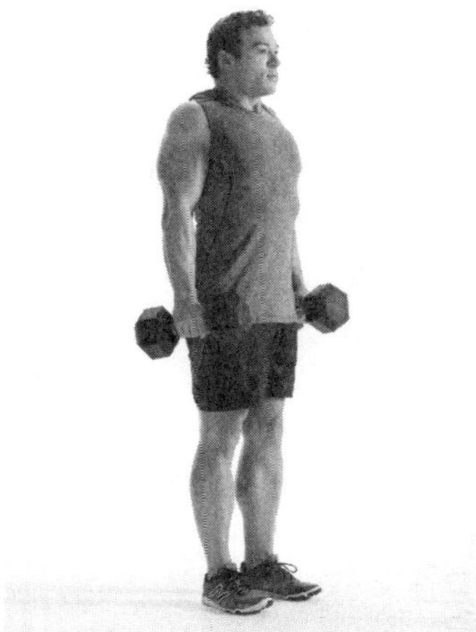

KAPITEL 11

Phase III: Aufstieg

VORGEFERTIGTE MODELLE ÜBERWINDEN

»Nicht durch Muskelkraft, Schnelligkeit oder Geschicklichkeit wird Großes erreicht, sondern durch Nachdenken, Charakterstärke und Urteilsvermögen.«

Marcus Tullius Cicero

Der Volksmund sagt, Muskeln könne man ganz einfach größer erscheinen lassen, indem man Fett abbaut. Denkt man länger darüber nach, ergibt das wirklich Sinn. Wir alle haben Muskeln, aber sie sind durch Fett verborgen. Dennoch stimmt es nur bis zu einem gewissen Grad.

Mittlerweile solltest du deutlich Fett abgebaut haben. Deine Kleidung sollte besser sitzen, du solltest mehr von deinem Körper sehen können, deine Muskeln sollten größer und fester sein. Doch in Wahrheit standen zwar deine Hormone und die Steigerung deines Testosteronspiegels im Vordergrund, zum Muskelwachstum kommen wir jedoch erst noch – klingt aufregend, oder? Zwar hast du durch die Hormonoptimierung sozusagen nebenher an Muskelmasse zugelegt, doch nun werden wir das Tempo hochschrauben, sodass deine Muskeln größer werden und das Fett noch stärker schmilzt.

Ziel der Aufstiegsphase ist genau das, nicht etwa plötzlich riesengroße, massige Muskeln zu bekommen. Ganz im Gegenteil – du wirst stärker, aber dein Körper bleibt schlank. Das erzielen wir, indem wir den Fokus auf zwei weitere Hormone legen: Wachstumshormon und Cortisol. Genauer gesagt, wir erhöhen das Wachstumshormon und senken das Cortisol. In Kombination mit deiner verbesserten Insulinwirkung, dem erhöhten Testosteron und niedrigeren Östrogen ergibt sich ein hormonelles Umfeld, in dem du deutlich an Muskelmasse zulegen kannst, ohne vermehrt Fett zu speichern.

DIE METHODE HINTER DEN MUSKELN

Im Unterschied zum metabolischen Widerstandstraining – das sich im Wesentlichen auf die Trainingsanordnung und kurze Ruhepausen konzentriert – erfordert ein Programm für das Wachstumshormon einen komplexeren Zugang, wie du in dieser Phase lernen wirst. Dieses Wachstumshormon-Training ist zwar nicht perfekt, für den Fettabbau in Kombination mit Muskelaufbau ist es jedoch eine der besten Methoden, die es gibt. Wir haben deinen Körper bis hierhin progressiv aufgebaut, nun ist er auf den Muskelaufbau bestens vorbereitet.

Zwar lässt sich das Wachstumshormon beinahe mit jedem Workout steigern, wirklich große Steigerungen erzielt man jedoch mithilfe von Laktat.

Milchsäure und Training

Was speziell das Training angeht, ist Milchsäure ein chemisches Abfallprodukt, das bei bestimmten chemischen Reaktionen während des Widerstandstrainings anfällt. Wenn sich Laktat – ein Salz der Milchsäure – während der Belastung im Blut anreichert, steigt der Säurewert (schließlich heißt es ja Milch*säure*) im extrazellulären Gewebe, die Nerven werden gereizt.

Wenn Blut, Nerven und Gewebe voller Säure sind, werden sie also »sauer«: »Hey, das nervt, das lass ich mir nicht mehr bieten.« Können die Abfallprodukte nicht mehr in ausreichendem Maß entsorgt werden, werden dafür andere Vorgänge in Gang gesetzt.

Milchsäure und Wachstumshormon

Um den Säurewert zu regeln, beginnt die Hypophyse, Unmengen an Wachstumshormon zu produzieren und auszuschütten – die wirksamste biologische Substanz, die dein Körper zur Einleitung des Fettab- und Muskelaufbaus fabrizieren kann.

Vereinfacht ausgedrückt: Ein Training, bei dem viel Milchsäure anfällt – und folglich eine enorme Ausschüttung von Wachstumshormon ausgelöst wird –, ist daher die effektivste Maßnahme, um einen simultanen Fettab- und Muskelaufbau einzuleiten, besonders dann, wenn du dich im Kaloriendefizit befindest (wie das an trainingsfreien Tagen der Fall sein wird).

Zusätzlich wirkt Wachstumshormon auch noch der fettspeichernden Wirkung des Cortisols entgegen. Wachstumshormon steht nämlich in indirektem Verhältnis zu Cortisol – wenn das Wachstumshormon ansteigt, sinkt der Cortisolspiegel. Und diese Kombination hilft dir, besser zu schlafen, dein Wohlbefinden insgesamt zu steigern und deinem Körper die Fettspeicherung im Bauchbereich zu erschweren.

Wichtig ist allerdings, dass die Milchsäure vor allem in der konzentrischen (oder positiv-dynamischen) Phase der Bewegung gebildet wird. Wenn du das Gewicht *hebst* (stell dir vor, du drückst ein Gewicht am höchsten Punkt einer Armbeuge), produzierst du wesentlich mehr Milchsäure, als wenn du es absenkst.

Um die Milchsäureproduktion zu maximieren, werden wir einfach die Hebegeschwindigkeit verändern, um bestmöglich davon zu profitieren. Für das Training wird häufig eine Abfolge von 2-0-2 eingesetzt. Das bedeutet, du hebst das Gewicht zwei Sekunden lang an, hältst am Scheitelpunkt der Bewegung null Sekunden inne und senkst das Gewicht dann wieder zwei Sekunden lang ab. In manchen Fällen nimmst du die Abfolge 2-0-3, senkst also langsamer ab.

Wenn wir diesen Gedanken weiterspinnen, könnten wir das Laktattraining in gewisser Weise als umgekehrtes Tempotraining betrachten. Wir heben das Gewicht also über einen Zeitraum von vier Sekunden (in den meisten Fällen) an und senken es extrem rasch, um für eine beinahe konstante konzentrische Spannung und ein hohes Maß an Milchsäureproduktion zu sorgen.

Beim Drücken über Kopf würde eine Wiederholung dann beispielsweise so aussehen:

Du drückst das Gewicht vier Sekunden lang nach oben.
Du senkst das Gewicht so rasch ab, wie es korrekt möglich ist.
Du beginnst sofort damit, es wieder nach oben zu drücken.

Nochmals: Gewichttraining dieser Art führt zur Produktion großer Mengen an Milchsäure, die deinen Körper zwingen, außerordentlich viel Wachstumshormon auszuschütten. Das macht die Verwandlung während dieser dritten Phase zu einem echten Genuss.

AUFSTIEG: DIE DIÄT

Ermittle deinen täglichen Kalorienbedarf für den Aufstieg

Bevor es so weit ist, musst du noch einmal deinen Erhaltungsbedarf an Kalorien errechnen. Das machst du genauso wie bei Auftakt und Aufbau. Dein Körper wird sich in der Zwischenzeit wieder wesentlich verändert haben, und du brauchst, um maximal von diesem Programm zu profitieren, die genauesten und aktuellsten Daten. Bevor du das Programm fortsetzt, prüfe also bitte dein Gewicht, und lass deinen Körperfettanteil bestimmen, aus diesen Werten kannst du dann deine *neuen* Erhaltungskalorien berechnen.

In dieser Aufstiegsphase wirst du erstmals mehr als die Erhaltungskalorien zu dir nehmen. Durch das lange Defizit und das neu geschaffene hormonelle Umfeld ist dein Körper nun bereit zu wachsen. In dieser Phase nimmst du mehr Kalorien auf und kombinierst die Diät mit einer Trainingsmethode, die auf erhöhte Ausschüttung von Wachstumshormon abzielt – zusammen mit dem Volumen wird das zu einem gewaltigen Muskelwachstum führen. Du hast doch hoffentlich Appetit?

Im Einzelnen wirst du an Trainingstagen *mehr* und an trainingsfreien Tagen *weniger* als den Erhaltungsbedarf zu dir nehmen.

- **Für deine Kalorienmenge an Trainingstagen addierst du 400 zu deinem Erhaltungsbedarf.**
- **Für deine Kalorienmenge an trainingsfreien Tagen ziehst du 200 von deinem Erhaltungsbedarf ab.**

DIE ANTEILE DER MAKRONÄHRSTOFFE

Protein

Die Proteinaufnahme hängt wiederum von der Magermasse ab, ist in dieser Phase jedoch höher. Die Proteinaufnahme wird so berechnet:

- **Trainingstage:** 3,31 Gramm Protein pro Kilo Magermasse
- **trainingsfreie Tage:** 2,76 Gramm pro Kilo Magermasse

Kohlenhydrate

- **Trainingstage:** 2,2 Gramm pro Kilo Magermasse
- **trainingsfreie Tage:** 1,1 Gramm pro Kilo Magermasse

Fett

Du kennst jetzt bereits deinen Erhaltungsbedarf und hast sowohl die Kalorien für deine Protein- als auch für deine Kohlenhydrataufnahme abgezogen. Nun hast du immer noch mehrere Hundert Kalorien zur Verfügung; diese wirst du aus Fett erhalten –

ja, das entspricht einer Menge Fett. Doch du weißt schon, dass du mit gesunden Fetten einen weiteren Schritt in Richtung Hormonoptimierung machst.

Da 1 Gramm Fett 9 Kilokalorien hat, teilst du dein Kalorienguthaben nun also durch neun. Du erhältst die Gramm Fett, die du essen wirst.

DIE ALPHA-GLEICHUNG ERNÄHRUNG: AUFSTIEG

Trainingstage

Schritt für Schritt sieht das so aus:

1. **Ermittle mithilfe der Tabelle auf Seite 319, wie viele Kalorien du für die Erhaltung deines Körpergewichts brauchst.**
2. **Addiere 400 zu dieser Zahl.** Du erhältst deine Kalorienzahl für Trainingstage.
3. **Multipliziere deine Magermasse mit 3,31.** Diese Zahl entspricht der Menge Protein, die du täglich zu dir nehmen solltest.
4. **Multipliziere deine Magermasse mit 2,2.** Diese Zahl entspricht der Kohlenhydratmenge, die du täglich zu dir nehmen solltest.
5. **Addiere die Gesamtzahl der Gramm Protein und Kohlenhydrate.**
6. **Multipliziere diese Zahl mit vier.** Das ist nun die Anzahl der Kalorien aus Protein und Kohlenhydraten.

7. **Subtrahiere diese Zahl von der Kalorienmenge für Trainingstage.** Diese Zahl sagt dir, wie viele Kalorien du aus Fett benötigst.
8. **Teile diese neue Zahl durch neun.** So viele Gramm Fett wirst du brauchen.

Das war's – acht einfache Schritte, und schon weißt du genau, wie viele Gramm Kohlenhydrate, Fett und Protein du zu dir nehmen solltest.

Trainingsfreie Tage

Wir wiederholen den Vorgang für trainingsfreie Tage:

1. **Ermittle mithilfe der Tabelle auf Seite 319, wie viele Kalorien du für die Erhaltung deines Körpergewichts brauchst.**
2. **Subtrahiere 200 von dieser Zahl.** Du erhältst deine Kalorienzahl für trainingsfreie Tage.
3. **Multipliziere deine Magermasse mit 2,76.** Diese Zahl entspricht der Menge Protein, die du täglich zu dir nehmen solltest.
4. **Multipliziere deine Magermasse mit 1,1.** Diese Zahl entspricht der Kohlenhydratmenge, die du täglich zu dir nehmen solltest.
5. **Addiere die Gesamtzahl der Gramm Protein und Kohlenhydrate.**
6. **Multipliziere diese Zahl mit vier.** Das ist nun die Anzahl der Kalorien aus Protein und Kohlenhydraten.
7. **Subtrahiere diese Zahl von der Kalorienmenge für**

trainingsfreie Tage. Diese Zahl sagt dir, wie viele Kalorien du aus Fett benötigst.

8. **Teile diese neue Zahl durch neun.** So viele Gramm Fett wirst du brauchen.

Sehen wir uns nun Romans und Steves Speisepläne für Phase III an:

Roman: **Phase-III-Speiseplan für Trainingstage**				
Bestandteile	**Protein** (g)	**Kohlen-hydrate** (g)	**Fett** (g)	**kcal**
Erste feste Mahlzeit P+F ½ Grillhähnchen; ½ Avocado; gehackte Zwiebeln, Pilze, Spinat, Grünkohl, alle in 1 EL Butter oder Kokosöl gebraten; 3 Eier	109	0	80	1156
Para-Workout-Getränk P+K Workout-Getränk – 3 Messlöffel BioTrust Low-Carb mit 360 ml Magermilch. Trink in der zweiten Hälfte deines Workouts zwei Drittel dieses Getränks. Den Rest trinkst du sofort nach dem Workout.	50	30	5	365
Abendessen P+K+F 450 g Forelle, 100 g in Biobutter gebratener Rosenkohl mit 15 g gerösteten Nüssen und 3 Scheiben Speck, 4 Portionen Baby-Kartoffeln, gebraten oder gekocht, mit je 2 EL Olivenöl/Essig	110	194	79	1927
Tagesmenge	**269**	**224**	**195**	**3700**

Roman: **Phase-III-Speiseplan für trainingsfreie Tage**				
Bestandteile	**Protein** (g)	**Kohlen-hydrate** (g)	**Fett** (g)	**kcal**
Erste feste Mahlzeit P+F ca. 150 g extramageres Rinderhack mit Gewürzen, 2 Portionen Oliven, gehackte Paprika, 125 g Sardinen in Olivenöl	59	0	62	794
Mittagessen P+K+F 200 g Schweinefilet; ½ Süßkartoffel mit Biobutter; 100 g Erdbeeren, mit 1 EL Kakao, 120 ml Sahne, Zimt, 60 g Spinat und Vanilleextrakt nach Geschmack im Mixer verarbeitet	60	30	62	918
Abendessen P+K+F ca. 150 g tiefgekühlte, gegarte Königskrabben; 3 Scheiben Speck; 500 g gegarter Quinoa mit gehacktem gemischtem Gemüse, bestreut mit 50 g Kürbiskernen	60	60	62	1038
Tagesmenge	**179**	**90**	**186**	**2750**

Steve: **Phase-III-Speiseplan für Trainingstage**				
Bestandteile	**Protein** (g)	**Kohlen-hydrate** (g)	**Fett** (g)	**kcal**
Erste feste Mahlzeit P+F ½ Grillhähnchen; gehackte Zwiebeln, Pilze, Spinat, Grünkohl, alles in Butter oder Kokosöl gebraten; 1 Ei	95	0	48	794
Para-Workout-Getränk P+K Workout-Getränk – 3 Messlöffel BioTrust Low-Carb mit 360 ml Magermilch. Trink in der zweiten Hälfte deines Workouts zwei Drittel dieses Getränks. Den Rest trinkst du sofort nach dem Workout.	50	30	5	365
Abendessen P+K+F 450 g Forelle; in Biobutter gebratener Rosenkohl mit gerösteten Nüssen (ca. 10 g), 3 Portionen Baby-Kartoffeln, gebraten oder gekocht, mit 1 EL Olivenöl und 2 EL Essig	95	170	47	1483
Tagesmenge	**240**	**200**	**100**	**2642**

Steve: **Phase-III-Speiseplan für trainingsfreie Tage**				
Bestandteile	**Protein** (g)	**Kohlen-hydrate** (g)	**Fett** (g)	**kcal**
Erste feste Mahlzeit P+F ca. 150 g extramageres gehacktes Rindersteak mit Gewürzen, 1 Portion Oliven, gehackte Paprika, 125 g Sardinen in Wasser	53	0	36	536
Mittagessen P+K+F 200 g Schweinefilet; 100 g Erdbeeren, mit 1 TL Kakao, 120 ml Sahne, Zimt, 30 g Spinat und Vanilleextrakt nach Geschmack im Mixer verarbeitet	53	20	36	616
Abendessen P+K+F ca. 100 g tiefgekühlte, gegarte Königskrabben; 1 Scheibe Speck; 500 g gegarter Quinoa mit gehacktem gemischtem Gemüse	54	60	36	780
Tagesmenge	**160**	**80**	**120**	**2040**

WORKOUTS FÜR PHASE III

Trainingsschema Auftriebsphase							
	Montag	Dienstag	Mittwoch	Donnerstag	Freitag	Samstag	Sonntag
Woche 1	Workout 1	Workout 2	frei	Workout 3	frei	Workout 4	frei
Woche 2	Workout 3	Workout 1	frei	Workout 4	frei	Workout 2	frei
Woche 3	Workout 4	Workout 3	frei	Workout 2	frei	Workout 1	frei
Woche 4	Workout 2	Workout 4	frei	Workout 1	frei	Workout 3	frei

PHASE III, WORKOUT 1

A Squat – Kniebeuge (beliebige Variante)

20 Wiederholungen

Hier handelt es sich *nicht* um Laktattraining. Dies ist ein Satz von 20 Wiederholungen mit anstrengendem Gewicht bei normalem Tempo. Danach zwei, drei Minuten Pause und dann weiter mit B.

B1 Chest Press – Bankdrücken

12 Wiederholungen

B2 Barbell Bent-Over Row – Langhantelrudern in Vorbeuge

10 Wiederholungen

B3 Plank – Unterarmstütz

60 Sekunden halten

In diesem Zirkel werden zwei Übungen in der Art des Laktattrainings im Tempo 1-0-4 für drei Sätze zu je 10 bis 12 Wiederholungen ausgeführt. Wähle ein für die Übung geeignetes Gewicht (häufig bedeutet das verschiedene Gewichte für jeden Zirkel). Tempo spielt beim Unterarmstütz keine Rolle. Halte ihn nur für 60 Sekunden.

Führe die Übungen B1 bis B3 hintereinander aus, ruhe dazwischen jeweils 10 bis 30 Sekunden. Pausiere nach B3 90 Sekunden und wiederhole. Warte nach dem letzten Durchlauf zwei Minuten, und geh dann zu Workout C über.

C1 Lateral Raise – Seitheben

12 Wiederholungen

C2 Romanian Dumbbell Deadlift – Rumänisches Kreuzheben mit Kurzhantel

8 Wiederholungen

Dieser Zirkel besteht aus zwei Übungen im Tempo 1-0-4 für vier Sätze zu je 8 bis 12 Wiederholungen. Wähle ein für die Übung geeignetes Gewicht (häufig bedeutet das verschiedene Gewichte für jeden Zirkel). Führe die Übungen C1 und C2 hintereinander aus, ruhe dazwischen jeweils zehn Sekunden. Pausiere nach C2 90 Sekunden und wiederhole. Warte nach dem letzten Durchlauf zwei Minuten, und geh dann zu Workout D über.

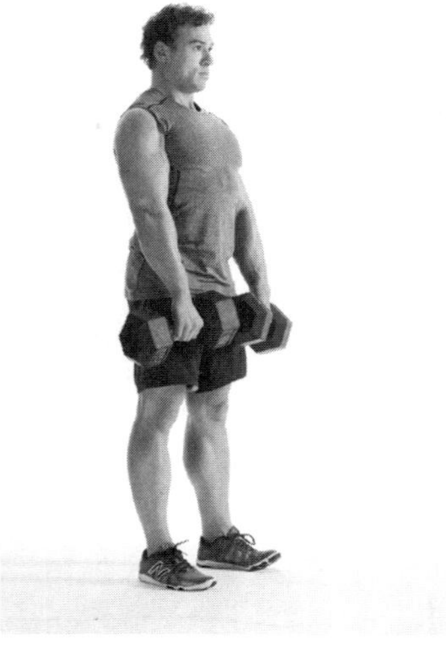

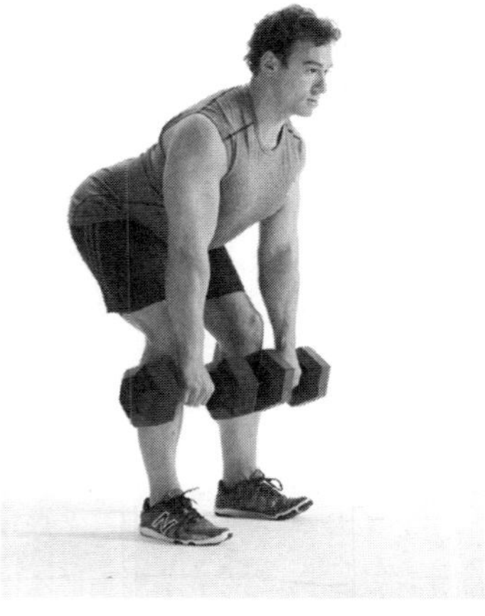

D Body-Weight Squat – Kniebeuge ohne Zusatzgewicht

25 Wiederholungen

- Du stehst aufrecht, die Füße schulterbreit auseinander, die Arme nach vorne gestreckt, die Handflächen zeigen nach unten.
- Geh so weit in die Knie, wie du kannst, indem du deine Hüfte nach hinten drückst.
- Halte kurz inne, heb den Körper dann wieder in die Ausgangsposition.

Auch das ist *kein* Laktattraining. Dies ist ein Satz von 25 Wiederholungen bei normalem Tempo und *nur* mit dem Gewicht deines Körpers.

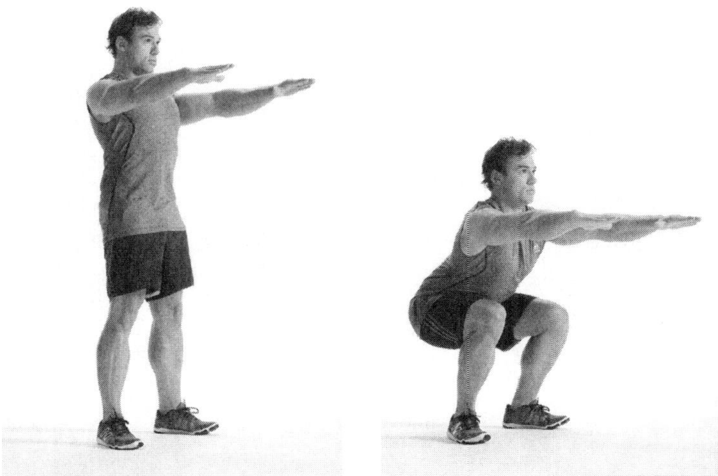

PHASE III, WORKOUT 2

A Trap Bar Deadlifts from Deficit – Kreuzheben mit Trap-Bar von weiter unten

20 Wiederholungen

- Belade eine Trap-Bar mit Gewichten, und stelle dich zwischen die Griffe der Trap-Bar auf eine Hantelscheibe, die Füße etwa hüftbreit auseinander.
- Beug dich nach unten, und umfasse die Trap-Bar jeweils an der Außenseite deiner Knie. Die Schultern sollten sich direkt über der Trap-Bar befinden.
- Der Bauchnabel zieht fest zur Wirbelsäule, du stemmst deine Fersen in den Boden und drückst die Hüfte nach vorne. Dabei hebst du die Trap-Bar an, bis sie sich vor deinen Oberschenkeln befindet.
- Senk die Trap-Bar wieder in die Ausgangsposition ab, und wiederhole die Übung.

Dies ist *kein* Laktattraining. Es ist ein Satz von 20 Wiederholungen mit anstrengendem Gewicht bei normalem Tempo. Mache nach diesem Durchlauf zwei bis drei Minuten Pause, und geh dann zu Workout B über.

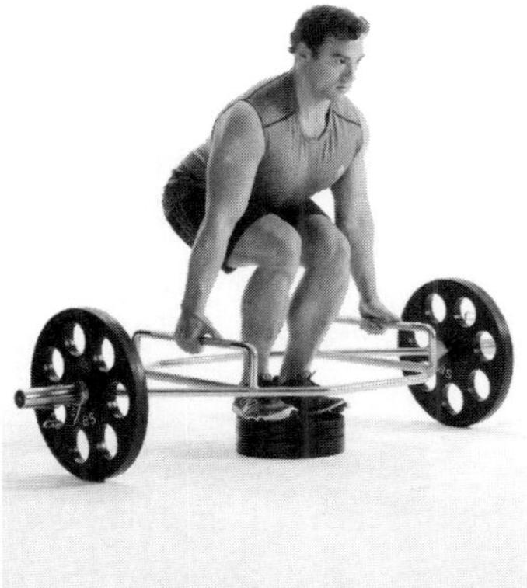
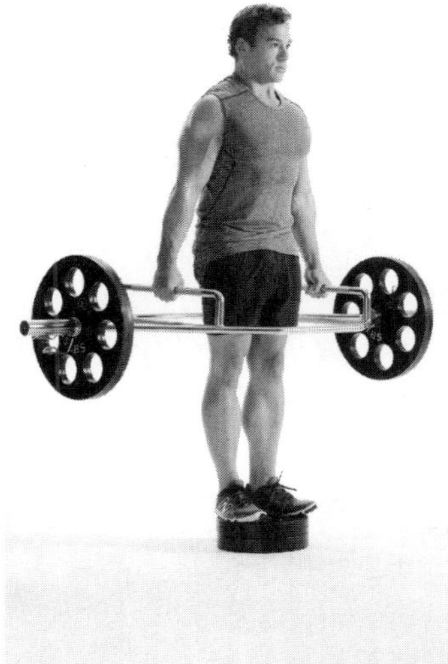

B1 Pull-Up or Pull-Down – Klimmzug oder Latziehen

10 Wiederholungen

Beides kann mit Band- oder anderer Unterstützung ausgeführt werden.

B2 Alpha Press – Alpha-Drücken

10 Wiederholungen

B3 Feet-Elevated Plank – Unterarmstütz mit Beine-Anheben

45 Sekunden

- Begib dich in Liegestützposition, aber mit gebeugten Ellbogen, sodass dein Gewicht nicht auf den Händen, sondern auf den Unterarmen ruht. Leg deine Füße auf eine Bank. Der Körper sollte von der Schulter bis zum Knöchel eine gerade Linie bilden.
- Stabilisiere das Becken durch Anspannen der Bauchmuskeln, so als müsstest du deinen Bauch vor einem Faustschlag schützen.
- Halte diese Position für die angegebene Zeit.

Diese Übungen sind *kein* Laktattraining. Führe sie in normalem Tempo aus. Wähle ein für die Übung geeignetes Gewicht (häufig bedeutet das verschiedene Gewichte für jeden Zirkel). Tempo spielt beim Unterarmstütz keine Rolle. Halte ihn nur für 60 Sekunden.

Führ die Übungen B1 bis B3 hintereinander aus, ruhe dazwischen jeweils 10 bis 30 Sekunden. Pausiere nach B3 60 Sekunden und wiederhole. Warte nach dem letzten Durchlauf zwei Minuten, und geh dann zu Workout C über.

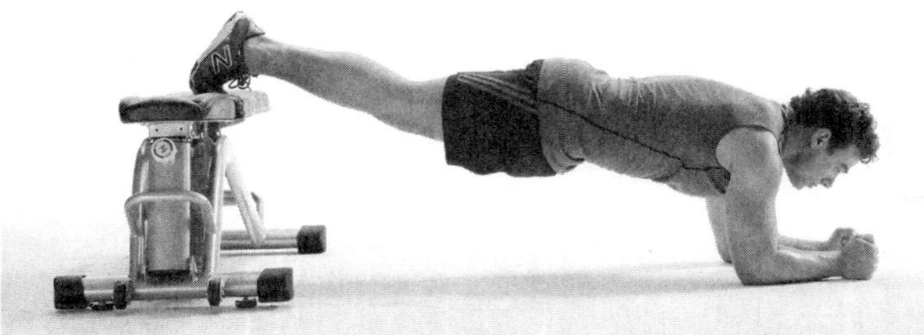

C1 Push-Up – Liegestütz

12 Wiederholungen

C2 Barbell Biceps Curl – Armbeugen mit Langhantel

15 Wiederholungen

- Nimm eine Langhantel im Kammgriff, die Arme sind gestreckt, die Handflächen weisen nach vorne, die Hantel hängt vor dem Körper.
- Beug die Ellbogen, ohne die Oberarme zu bewegen, und ziehe die Hantel dabei so nahe wie möglich an die Schultern.
- Halte kurz inne, senk dann die Hantel langsam wieder in die Ausgangsposition.

Diese beiden Übungen werden als Laktattraining im Tempo 3-0-1 in fünf Durchläufen zu 12 bis 15 Wiederholungen ausgeführt. Wähle ein für die Übung geeignetes Gewicht (häufig bedeutet das verschiedene Gewichte für jeden Zirkel). Führ die Übungen C1 und C2 hintereinander aus, ruhe dazwischen jeweils zehn Sekunden. Pausiere nach C2 90 Sekunden und wiederhole. Warte nach dem letzten Durchlauf zwei Minuten, und geh dann zu Workout D über.

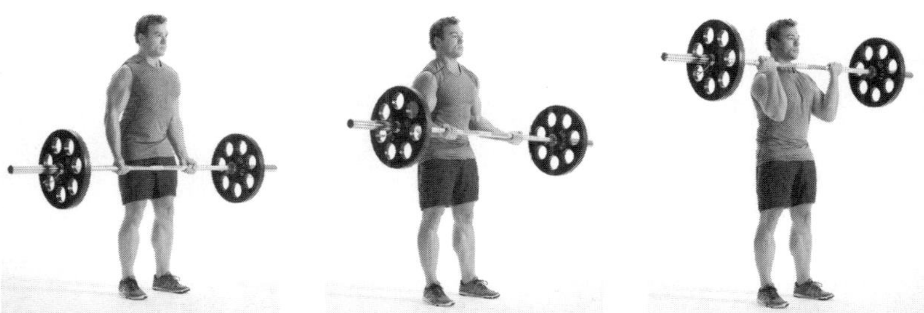

D Trap Bar Deadlifts from Deficit – Kreuzheben mit Trap-Bar von weiter unten

25 Wiederholungen

Dies ist *kein* Laktattraining. Es ist ein Satz zu 25 Wiederholungen mit leichtem Gewicht. Verwende 20 bis 30 Prozent des Gewichts, das du für den Workout-Satz A eingesetzt hast, und behalte ein konstantes Tempo bei.

PHASE III, WORKOUT 3

A Rack Pull from the Knee – Rack-Pull aus den Knien

20 Wiederholungen

- Stell eine Hebeplattform so ein, dass sich, wenn du aufrecht stehst, die Hebeteile etwas unterhalb der Knie befinden.
- Leg eine Langhantel darauf, und fasse die Stange im Ristgriff.
- Beug Hüfte und Knie, halte deinen unteren Rücken gerade, richte dich auf, schwing die Hüfte nach vorne, und spann die Gesäßmuskeln an.
- Halte kurz inne, lass die Hantel dann möglichst dicht am Körper auf die Hebeteile sinken.

Dies ist *kein* Laktattraining. Es ist ein Satz von 20 Wiederholungen mit anstrengendem Gewicht in konstantem Tempo. Mache nach diesem Durchlauf zwei bis drei Minuten Pause, und geh dann zu Workout B über.

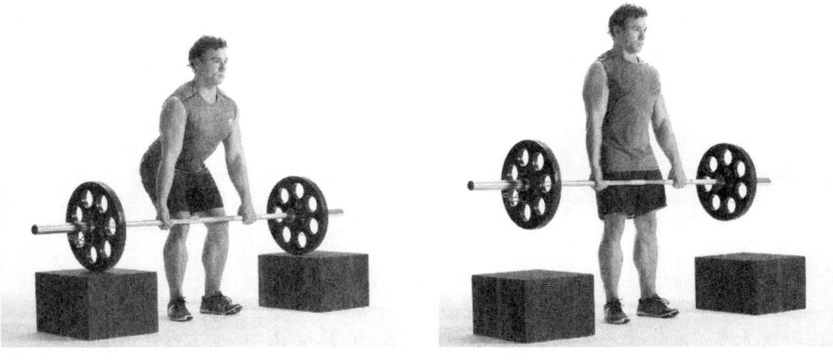

B1 High-Incline Dumbbell Bench Press – Schrägbankdrücken mit hoher Neigung und Kurzhanteln

12 Wiederholungen

- Stell eine Schrägbank auf einen Winkel von 45 bis 60 Grad ein.
- Nimm zwei Kurzhanteln, und setz dich auf die Bank. Halte die Kurzhanteln mit gestreckten Armen direkt über der Schulter.
- Senk die Kurzhanteln seitlich auf Brusthöhe ab, halte kurz inne, und drück die Gewichte wieder nach oben.

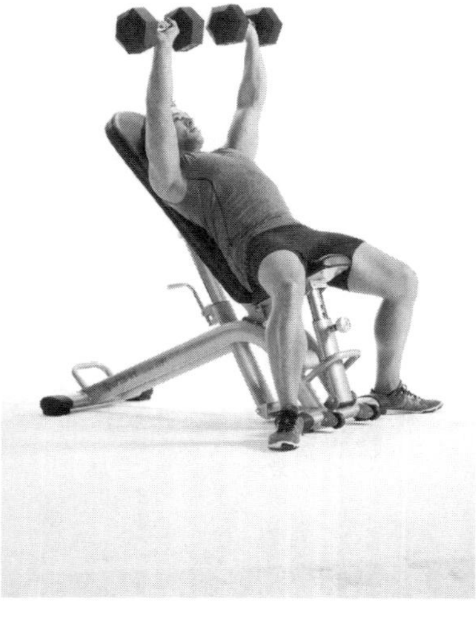

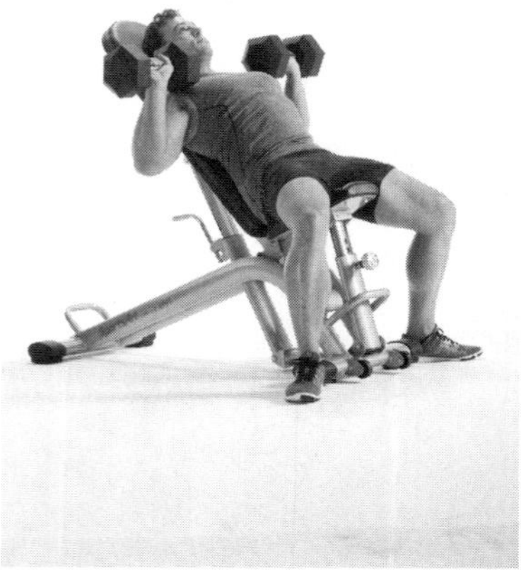

B2 Seated Cable Row – Kabelrudern sitzend

10 Wiederholungen

- Befestige eine gerade Stange oder einen Griff an der Seilzugstation, und positioniere dich (wie abgebildet), Füße fest auf dem Boden.
- Fass den Griff, beug die Knie leicht, und setz dich aufrecht hin, indem du die Schultern nach hinten unten drückst.
- Zieh Stange oder Griff, ohne den Rumpf zu bewegen, zu deinen oberen Bauchmuskeln heran. Halte kurz inne, kehr dann wieder in die Ausgangsposition zurück.

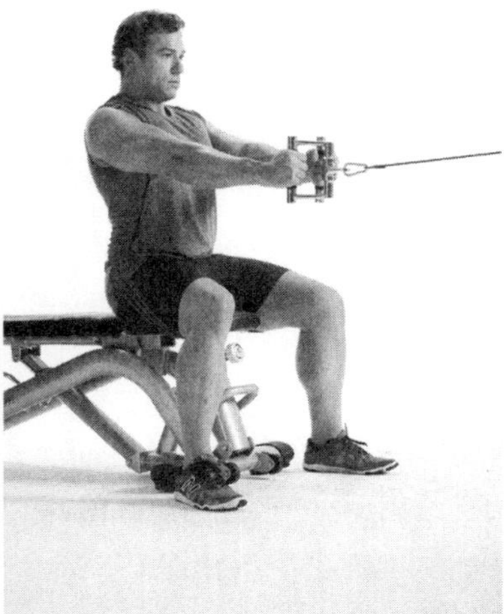

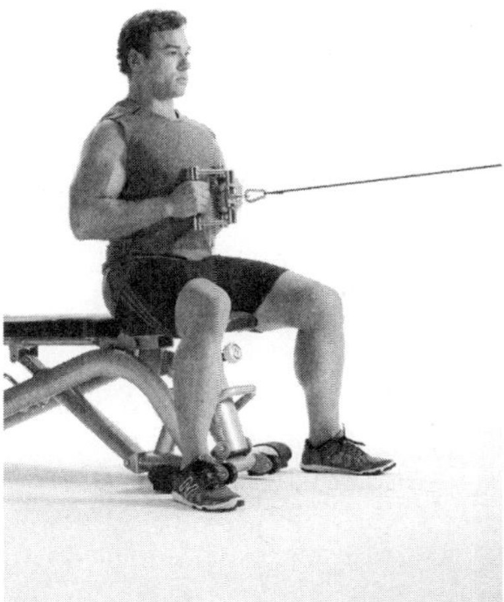

B3 Plank – Unterarmstütz

60 Sekunden halten

Dieser Zirkel besteht aus drei Übungen in der Art des Laktattrainings und wird im Tempo 4-0-1 für drei Sätze zu je 8 bis 12 Wiederholungen ausgeführt. Wähle ein für die Übung geeignetes Gewicht (häufig bedeutet das verschiedene Gewichte für jeden Zirkel). Tempo spielt beim Unterarmstütz keine Rolle. Halte ihn nur für 60 Sekunden.

Führe die Übungen B1 bis B3 hintereinander aus, ruhe dazwischen jeweils 10 bis 30 Sekunden. Pausiere nach B3 90 Sekunden und wiederhole. Warte nach dem letzten Durchlauf zwei Minuten, und geh dann zu Workout C über.

C1 Lateral Raise – Seitheben

12 Wiederholungen

C2 Alpha Deadlift – Alpha-Kreuzheben

8 Wiederholungen

Dieser Zirkel besteht aus zwei Übungen, die im Tempo 4-0-1 für vier Sätze zu je 8 bis 12 Wiederholungen ausgeführt werden. Wähle ein für die Übung geeignetes Gewicht (häufig bedeutet das verschiedene Gewichte für jeden Zirkel). Führe die Übungen C1 und C2 hintereinander aus, ruhe dazwischen jeweils zehn Sekunden. Pausiere nach C2 90 Sekunden und wiederhole. Warte nach dem letzten Durchlauf zwei Minuten, und geh dann zu Workout D über.

D Rack Pull from the Knee – Rack-Pull aus den Knien

25 Wiederholungen

Dies ist *kein* Laktattraining. Es ist ein Satz von 25 Wiederholungen in konstantem Tempo. Verwende 20 bis 30 Prozent des für Workout A eingesetzten Gewichts.

PHASE III, WORKOUT 4

A Alpha Deadlift – Alpha-Kreuzheben
20 Wiederholungen

Dies ist *kein* Laktattraining. Es ist ein Satz von 20 Wiederholungen mit anspruchsvollem Gewicht. Mach nach diesem Durchlauf zwei bis drei Minuten Pause, und geh dann zu Workout B über.

B1 Bent-Over Row – Rudern in Vorbeuge
10 Wiederholungen

Beides kann mit Band- oder anderer Unterstützung ausgeführt werden.

B2 Low-Incline Dumbbell Bench Press – Schrägbankdrücken mit geringer Neigung und Kurzhanteln
10 Wiederholungen

- Stell eine Schrägbank auf einen Winkel von 15 bis 30 Grad ein.
- Nimm zwei Kurzhanteln, und setz dich auf die Bank. Halte die Kurzhanteln mit gestreckten Armen direkt über der Schulter, die Handflächen zeigen nach vorne.
- Senk die Kurzhanteln seitlich auf Brusthöhe ab, halte kurz inne, und drück die Gewichte wieder nach oben.

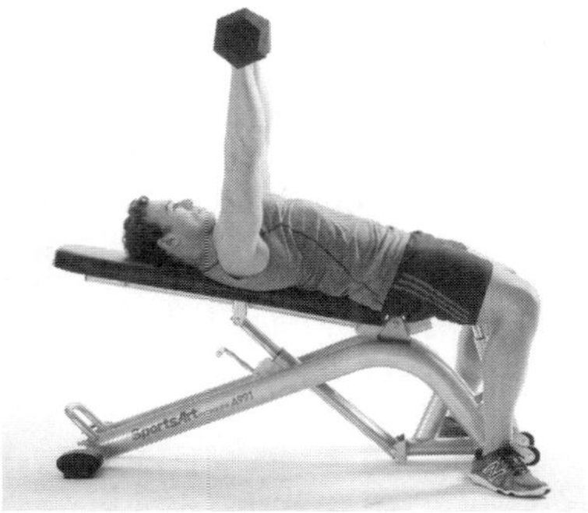
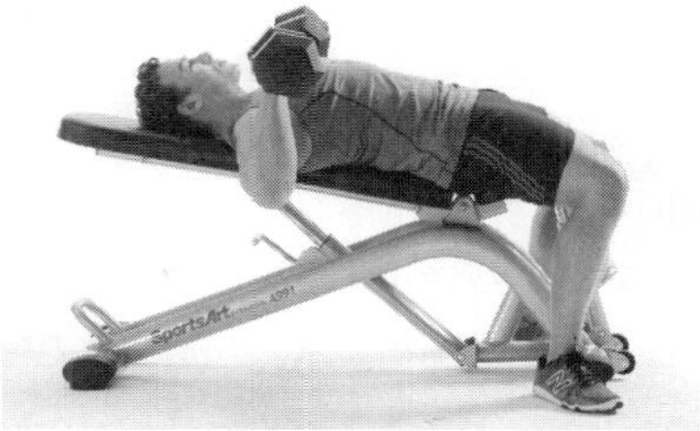

B3 Feet-Elevated Plank – Unterarmstütz Beine anheben

45 Sekunden

Das Tempo spielt hier keine Rolle, halte die Position einfach 45 Sekunden.

Dies ist *kein* Laktattraining. Dieser Zirkel besteht aus drei Übungen für vier Durchläufe zu je 10 Wiederholungen in konstantem Tempo. Wähle ein für die Übung geeignetes Gewicht (häufig bedeutet das verschiedene Gewichte für jeden Zirkel). Führe die Übungen B1 bis B3 hintereinander aus, ruhe dazwischen jeweils 10 bis 30 Sekunden. Pausiere nach B3 60 Sekunden und wiederhole. Warte nach dem letzten Durchlauf zwei Minuten, und geh dann zu Workout C über.

C1 Dumbbell Rear Delt Fly – Seitheben

12 Wiederholungen

C2 Body-Weight Glute Bridge – Beckenlift

15 Wiederholungen

Diese beiden Übungen werden als Laktattraining im Tempo 3-0-1 in fünf Durchläufen zu 12 bis 15 Wiederholungen ausgeführt. Wähle ein für die Übung geeignetes Gewicht (häufig bedeutet das verschiedene Gewichte für jeden Zirkel). Führe die Übungen C1 und C2 hintereinander aus, ruhe dazwischen jeweils zehn Sekunden. Pausiere nach C2 90 Sekunden und wiederhole. Warte nach dem letzten Durchlauf zwei Minuten, und geh dann zu Workout D über.

D Alpha Deadlift – Alpha-Kreuzheben

25 Wiederholungen

Dies ist *kein* Laktattraining. Es ist ein Satz zu 25 Wiederholungen mit leichtem Gewicht. Verwende 20 bis 30 Prozent des für Workout A eingesetzten Gewichts.

KAPITEL 12

Phase IV: Aufleben

DAS ENDE VOM ANFANG

»Ein Mensch, der als körperliches Wesen stets auf das Äußerliche ausgerichtet ist und meint, sein Glück liege außerhalb seiner selbst, wendet sich schließlich nach innen und stellt fest, dass die Quelle in ihm ist.«

Søren Kierkegaard

Manche Fitnessprogramme laufen sich tot. Andere enden einfach. Uns kommt es hier darauf an, dass du am Ende dieses Trainings- und Diätprogramms auflebst. Aber nicht weil du irgendein Endziel erreicht hast. Sondern eher, weil du mit den erhofften Veränderungen und ersehnten Verbesserungen *vollauf* zufrieden bist.

»Aufleben« ist eine vierwöchige Phase, die dir helfen soll, der Held deiner Reise zu werden; sie ist der letzte Schritt auf deinem Weg zum Alpha und hilft dir, deinem Äußeren den letzten Schliff zu geben, damit du besser aussiehst und dich besser fühlst als je zuvor.

Phase IV ist in vielerlei Hinsicht das Star-Programm. Da du unsere Vorlieben mittlerweile kennst, wird es dich auch nicht wundern, dass wir sie als Superhelden-Phase betrachten.

In Comics finden sich Superhelden oft in Gruppen oder Teams zusammen. Von den X-Men und den Fantastischen Vier über die

Gerechtigkeitsliga bis zu den Rächern erkennen Helden, dass sie bestimmte Kompetenzen benötigen, um die Welt zu retten. Um überzeugend zu wirken, lassen Comicautoren ihre Superhelden so zusammenarbeiten, dass ihre Fähigkeiten sich ergänzen und sie damit eine Einheit schaffen, deren Wert größer ist als die Summer ihrer Bestandteile.

In Phase IV machen wir das ebenso, unsere Vorgehensweise umfasst nun all die Phasen, die du bereits durchgemacht hast.

In den vorherigen Phasen standen jeweils bestimmte Hormone und die zugehörigen Maßnahmen im Vordergrund: Insulin und metabolisches Widerstandstraining, Testosteron und Trainingsdichte, Wachstumshormon und Training zu dessen Steigerung. All diese Dinge halfen dir Fett abzubauen, Muskelmasse zuzulegen und mehr Kraft zu bekommen. Manchmal stellten sich auch mehrere Vorteile gleichzeitig ein – durch hartes Training, eine veränderte Ernährung und eine bessere Hormonfunktion.

All das hat sich prächtig entwickelt, daher ist es nun Zeit, deinen Körper zu lehren, wie er all diese Aspekte gleichzeitig fördern kann. Wie jedes Superhelden-Team – und jedes andere auch – eine Zeitlang gemeinsam trainieren muss, um Rhythmus und Schlagkraft zu entwickeln, so muss auch dein Training jeden der einzelnen Aspekte gleichzeitig berücksichtigen.

Indem du Phase IV durcharbeitest, wirst du unser Programm mit einer Insulinwirkung wie beim Auftakt, einem schlanken Körper wie beim Aufbau und kräftigen Muskeln wie beim Auftrieb abschließen. Du wirst sehr wahrscheinlich noch ein wenig überschüssiges Fett verlieren, Muskeln in wichtigen Bereichen stärken und noch etwas kräftiger werden.

Um dieses Ziel zu erreichen, besteht das »Aufleben« aus einem Tag Training für den Fettabbau, einem Tag Dichtetraining, einem Tag Muskelaufbau und einem Tag Krafttraining.

Diese Phase dauert vier Wochen und soll, wie bereits erwähnt, deinem Aussehen den letzten Schliff geben und dich in die Lage versetzen, jedes Programm zu beherrschen, das du nach dem Erreichen des Alpha-Status in Angriff nimmst.

AUFLEBEN: DIE DIÄT

Ermittle deinen täglichen Kalorienbedarf für das Aufleben

Bevor es so weit ist, musst du noch einmal deinen Erhaltungsbedarf an Kalorien errechnen. Das funktioniert wieder genauso wie in Auftakt, Aufbau und Auftrieb. Bevor du das Programm fortsetzt, prüfe also bitte dein Gewicht, und lass deinen Körperfettanteil bestimmen, aus diesen Werten kannst du dann deine neuen Erhaltungskalorien berechnen.

Fertig? Großartig! Gehen wir weiter zu deiner täglichen Kalorienzufuhr. Im Einzelnen wirst du in dieser Phase an Trainingstagen *mehr* und an trainingsfreien Tagen weniger als den Erhaltungsbedarf zu dir nehmen.

- **Für deine Kalorienmenge an Trainingstagen addierst du 300 zu deinem Erhaltungsbedarf.**
- **Für deine Kalorienmenge an trainingsfreien Tagen ziehst du 400 von deinem Erhaltungsbedarf ab.**

In dieser Phase verringern wir den Überschuss an Trainingstagen und erhöhen das Defizit an trainingsfreien Tagen. Du nimmst weniger Kalorien auf und kombinierst die Diät mit einer Trainingsmethode, die auf erhöhte Ausschüttung von Wachstumshormon abzielt – zusammen mit dem Volumen wird das zu gewaltigem Wachstum führen.

DIE ANTEILE DER MAKRONÄHRSTOFFE

Protein

Die Proteinaufnahme hängt wiederum von der Magermasse ab, ist in dieser Phase jedoch höher. Die Proteinaufnahme wird so berechnet:

- **Trainingstage:** 3,31 Gramm Protein pro Kilo Magermasse
- **trainingsfreie Tage:** 2,2 Gramm Protein pro Kilo Magermasse

Kohlenhydrate

- **Trainingstage:** 2,2 Gramm Kohlenhydrate pro Kilo Magermasse
- **trainingsfreie Tage:** 0,55 Gramm Kohlenhydrate pro Kilo Magermasse

Fett

Du kennst jetzt bereits deine Erhaltungskalorien und hast sowohl die Kalorien für deine Protein- als auch für deine Kohlenhydrataufnahme abgezogen. Nun hast du immer noch mehrere Hundert Kalorien zur Verfügung; diese wirst du aus Fett erhalten – ja, das ist eine Menge Fett. Doch wie du weißt, sind gesunde Fette ein weiterer Schritt in Richtung Hormonoptimierung. Da 1 Gramm Fett 9 Kalorien hat, teilst du dein Kalorienguthaben nun also durch neun. Du erhältst die Gramm Fett, die du essen solltest.

DIE ALPHA-GLEICHUNG ERNÄHRUNG: AUFLEBEN

Trainingstage

Schritt für Schritt sieht das so aus:

1. **Ermittle mithilfe der Tabelle auf Seite 319, wie viele Kalorien du für die Erhaltung deines Körpergewichts brauchst.**
2. **Addiere 300 zu dieser Zahl.** Du erhältst deine Kalorienzahl für Trainingstage.
3. **Multipliziere deine Magermasse mit 3,31.** Diese Zahl entspricht der Menge Protein, die du täglich zu dir nehmen solltest.
4. **Multipliziere deine Magermasse mit 2,2.** Diese Zahl entspricht der Kohlenhydratmenge, die du täglich zu dir nehmen solltest.
5. **Addiere die Gesamtzahl der Gramm Protein und Kohlenhydrate.**

6. **Multipliziere diese Zahl mit vier.** Das ist nun die Anzahl der Kalorien aus Protein und Kohlenhydraten.
7. **Subtrahiere diese Zahl von der Kalorienmenge für Trainingstage.** Diese Zahl sagt dir, wie viele Kalorien du aus Fett benötigst.
8. **Teile diese neue Zahl durch neun.** So viele Gramm Fett wirst du brauchen.

Trainingsfreie Tage

1. **Ermittle mit der Tabelle auf Seite 319, wie viele Kalorien du für die Erhaltung deines Gewichts brauchst.**
2. **Subtrahiere 400 von dieser Zahl.** Du erhältst deine Kalorienzahl für trainingsfreie Tage.
3. **Multipliziere deine Magermasse mit 2,2.** Diese Zahl entspricht der Menge Protein, die du täglich zu dir nehmen solltest.
4. **Multipliziere deine Magermasse mit 0,55.** Diese Zahl entspricht der Kohlenhydratmenge, die du täglich zu dir nehmen solltest.
5. **Addiere die Gesamtzahl der Gramm Protein und Kohlenhydrate.**
6. **Multipliziere diese Zahl mit vier.** Das ist nun die Anzahl der Kalorien aus Protein und Kohlenhydraten.
7. **Subtrahiere diese Zahl von der Kalorienmenge für trainingsfreie Tage.** Diese Zahl sagt dir, wie viele Kalorien du aus Fett benötigst.
8. **Teile diese neue Zahl durch neun.** So viele Gramm Fett wirst du brauchen.

Steve: 90 Kilogramm
20 % Körperfett *Magermasse: 72* *Grundwert Kilokalorien = 2232*
Trainingstage
Kilokalorien = 2232 + 300 = 2532 *Protein = 72 x 3,31 = 238 Gramm* *Kohlenhydrate = 72 x 2,2 = 158 Gramm*
Kohlenhydrate + Protein = 396 x 4 = 1584 Kilokalorien *2532 – 1584 = 948 Kilokalorien* *Fett = 948 : 9 = 105 Gramm Fett*
Trainingsfreie Tage
Kilokalorien = 2232 – 400 = 1832 *Protein = 72 x 2,2 = 158 Gramm* *Kohlenhydrate = 72 x 0,55 = 40 Gramm*
Kohlenhydrate + Protein = 198 x 4 = 792 Kilokalorien *1832 – 800 = 1032 Kilokalorien* *Fett = 1032 : 9 = 115 Gramm Fett*

Im Folgenden siehst du, wie Roman seine Ernährung auf diesen Kalorienbedarf abstimmt, und auch, wie es bei Steve aussehen könnte.

Roman: Phase-IV-Speiseplan für Trainingstage				
Bestandteile	**Protein** (g)	**Kohlen-hydrate** (g)	**Fett** (g)	**kcal**
Erste feste Mahlzeit P+F Gourmet-Omelett aus 8 ganzen Eiern, 1 EL Kokosöl, Spinat, gemischtem Gemüse, 1 EL Parmesan, 1 EL Cheddar, 3 Putenwürstchen, 1 EL scharfe Sauce (kohlenhydratreduziert)	109	0	84	1192
Para-Workout-Getränk P+K Workout-Getränk – 3 Messlöffel BioTrust Low-Carb mit 360 ml Magermilch. Trink in der zweiten Hälfte deines Workouts zwei Drittel dieses Getränks. Den Rest trinkst du sofort nach dem Workout.	50	30	5	365
Abendessen P+K+F ca. 350 g Filet mignon; 3 Scheiben Speck; 2 EL Biobutter; Mischung aus Tomaten, Kopfkohl, Gurke, Rettich, 75 g Sauerkraut; 3 große Ofenkartoffeln mit Salz und Butter	110	149	84	1792
Tagesmenge	**269**	**179**	**173**	**3349**

Roman: Phase-IV-Speiseplan für trainingsfreie Tage				
Bestandteile	**Protein** (g)	**Kohlen-hydrate** (g)	**Fett** (g)	**kcal**
Erste feste Mahlzeit P+F 4 große Hähnchenschenkel, Algensalat mit Zitrone und Kräutern, 2 EL Macadamianussöl, ½ Avocado	59	0	65	821
Mittagessen P+K+F ca. 200 g Steak vom Känguru oder Wildschwein, in Biobutter gebratene Zwiebeln, Grünkohl und Salat aus jungen Blattsalaten und Tomate, 110 g gehackter Speck und 1 EL Macadamianussöl	60	0	65	825
Abendessen P+K+F ca. 200 g Putenbrust, 2 Portionen Biopesto, 250 g Jasminreis, in Biobutter gebraten, mit gehacktem Brokkoli und Gewürzen nach Wahl, garniert mit 30 g gerösteten Nüssen	60	45	65	1005
Tagesmenge	**179**	**45**	**195**	**2651**

Steve: **Phase-IV-Speiseplan für Trainingstage**				
Bestandteile	**Protein** (g)	**Kohlenhydrate** (g)	**Fett** (g)	**kcal**
Erste feste Mahlzeit P+F Gourmet-Omelett aus 6 ganzen Eiern, 1/2 EL Kokosöl, Spinat, gemischtem Gemüse, 3 Putenwürstchen, 1 EL scharfe Sauce (kohlenhydratreduziert)	95	0	48	821
Para-Workout-Getränk P+K Workout-Getränk – 3 Messlöffel BioTrust Low-Carb mit 360 ml Magermilch. Trink in der zweiten Hälfte deines Workouts zwei Drittel dieses Getränks. Den Rest trinkst du sofort nach dem Workout.	50	30	5	365
Abendessen P+K+F ca. 350 g Filet mignon; 2 Scheiben Speck; Mischung aus Tomate, Kopfkohl, Gurke, Rettich, 75 g Sauerkraut; 3 mittelgroße Ofenkartoffeln mit Salz und Butter	95	130	50	1350
Tagesmenge	**240**	**160**	**103**	**2536**

Steve: **Phase-IV-Speiseplan für trainingsfreie Tage**				
Bestandteile	**Protein** (g)	**Kohlenhydrate** (g)	**Fett** (g)	**kcal**
Erste feste Mahlzeit P+F 4 mittelgroße Hähnchenschenkel, Algensalat mit Zitrone und Kräutern, zusätzliches Gemüse nach Wahl	53	0	38	554
Mittagessen P+K+F ca. 170 g Steak vom Känguru oder Wildschwein, in Biobutter gebratene Zwiebeln, Grünkohl und Salat aus jungen Blattsalaten und Tomate und 1 EL Macadamianussöl	53	0	38	554
Abendessen P+K+F ca. 180 g Putenbrust, 1 Portion Biopesto, 250 g Jasminreis, in Biobutter gebraten, mit gehacktem Brokkoli und Gewürzen nach Wahl	54	40	39	727
Tagesmenge	**160**	**40**	**115**	**1835**

WORKOUTS FÜR PHASE IV

Vollständiger Trainingsplan							
	Montag	Dienstag	Mittwoch	Donnerstag	Freitag	Samstag	Sonntag
Woche 1	Workout 1	frei	Workout 2	frei	Workout 3	frei	frei
Woche 2	Workout 4	frei	Workout 1	frei	Workout 2	frei	frei
Woche 3	Workout 3	frei	Workout 4	frei	Workout 2	frei	frei
Woche 4	Workout 1	frei	Workout 4	frei	Workout 3	frei	frei

PHASE IV, WORKOUT 1

A Rack Pull from the Knee – Rack-Pull aus den Knien

20 Wiederholungen

Dies ist ein Satz von 20 Wiederholungen mit anspruchsvollem Gewicht in konstantem Tempo. Mach nach diesem Durchlauf zwei bis drei Minuten Pause, und geh dann zu Workout B über.

B1 Low-Incline Dumbbell Bench Press – Schrägbankdrücken mit geringer Neigung und Kurzhanteln

12 Wiederholungen

B2 Seated Row – Sitzendes Rudern

10 Wiederholungen

B3 Plank – Unterarmstütz

60 Sekunden halten

Die ersten beiden Übungen werden als Laktattraining im Tempo 4-0-1 in drei Durchläufen zu 10 bis 12 Wiederholungen ausgeführt. Wähle ein für die Übung geeignetes Gewicht (häufig bedeutet das verschiedene Gewichte für jeden Zirkel). Tempo spielt beim Unterarmstütz keine Rolle. Halte ihn nur für 60 Sekunden.

Führe die Übungen B1 bis B3 hintereinander aus, ruhe dazwischen jeweils 10 bis 30 Sekunden. Pausiere nach B3 90 Sekunden und wiederhole. Warte nach dem letzten Durchlauf zwei Minuten, und geh dann zu Workout C über.

C1 Lateral Raise – Seitheben

12 Wiederholungen

C2 Romanian Dumbbell Deadlift – Rumänisches Kreuzheben mit Kurzhanteln

8 Wiederholungen

- Nimm zwei Kurzhanteln im Ristgriff, und halte sie mit gestreckten Armen auf Höhe der Oberschenkel. Die Füße stehen hüftbreit auseinander, die Knie sind nicht ganz durchgedrückt.
- Beug nun, ohne die Beugung der Knie zu verändern, die Hüfte, und senke den Rumpf ab, bis er fast parallel zum Boden steht.
- Halte kurz inne, dann heb den Rumpf wieder in die Ausgangsposition.

Diese beiden Übungen werden im Tempo 4-0-1 in vier Durchläufen zu 8 bis 12 Wiederholungen ausgeführt. Wähle ein für die Übung geeignetes Gewicht (häufig bedeutet das verschiedene Gewichte für jeden Zirkel). Führe die Übungen C1 und C2 hintereinander aus, ruhe dazwischen jeweils zehn Sekunden. Pausiere nach C3 90 Sekunden und wiederhole. Warte nach dem letzten Durchlauf zwei Minuten, und geh dann zu Workout D über.

D Rack Pull from the Knee – Rack-Pull aus den Knien

25 Wiederholungen

Dies ist *kein* Laktattraining. Es ist ein Satz von 25 Wiederholungen und nur mit dem Gewicht deines Körpers.

PHASE IV, WORKOUT 2

A1 Dumbbell Alpha Press – Alpha-Drücken mit Kurzhantel

8 Wiederholungen

A2 Alpha Deadlift – Alpha-Kreuzheben

6 Wiederholungen

A3 Barbell Bent-Over Row – Langhantelrudern in Vorbeuge

8 Wiederholungen

A4 Hanging Knee Raise – Beinheben hängend

10 Wiederholungen

Führe A1 bis A4 im Zirkel aus, pausiere zwischen den Übungen nicht länger als 30 Sekunden. Führe diesen Zirkel fünfmal durch, pausiere jeweils drei Minuten zwischen den einzelnen Zirkeln.

B Two-Arm Kettlebell Swing – Kugelhantelschwingen beidhändig

30–45 Sekunden

Führe drei Sätze Hantelschwingen zu 30 bis 45 Sekunden durch, ruhe dazwischen jeweils zwei Minuten. Warte nach dem letzten Durchlauf zwei Minuten, und geh dann zum nächsten Zirkel über.

C1 Push-Up – Liegestütz

12–15 Wiederholungen

C2 Jump Squat – Strecksprung

10 Wiederholungen

C3 Plank – Unterarmstütz

30 Sekunden

Führe C1 bis C3 im Zirkel aus, pausiere zwischen den Übungen nicht länger als 15 Sekunden. Führe zwei Zirkel durch, mit jeweils 15 Sekunden Pause zwischen den Übungen und 30 Sekunden zwischen den Sätzen.

PHASE IV, WORKOUT 3

A1 Trap Bar Deadlift – Kreuzheben mit Trap-Bar

6–8 Wiederholungen

A2 High Pull

6–8 Wiederholungen

- Nimm zwei Kurzhanteln im Ristgriff, und halte sie etwas oberhalb der Knie.
- Zieh die Hanteln in einer explosiven Bewegung hoch, stell dich auf die Zehen, und beug deine Ellbogen, während du die Gewichte auf Schulterhöhe hebst. Dann in die Ausgangsposition zurückkehren.
- Wahl des Gewichts: Wähle ein Gewicht, das du 8 bis 12 Mal heben könntest.

Führe A1 und A2 fünf Minuten lang abwechselnd durch. Ziel sind möglichst viele Wiederholungen. Ruhe nach diesem Zirkel drei bis fünf Minuten. Erhöhe dann das Gewicht um 5 bis 10 Prozent, wiederhole den Zirkel für weitere fünf Minuten. Pausiere nach dem zweiten Durchlauf drei bis fünf Minuten, und geh dann zu Workout B über.

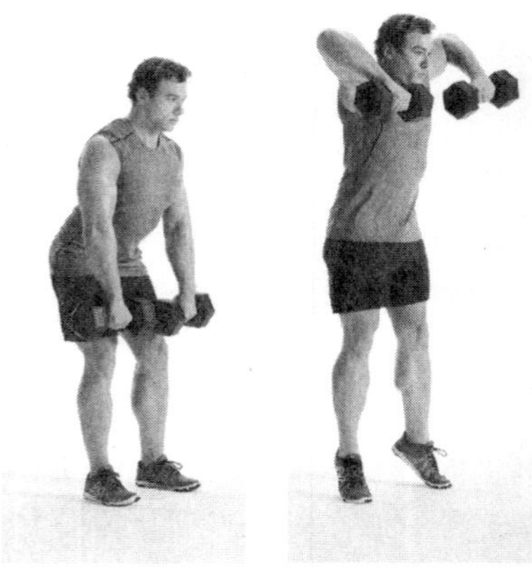

B1 Reverse Lunge – Ausfallschritt nach hinten

6–8 Wiederholungen

B2 Face Pull

6–8 Wiederholungen

B3 Standing Dumbbell Overhead Press – Kurzhanteldrücken über Kopf im Stehen

6–8 Wiederholungen

- Wahl des Gewichts: Wähle ein Gewicht, das du 12 bis 15 Mal heben könntest.

Führe B1, B2 und B3 sechs Minuten lang abwechselnd durch. Ziel ist, es auf möglichst viele Wiederholungen zu bringen. Ruhe nach diesem Zirkel drei bis fünf Minuten. Erhöhe dann das Gewicht um 3 bis 5 Prozent, und wiederhole den Zirkel für weitere sechs Minuten. Pausiere nach dem zweiten Durchlauf, ruhe weitere drei bis fünf Minuten, und geh dann zu Workout C über.

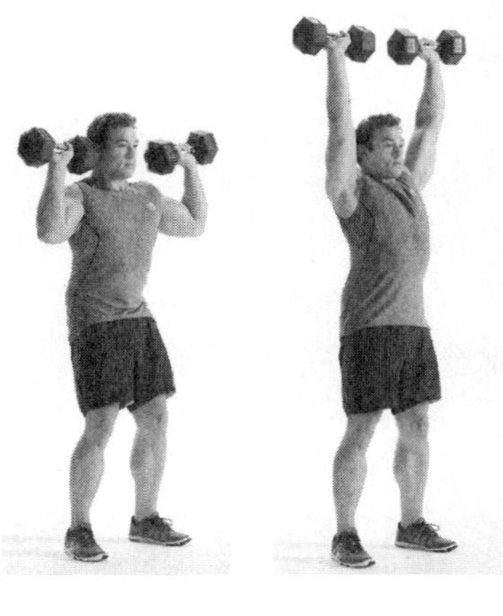

C1 Rear Delt Fly – Seitheben

6–8 Wiederholungen

C2 Reverse Curl – Curl im Ristgriff

6–8 Wiederholungen

- Nimm zwei Kurzhanteln schulterbreit im Ristgriff, sodass die Handflächen ein wenig nach innen gedreht sind.
- Die Arme sind gestreckt, die Kurzhanteln befinden sich vor dem Körper. Beug die Ellbogen, ohne die Oberarme zu bewegen, und zieh die Kurzhanteln dabei so nahe wie möglich an die Schultern.
- Halte kurz inne, senk die Hanteln dann wieder in die Ausgangsposition.
- Wahl des Gewichts: Wähle ein Gewicht, das du 8 bis 12 Mal heben könntest.

Führe C1 und C2 vier Minuten lang abwechselnd durch. Ziel ist, es auf möglichst viele Wiederholungen zu bringen. Ruhe nach diesem Zirkel zwei Minuten. Wiederhole nun den Zirkel weitere fünf Minuten mit demselben Gewicht.

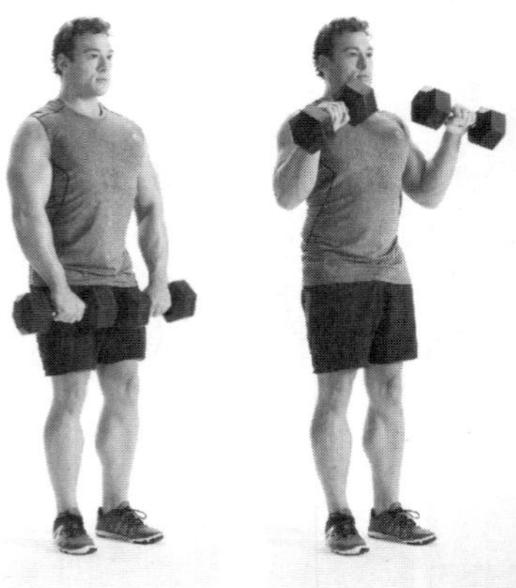

PHASE IV, WORKOUT 4

A1 Barbell Front Squat – Kniebeuge mit Langhantel vorne

5 Wiederholungen

- Halte eine Langhantel im Ristgriff quer zum oberen Brustkorb, die Füße stehen schulterbreit auseinander.
- Zieh den Bauchnabel fest zur Wirbelsäule, geh so weit in die Knie, wie du kannst, indem du deine Hüfte nach hinten drückst.
- Halte kurz inne, und kehr im umgekehrten Bewegungsablauf wieder in die Ausgangsposition zurück.

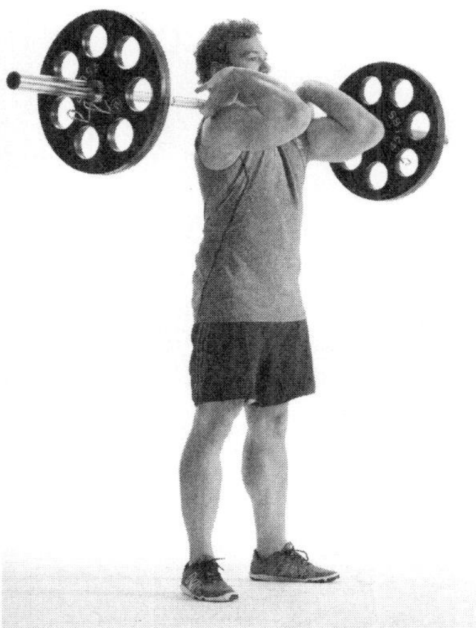

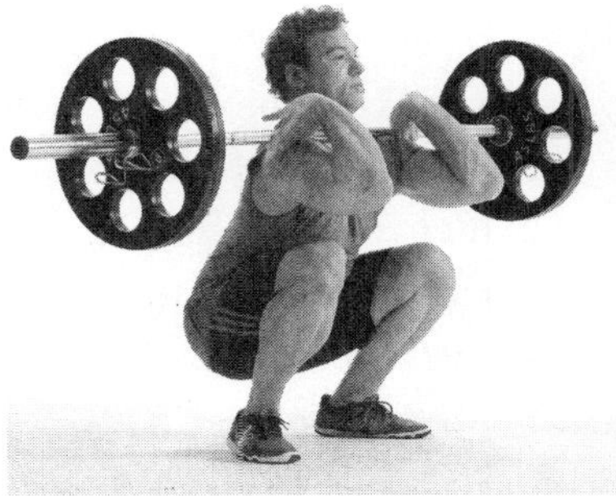

A2 Weighted Chin-Up – Klimmzüge im Kammgriff mit Gewicht

5 Wiederholungen

- Leg eine Kurzhantel unter einer Klimmzugstange auf den Boden.
- Fass die Klimmzugstange etwa schulterbreit im Kammgriff, und »halte« die Kurzhantel mit den Füßen.
- Du lässt dich mit ausgestreckten Armen hängen und ziehst die Schulterblätter nach hinten unten, sodass die Schultern möglichst weit von den Ohren entfernt sind.
- Halte in der höchsten Position eine Sekunde inne, senk den Körper dann langsam in die Ausgangsposition ab und wiederhole.

Wiederhole A1 und A2 abwechselnd jeweils fünfmal. Du musst deine Ruhezeiten nicht stoppen, versuche jedoch weiterzumachen, wenn du dich erholt fühlst. Für die meisten bedeutet das zwei Minuten zwischen den Durchläufen.

Wähle ein Gewicht, mit dem du im ersten Durchlauf fünf Wiederholungen schaffst. Das Gewicht sollte anspruchsvoll sein, und du solltest nicht bei allen fünf Durchläufen fünf Wiederholungen schaffen. Es könnten beispielsweise fünf Wiederholungen in den ersten beiden Durchläufen, dann drei, zwei und eine Wiederholung sein. Wenn du bei einer Übung weniger als 14 Wiederholungen insgesamt schaffst, nimm ein leichteres Gewicht; andernfalls bleibst du dabei, denn du wirst mit jeder Woche mehr

Wiederholungen schaffen. Wenn du insgesamt 25 Wiederholungen oder mehr bewältigst, nimm ein schwereres Gewicht.

Geh nach dem letzten Satz zu Workout B über.

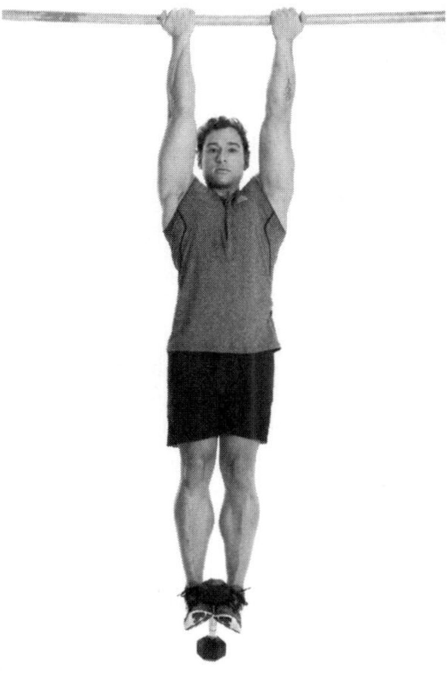

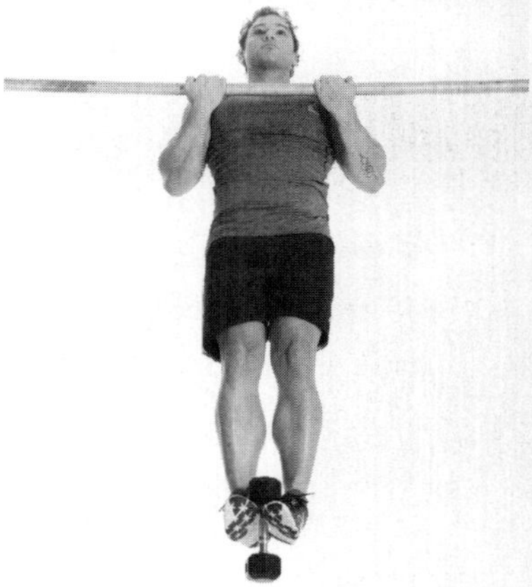

B1 Barbell Bench Press – Bankdrücken mit Langhantel

5 Wiederholungen

- Du liegst auf dem Rücken auf einer Bank. Fass eine Langhantel etwas mehr als schulterbreit im Ristgriff, und halte sie mit geraden Armen über dem Brustbein.
- Lass die Stange kontrolliert und gerade sinken. Achte darauf, dass deine Ellbogen nahe am Körper bleiben, sodass deine Oberarme in der tiefen Position einen 45-Grad-Winkel zum Körper bilden.
- Pausiere und drück die Stange dann wieder gerade nach oben in die Ausgangsposition.

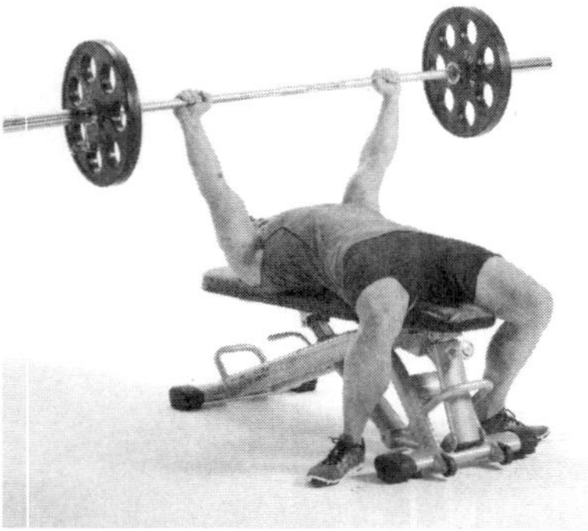

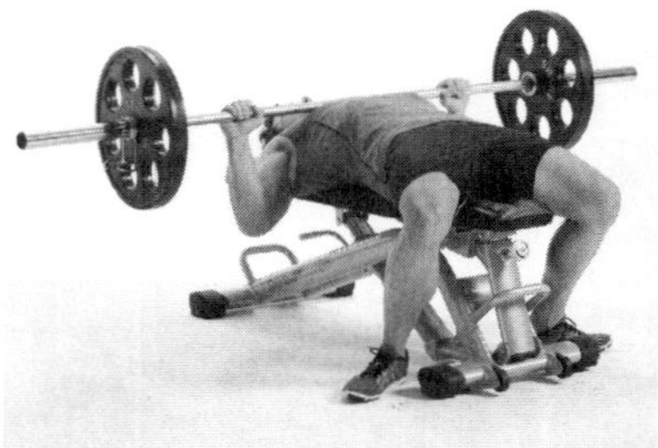

B2 Alpha Deadlift – Alpha-Kreuzheben

5 Wiederholungen

Wiederhole B1 und B2 abwechselnd jeweils fünfmal. Du musst deine Ruhezeiten nicht stoppen, versuche jedoch weiterzumachen, wenn du dich erholt fühlst. Für die meisten bedeutet das zwei Minuten.

Wähle ein Gewicht, mit dem du im ersten Durchlauf fünf Wiederholungen schaffst. Das Gewicht sollte anspruchsvoll sein, und du solltest nicht bei allen fünf Durchläufen fünf Wiederholungen schaffen. Es könnten beispielsweise fünf Wiederholungen in den ersten beiden Durchläufen, dann drei, zwei und eine Wiederholung sein. Wenn du bei einer Übung weniger als 14 Wiederholungen insgesamt schaffst, nimm ein leichteres Gewicht; andernfalls bleibst du dabei, denn du wirst mit jeder Woche mehr Wiederholungen schaffen. Wenn du insgesamt 25 Wiederholungen oder mehr bewältigst, nimm ein schwereres Gewicht.

NACHWORT

Ich, der Alpha-Mann

DIE ERSTEN SCHRITTE ALS NEUER MANN TUN UND DIESER MANN BLEIBEN

»Ein Mann ist ein Erfolg, wenn er morgens aufsteht
und spätabends schlafen geht und dazwischen tut,
was er tun möchte.«

Bob Dylan

»Folge deinem Glück.«

Joseph Campbell

Zu Beginn dieser Reise warst du ständiger Bewohner der gewöhnlichen Welt und – im besten Fall – Besucher und Außenseiter in der besonderen Welt.

Dort gab es zwar einen Platz, der dir vertraut war, doch du konntest ihn nie wirklich dein Eigen nennen. Du suchtest, hofftest auf oder wünschtest dir ein besseres Leben. Ein unglaubliches Leben. Ein Alpha-Leben.

Und nun ist dies zu deiner Reise geworden – nachdem du den Mut aufgebracht hast, uns zu folgen. Aus einer Geschichte über unsere Erkenntnisse ist ein Buch über dich und deinen Einfluss geworden. Hier geht es um *deine* Fähigkeit, aufzusteigen und stärker zu werden. Und zu akzeptieren, dass ein gutes Leben großartig, ein unwirkliches Leben aber die wahre Berufung eines Alphas ist.

Dein individueller Aufstieg wird etwas in Gang setzen, das dem derzeitigen Zustand des gewöhnlichen Mannes ein Ende setzen kann. Deine Fähigkeit, zum Alpha-Mann zu werden – selbstbewusst, durchsetzungsfreudig und hilfsbereit zu sein –, wird dich zu einem besseren Menschen und diese Welt zu einem besseren Ort machen.

Das war von Anfang an dein Ziel, ob bewusst oder unbewusst. Als du dieses Buch zur Hand nahmst, war das ein Eingeständnis deines Wunsches, deine Apotheose zu erfahren und die beste Version deiner selbst zu werden. Nun, da du dort angekommen bist, solltest du stolz auf das Erreichte sein.

Einen Moment der Apotheose zu erfahren ist nicht selbstverständlich; es erfordert Einsatz und Mühe. Um die Apotheose zu erfahren, muss der Held die Feuerprobe bestehen. Dies ist die letzte Stufe der Bewährungsproben und deine allerletzte Herausforderung. Der Big Boss am Ende des Videospiels oder die letzte Schlacht in einem Film.

Für dich findet diese Schlacht intern und extern statt. Im Laufe der nächsten 16 Wochen wirst du jeden Tag kämpfen – mit deinem Körper und deinem Geist. Du wirst deine Bedenken ablegen, ignorieren, was du als vernünftig angesehen hast, und alte Verhaltensweisen meiden müssen. Du wirst deinen Körper fordern und Workouts bewältigen müssen, die härter sind als alles, was du je gemacht hast. Du wirst eine neue Ernährungsweise in deinen Alltag integrieren müssen, die mit der Zeit zwar extrem wohltuend und angenehm, in der Umstellungsphase aber eventuell schwierig sein wird.

All diese Herausforderungen sollen dich formen und verändern – Werkzeuge, mit denen du, bildlich gesprochen, die alte Version deiner selbst entfernst, damit die Alpha-Version zum Vorschein kommen kann.

Wenn du deine Furcht annimmst und nicht zurückweichst, wirst du die Apotheose erfahren. Du wirst einen Moment lang erkennen, dass du in deinem Leben alles verändern kannst. Wenn du deinen Körper verändern kannst, warum nicht deinen Job? Wenn du in der Ernährung kluge Entscheidungen treffen kannst, warum nicht auch im Umgang mit Frauen? Wenn du fortwährend ins Fitnessstudio gehen kannst, warum kannst du dann nicht fortwährend glücklich sein?

Wir wollen hier keinen direkten Zusammenhang zwischen dem Besuch im Fitnessstudio und deinem Glück herstellen, aber der Einsatz, mit dem du an dir selbst arbeitest, unterscheidet sich nicht von dem, der für dein Glück erforderlich ist. Und das sind die Parallelen, die du zwischen den getroffenen Entscheidungen und der Person, die du nun werden wirst, ziehen musst. Jeder Erfolg, den du erreichst, sollte dein Selbstvertrauen für weitere Erfolge stärken. Und weil dich nichts mehr fordert oder enger mit deinem Daseinsgefühl verbunden ist als dein eigener Körper, ist die Herrschaft über dein Äußeres der Katalysator für Selbstvertrauen, Erfolg und Glück in jedem einzelnen Bereich deines Lebens.

DIE ALPHA-REVOLUTION

Und das passiert, wenn du in einer der letzten Stationen der Heldenreise zu uns gestoßen bist: die segensreiche Gabe.

In dieser Phase erhält der Held am Ende der letzten großen Schlacht eine Gabe, oder er gibt der Welt etwas. Manchmal ist es etwas Konkretes, eine Kiste Gold oder ein Zauberschwert; manchmal ist es abstrakt, etwa der Welt Frieden zu bringen oder das Gleichgewicht der Macht wiederherzustellen.

Für einen Alpha-Mann ist Wissen die segensreiche Gabe. Es ist konkret und abstrakt. Dein neuer Körper ist konkret. Deine Hormone werden optimal eingestellt. Geist und Körper werden besser funktionieren als je zuvor. Und du wirst von innen heraus gesünder sein. Aber das weißt du schon. Nun musst du erkennen, dass du nicht nur weißt, wie du deinen Körper aufbaust und erhältst, sondern auch, wie du anderen helfen kannst.

Während dein Körper sich verändert, wird man dich – ständig – fragen, was du machst und wie du diese radikalen Veränderungen erzielst. Nun bist du *die* Inspiration für andere. Dein Übergang zum Alpha wird deine Freunde, deine Familie und deine Kumpel in die Lage versetzen, ihre eigene Reise zu beginnen und darauf zu vertrauen, dass sie gelingen wird. Vergiss nicht, psychologische Hürden sind häufig die größten, doch deine Gegenwart als Alpha kann anderen helfen, größere Hindernisse zu überwinden.

In einer unserer Erfolgsgeschichten verlor Claudio mehr als 27 Kilo Fett, legte 5,5 Kilo Muskelmasse zu und steigerte sich beim Gewichttraining durchgängig um 14 bis 18 Kilo. Für Claudio waren das die konkreten Vorteile. Doch auch die abstrakten blieben nicht verborgen. Wir bleiben mit all unseren Kunden in Kontakt, und Claudio inspirierte bisher vier seiner Freunde dazu, etwas für ihren Körper zu tun. Nicht indem er über sein Programm sprach oder sie zu überzeugen versuchte, sondern einfach indem er wie ein Alpha lebte. Seine Anwesenheit erweckte bei seinen Freunden den Wunsch, ihre eigene Reise zu beginnen. Zwei dieser Freunde meldeten sich bei uns an, ein Dritter verlor ganz alleine 45 Kilo.

Claudios Verwandlung – das Verschwinden seines alten Körpers und die Entstehung eines neuen – inspirierte alle um ihn herum zu einem besseren Leben. Das ist deine größte Gabe für andere – und ein Merkmal, das Alphas von A-Löchern trennt; du kannst anderen helfen zu erreichen, was du während dieses Programms erreicht hast.

ICH BIN ALPHA, WAS NUN?

Die vorletzte Phase ist der Herr der zwei Welten. In der Mythologie kann diese Gestalt nach der Apotheose in der menschlichen und der göttlichen Welt leben. Für dich bedeutet das, du musst die Anforderungen der von dir zurückgelassenen gewöhnlichen Welt und der Alpha-Welt, in die du eingetreten bist, aktiv ausgleichen. Bei Abschluss des Programms wissen viele unserer Kunden nicht, was sie tun sollen. Die naheliegendste Frage lautet: Soll ich mit dem Programm weitermachen?

Wenn du dich entschließt, damit weiterzumachen, ist das

schön. Wir verstehen, dass viele Menschen nun meinen, sie wären bereit für Neues. Doch es steht zu befürchten, dass du den Kurs nicht halten kannst, wenn du dich nicht mehr an das Programm hältst.

Keine Sorge. Du bist ein neuer Mann geworden. Du brauchst uns nicht.* Du musst dich nur daran erinnern, was du gelernt hast, und darfst nicht vergessen, wer du nun bist.

Du bist ein *Alpha*. Du hast alle Stationen durchgemacht. Du hast es mit allen Herausforderungen aufgenommen, die Männer in der gewöhnlichen Welt verharren lassen. Die harte Arbeit ist vorüber. Du musst deine Erfolge, deine Bereitschaft zum Aufbruch ins Ungewisse und deine Vorbildwirkung auf andere sehen.

Du brauchst uns nicht mehr, du nimmst nun unseren Platz ein. Du bist ein Alpha.

Du kennst die sieben Merkmale des Alphas. Du findest den rechten Weg zwischen Überheblichkeit und Selbstvertrauen, du kennst den Unterschied zwischen Eitelkeit und Hochmut. Und vor allem, du hast das Sagen.

Und weil du das Sagen hast, wirst du nun auf die letzte Station deiner Reise gehen – Freiheit zu leben, und zwar selbstbewusst. Du könntest es auch als »den Moment leben« bezeichnen, denn du verfügst nun über eine neue Einstellung – weder fürchtest du die Zukunft, noch bedauerst du Vergangenes.

Freiheit zu leben bedeutet, dass du dich von allem frei gemacht

* Auch wenn du uns nicht brauchst, wollen wir dich unbedingt in unserer Gemeinschaft haben. Besuch die Website engineeringthealpha.com, und hol dir dort die neuesten Tipps und Strategien für Extra-Workouts – natürlich kostenlos.

hast, was dich früher an deinem Glück und dem erwünschten Leben hinderte. Ein Alpha weiß, dass das Glück mit dem Tüchtigen ist, dass jede große Leistung mit dem Risiko des Versagens verbunden ist. Doch nun hast du diesen Prozess durchlaufen und begreifst, dass Versagen nichts Schlechtes ist; es ist ein notwendiger Schritt auf dem Weg zum Erfolg. Du weißt das, weil du ein Alpha bist. Du hast die Bewährungsproben bestanden und die Hürden überwunden, nun weißt du, dass du zur Wahrheit vorgedrungen bist.

Vor allem aber fühlst du nun, dass du deinen Körper beherrschst und dass du dein Leben besser im Griff hast und deine Möglichkeiten einschätzen kannst. Und diese unangenehmen Fragen, die tief im Inneren nagen, werden verschwinden: Ist da noch mehr? Könnte mein Leben besser sein? Diese Unsicherheiten treten auf, wenn du in einem Land zu Besuch bist, in dem du dich nicht zu Hause fühlst. Das war einmal; wir leben im Jetzt. Nun verfügst du über das Wissen und die Mittel, dein Leben so einzurichten, wie du es möchtest, und allem – dem Guten und dem Schlechten – mit unerschütterlicher Ruhe zu begegnen.

Von diesem guten Gefühl getragen, mit diesem Wissen bewaffnet, wirst du zu dem, der du immer schon sein solltest. Wenn wir uns nun noch einmal Tyler Durdens Worten bedienen dürfen: Du bist nun so weit, dass du aussiehst, wie du aussehen möchtest, und fickst, wie du ficken möchtest; du bist schlauer, fähiger und frei in den Dingen, in denen du es nicht warst. Der letzte Aspekt ist der wichtigste: Du bist frei für alles.

Steck deine Ziele hoch! Sei kühn! Verteile ein paar Arschtritte, und tu, was du immer tun wolltest. Dein Geist und dein Körper sind nun dafür geschaffen, es mit der Welt aufzunehmen, und zwar mit dem für den Erfolg unabdingbaren Selbstvertrauen. Deine Wirklichkeit ist offen und frei, das große Fragezeichen ist verschwunden. Eine ganze Reihe von völlig neuen, uneingeschränkten Möglichkeiten erwarten dich … *den Helden*. Die Gegenwart und deine Zukunft haben niemals besser ausgesehen.

Willkommen zu Hause, Alpha!

DANKSAGUNG

An das Team von HarperOne: Ihr seid große Klasse! Mark Tauber, wir danken dir für dein Vertrauen in uns. Claudia Boutote, Laina Adler, Michele Wetherbee, Terri Leonard, Lisa Zuniga, Terry McGrath, Dwight Been, Suzanne Wickham und Elsa Dixon, eure Beiträge und eure harte Arbeit erweckten all das zum Leben. Und an Nancy Hancock, unsere unglaublich begabte Redakteurin: Du hast dieses Buch sehr viel besser gemacht und eine Möglichkeit gefunden, unsere vulgäre Ausdrucksweise auf ein professionelles Maß zu beschränken.

Roman und Born

Bezüglich der Entstehung dieses Buches geht mein Dank in so viele Richtungen, dass es mir schwerfällt, meine extreme Wertschätzung für jeden, der dazu beigetragen hat, angemessen zum Ausdruck zu bringen. Ich beginne mit meinem Mitautor und Freund John Romaniello. Kein anderer Mann wäre besser geeignet gewesen, mir bei einem Ratgeber zu helfen, der die Bedeutung des Alphas neu definieren und so vielen Männern ein besseres Leben ermöglichen würde.

Meinen ergebensten Dank auch an Arnold Schwarzenegger für seine anhaltende Unterstützung und seinen Glauben an mich.

Scott Hoffman, du bist der beste Agent, den sich ein Autor wünschen kann.

Folgende Personen erwiesen sich als unglaublich gute Mentoren und Berater in puncto Fitness, Ernährung und persönliches Wohlbefinden: Jason Ferruggia, Jim Smith, Martin Rooney, Alwyn Cosgrove, Craig Ballantyne, Eric Cressey, Bill Hartman, Mike Robertson, Alan Aragon, John Berardi, Bret Contreras, Nick Tumminello, David Jack, Robert Dos Remedios, Dan Trink, Rob Sulaver und Clifton Harski.

Einen besseren Autor, Redakteur und Geschäftsmann machten aus mir: Lewis Howes, Mike Zimmerman, Jason Feifer, Sean Hyson, Jeff O'Connell, Derek Flanzraich und Dan Brian. Dave Forsberg, Joseph O'Neill, Quinn Sypniewski und Daniel Ketchel: Ihr verdient für eure gute Freundschaft mehr als nur eine Zeile. Ted Spiker, du bist mein wichtigster Mentor und Freund. Neema Yazdani: All das begann vor zehn Jahren. Der Alpha-Mann in mir hätte sich ohne dich niemals entwickeln können.

Josh, Aaron und Jordan: Hätte doch nur jeder solche Brüder, wie ihr es seid! Ich kenne keine bessere Quelle für Testosteron, Demut und Selbstvertrauen. Meinen Eltern: Ira und Sandra. Dieses Buch ist euch gewidmet, doch es kann niemals genug Dank für eure Liebe und Unterstützung geben.

Und schließlich Rachie. Seit ich dich kenne, ist jeder Tag meines Lebens unwirklich. Du bist meine Welt, meine Nummer eins. Du bist mehr als wunderbar. Ich liebe dich.

AB

Ich muss bei der Danksagung mit meiner Mutter beginnen; wegen der harten Arbeit und der Opfer, die sie für zwei Kinder brachte, auch für einen Sohn, der so viel Schmerz verursachte wie ich. Danke, Mom, dass du mich Gutherzigkeit und Ehre, aber auch Beharrlichkeit und Arbeitsethos gelehrt hast und dass du dich nach Kräften bemüht hast, mich in dem Glauben aufzuziehen, ich könne alles schaffen. Ich danke dir auch für deine Versuche, mich ein wenig Demut zu lehren; es tut mir leid, dass es nichts gefruchtet hat.

Für meine Schwester Jessica, die Einzige, die meine Kindheit je verstehen wird: Ich danke dir für deine Rolle als Prüfstein für meine Vergangenheit und dafür, dass du nichts allzu Peinliches ins Internet stellst.

Meinem Miyagi, Alvin Batista: So vieles in diesem Buch hast du mich gelehrt. Von dir lernte ich das Trainieren, den Umgang mit Frauen, ein guter Mann zu sein — und manchmal auch, weniger gut zu sein.

Ich schulde all meinen Freunden Dank, die dabei waren, als ich die Kindheit kaum überstanden hatte und ein Mann sein wollte. Adam, John, Chis, Mike, Tom, Josh, Rob, Ross, Evan und den Brüdern Trott. Danke für die Wiederaufnahme und dafür, dass ihr meine Fehler durchschaut habt.

Für Joel Marion, Eric Cressey, Eric Chessen und die gesamte RUGGED-Crew. Wer hätte gedacht, dass wir das hinkriegen würden? Besonders Joel schulde ich Dank, ihm verdanke ich viel von meinem Erfolg. Danke für deine hohe Meinung von mir. Für Craig Ballantyne, Vince und Flavia Del Monte, Jeff Siegal und Isabel De Los Rios, Alex Maroko, Jason Ferruggia, Adam Steer,

Matt McGorry, Ryan Murdock, Sirena Bernal, Lewis Howes und das übrige Internet-Marketing-Team; jeden Erfolg, den ich hatte, verdanke ich euch allen. Ich danke euch sehr für eure Freundschaft.

Meinen ehemaligen und jetzigen Kunden: ein Dankeschön aus tiefster Seele allen, die nicht die Flucht ergriffen, als ich sagte: »Heute probieren wir etwas Neues aus.« Danke allen, die einen Blog lasen oder einen Link anklickten oder ein Produkt kauften. Durch euch wurde dieser Traum Wirklichkeit. Dem RFS-Team: Dank an David Sinick, der dafür sorgte, dass ich meine Termine einhielt; Dank an Josh und Rob, die mein Geschäft führten, während ich meine Ergüsse zu Papier brachte.

Meinen frühen Mentoren: TC Luoma verdanke ich meine erste Chance als Autor; und Dr. John Berardi war mit seiner Weisheit und der Zeit, die er sich nahm, mehr als großzügig. Wie soll ich meinen Dank je zum Ausdruck bringen? Und meinen Mentoren in jüngerer Zeit: Tim Ferriss, Gary Vaynerchuk, Tucker Max, Neil Strauss und Ryan Holiday. Eure Arbeit inspiriert mich ohne Ende. Mein Dank gebührt Arnold Schwarzenegger für alles, was er für die Branche, für mich und für dieses Buch getan hat.

Danken muss ich auch Adam Bornstein, meinem Freund und Mitautor; ich hätte mir keinen standhafteren Freund im Rücken wünschen können. Die Arbeit mit dir ließ mich zu einem besseren Autor und besseren Mann werden.

Und nun komme ich zum Schluss. Nun muss ich meiner Muse Neghar Fonooni danken. Meiner anam cara, meiner Scheherazade, meiner besten Freundin: Welches meiner Worte könnte je ausdrücken, was für eine Gnade es ist, dich zu kennen! So viel hast du meinen Lippen entrissen, dass ich dir niemals für alles danken kann. Doch kann und werde ich dir immer danken für deine unermüdliche Unterstützung und die sanften Mahnungen, dass *erleuchtete Wesen wir sind.*

Danke euch allen.

Alles Liebe,
John Romaniello

ÜBUNGSVERZEICHNIS

(Die Seitenzahlen geben an, wo die Übung ausführlich beschrieben ist)

REGISTER

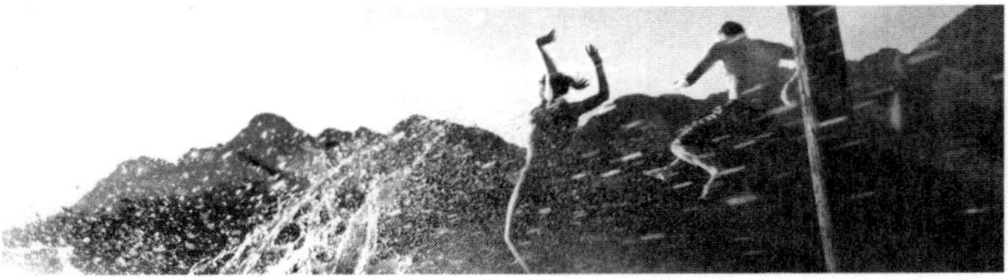